Ⅳ

医学文化史

A CULTURAL HISTORY OF MEDICINE

「启蒙时代卷」

IN THE AGE OF ENLIGHTENMENT

总 主 编 〔英〕罗杰·库特(Roger Cooter)
分卷主编 〔加拿大〕丽莎·温妮·史密斯(Lisa Wynne Smith)
译丛主编 张大庆 苏静静
译　　者 谷晓阳 姜姗

人民文学出版社

著作权合同登记号　图字 01-2023-1073

图书在版编目（CIP）数据

医学文化史．启蒙时代卷 /（英）罗杰·库特总主编 ；（加）丽莎·温妮·史密斯分卷主编 ；谷晓阳，姜姗译．北京 ：人民文学出版社，2025．-- ISBN 978-7-02-019046-1

Ⅰ．R-091

中国国家版本馆 CIP 数据核字第 2024AR5012 号

责任编辑　陈彦瑾
装祯设计　陶　雷
责任印制　张　娜

出版发行　人民文学出版社
社　　址　北京市朝内大街166号
邮政编码　100705

印　　刷　三河市鑫金马印装有限公司
经　　销　全国新华书店等

字　　数　270千字
开　　本　880毫米×1230毫米　1/32
印　　张　12.25　插页2
印　　数　1—5000
版　　次　2025年3月北京第1版
印　　次　2025年3月第1次印刷

书　　号　978-7-02-019046-1
定　　价　66.00元

如有印装质量问题，请与本社图书销售中心调换。电话：010-65233595

目 录

总主编前言

罗杰·库特

（Roger Cooter）

医学文化史包罗万象。几乎没有什么可以被排除在外，包括不同时期文学及其他形式对身体的呈现、关于文明与人类的观念，以及健康与福祉方面的社会学、人类学和认识论，更不用说疼痛、疾病、痛苦和死亡这些存在体验，以及专业人士努力应对它们的方式。为囊括这些浩瀚的内容，本系列丛书聚焦八个与当代息息相关的类别：环境、食物、疾病、动物、物品、经验、心灵 / 大脑和权威。从古代到后现代世界，专家们以批判性的广度、深度和新颖性探究了这些主题，跨国视角被广泛接受。最重要的是，本系列关注并阐明了究竟什么是医学文化史 —— 一个研究范畴和一个20世纪80年代兴起的认识论概念。

导言

丽莎·温妮·史密斯
（Lisa Wynne Smith）
克劳迪娅·斯坦
（Claudia Stein）
罗杰·库特
（Roger Cooter）

丽莎·温妮·史密斯（Lisa Wynne Smith），英国埃塞克斯大学高级讲师，曾发表多篇关于家庭医疗照护、疼痛、不孕症和男性气质的文章。最近出版了有关汉斯·斯隆与男性气质、爱尔兰的剖腹产手术以及沉默与家庭创伤的著作。目前在撰写有关18世纪英格兰和法国的性别、健康与家庭的专著。

2003年，为庆祝大英博物馆成立250周年，馆内开设了新的常设展厅——启蒙运动展厅。它设在修复后的国王图书馆（建于1823年）中，展出了馆内来自全球的数千件藏品。设展目的是展示启蒙时代（约1680—1820年）的欧美人如何理解世界。展览的重点则在于展示启蒙运动时期人们收集、编目和分类一切事物的热情。其展品包括自然和人造物、化石、动植物标本、宝石、希腊和罗马瓶器、中国瓷器、古籍手稿、钱币和技术仪器，令人眼花缭乱、啧啧称奇。它的核心是器物及其流通以及知识的规律，旨在激发或重燃参观者对科学的好奇心，去探索今日宇宙的奥秘。

这些展品大部分是汉斯·斯隆（Hans Sloane, 1660–1753）爵士

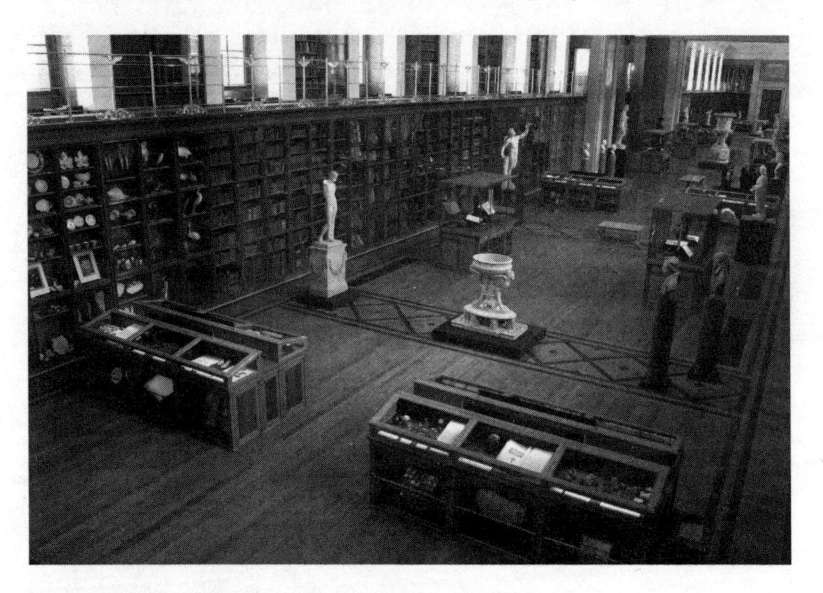

图0.1 大英博物馆的启蒙运动展厅。来源：The Trustees of the British Museum, London。

的遗产。斯隆是英国启蒙运动时代最著名的医生之一，享年93岁，拥有令人瞠目的庞大私人收藏，包括50000本书籍、手稿，12000件植物标本，10000件动物标本，32000枚硬币，等等，当时的估价超过8万英镑。1753年，这些藏品成为大英博物馆的建馆基础，其中一部分被其他一些国际知名机构（如伦敦的大英图书馆和自然历史博物馆）收藏。

1727年，斯隆接替艾萨克·牛顿（Isaac Newton）爵士成为皇家学会会长。按照1663年的叫法，皇家学会全称为“伦敦皇家自然知识促进会”，这个名称也反映了启蒙运动最初的愿望。1693年到1713年间，斯隆一直担任皇家学会秘书长，他负责出版了启蒙时代最负盛名的科学期刊之一——皇家学会的《哲学汇刊》（*Philosophical Transactions*）。与牛顿不同，斯隆既不是伟大的思想家，也不是哲学家或理论家，他更像一位优秀的知识系统和知识实践的调解人。从这个角度看，他倒是和自己的继任者、皇家学会下一任会长、博物学家约瑟夫·班克斯（Joseph Banks）爵士并无二致。与班克斯一样，斯隆也非常善于搭建人际网络进行协作并利用上流社会的社交网络[①]。他的交际网络覆盖全球，18世纪每一位著名自然哲学家都与他相识或曾互通信件。斯隆的书信使得我们能通过了解人们的思想和期望，来解读启蒙运动的面貌。现存的数以千计的信件为科学话语、古物奇珍和书籍收集等信息提供了丰富的资料。此外，它们还包含其他丰富讯息，比如患者的疾病、医疗方法和家族史，患者的具身体验，医学界和大

---

① Smith 2019.

众对本草（*materia medica*）的理解，以及医生对疾病的构建。长期以来，人们更关注斯隆的收藏和人际关系，而忽视了他的医疗实践，但两者其实密不可分，其中的关联十分值得书写，斯隆医师身份的建构也很值得关注[①]。不过，本书意不在此；我们会谈及斯隆，但关注点将放在启蒙运动本身与医学史如何表现和再现的关系上。

大英博物馆启蒙运动展厅的核心也正是表现（representations）。重要的是，尽管展厅内设有斯隆半身像和相关纪念品，但却并没有歌颂斯隆；伦敦有无数街道和广场以斯隆的名字命名，还有以他冠名的巧克力棒和热巧克力，他的名字甚至被用于命名某类人群，比如20世纪80年代的“斯隆骑士（Sloane Ranger）”[②]。在启蒙运动展厅中，斯隆无处不在（这些藏品毕竟曾是他的），又不在任何地方（他的半身像被安置在角落的一个基座上，很容易错过）。他长期以来一直是大众传记作品的宠儿，也为科学史学者所熟知[③]。值得注意的是，大英博物馆的展览没有对斯隆进行渲染，也没有过多关注斯隆的同代人——这些人当中有的是女性，但大多是男性，他们的工作丰富了展厅中的展品种类。与斯隆一样，他们都是富裕的探险家、外交官、自然哲学家或医学工作者。

没有在展览中歌颂斯隆有两方面原因。首先，我们对正义和平等的观念已有所变化，如今看来，这些收藏家（尤其是斯隆）的名声并

---

① Smith 2019.

② 斯隆骑士（Sloane Ranger），后来引申为伦敦上流社会或中上层社会中的一类特定背景和外貌打扮的人群，多为年轻人，代表之一是戴安娜王妃。——译注

③ Brooks 1954; de Beer 1953; Delbourgo 2012, 2017; MacGregor 1994; Walker et al. 2012.

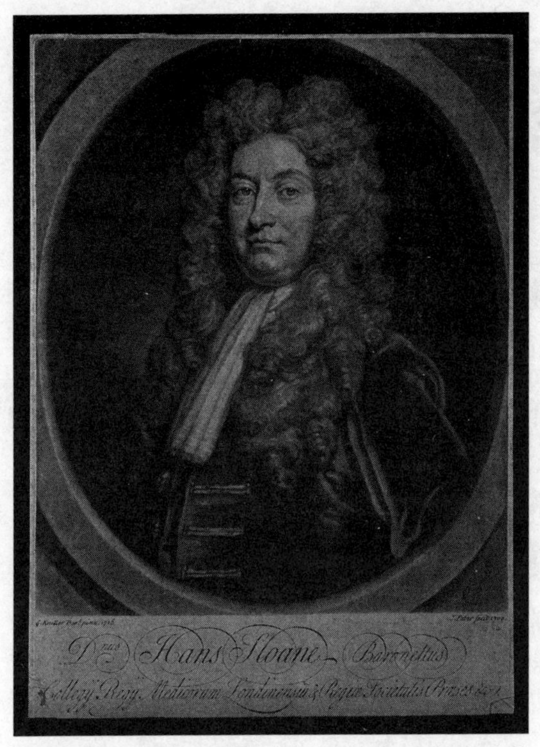

图0.2　汉斯·斯隆爵士，小约翰·法伯（J. Faber, Junior）作品，1729年［参照戈弗雷·内勒（G.Kneller）爵士1716年的画作创作］。来源：Wellcome Collection, London/Public Domain。

不太好。不论按照什么标准来看，他们的财富都属不义之财。斯隆的财富是在奴隶制基础上获得的，如果他没有在1695年娶了一位富有的女继承人，他的收藏不可能达到如此规模。斯隆夫人拥有牙买加最大的糖业种植园之一，而牙买加彼时是大英帝国的制糖、奴隶贸易重地。尽管斯隆在英国精英阶层行医，收入颇丰，但支撑他收藏癖的却是牙买加蔗糖种植园奴隶的血汗钱。

其次，这个展览淡化了启蒙时期的个人生活和抱负，强调以物质为

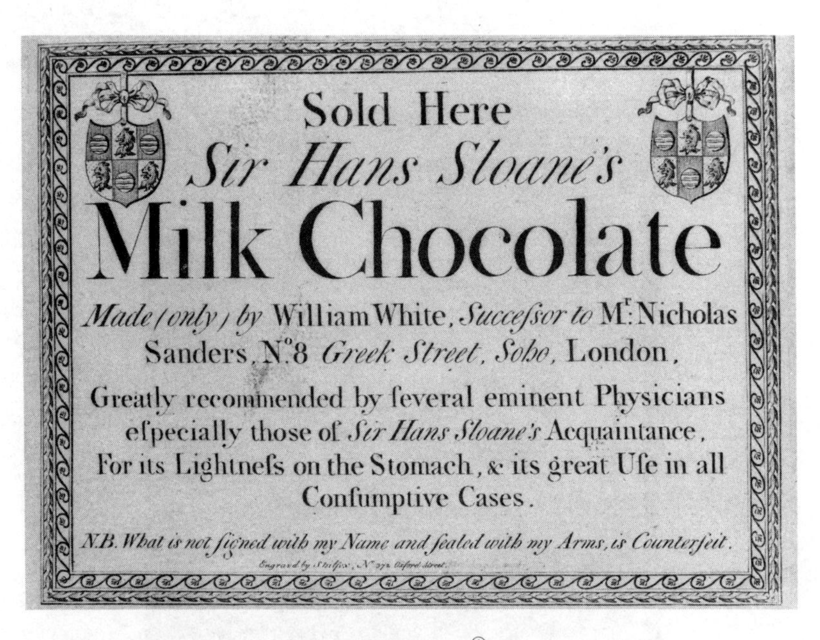

图 0.3　商业卡片上推荐“汉斯·斯隆爵士的牛奶巧克力”。①斯隆与牛奶巧克力的关联由来已久，不过有大量为了促销而虚构的内容（参见 Delbourgo 2017: 199-200）。来源：Wellcome Collection, London/Public Domain。

中心，这也是源自对启蒙运动尤其是对奴隶制历史理解的整体转向。[1]大英博物馆展览的整个构思和布局都显示出看待和书写启蒙运动的新方式已获确立和普及。20世纪70年代，这种历史学转向首先在法国的人文和社会科学领域（尤其是在法国的语言学家和哲学家中）兴盛起来。随后，英美学者在20世纪80年代和90年代热切地投身其中。其结果之一便是“新”文化史的出现，研究18世纪科学史和医学史的历史学家对此领域贡献良多。事实上，他们的工作是重新书写历史的

① 这种卡片出现于17世纪的伦敦，实际上是企业的迷你广告。——译注

核心，旨在“去神秘化（demystifying）”启蒙运动的旧叙事——大英博物馆的新展览也希望永远掩埋的元叙事。

在过去，有关启蒙运动时期的史学研究基本上是智识主义的，是专注于书面文本的分析。人们声称，有文字可考的历史才是信史；文字记录将历史与人类学区分开来。有人评价，启蒙运动作为一种智识运动，存在地区差异，英国与欧洲大陆便存在不同——英国学者倾向于接受只有一个启蒙运动，而欧洲大陆的学者们则更乐于接受启蒙运动有多种形式[①]。总的来说，启蒙运动之所以能得到人们的颂扬，是因为在这一过程中，理智和理性战胜了迷信，科学方法（经验主义）超越了魔法和巫术。按照这种论调，现代世界的形成（包括平等和民主的兴起）在很大程度上是由于科学社会“进步”，是由于理性思维的人们无畏地找到了自然（包括人类和自然界）“法则”。事实上，这是17世纪的经验方法在研究人类中的应用，其核心是“人性完美”的理念：相信人类有能力通过教育和知识来提高自己。人们相信，正是通过这种方式，人类才从野蛮走向文明。正如亚历山大·蒲柏（Alexander Pope）的名言：人类正确的研究对象是人类自己。这是一种彻底的以人类为中心的观点，其中的“人”指的是欧洲的白人艺术家或知识分子。

19世纪初，随着医学史学科的兴起，启蒙运动及其对科学发展和人类进步的热衷一直吸引着医学史家的注意。早期医学史家关注启蒙时代著名医生的书面记录，包括他们的理论和“科学突破”，这方面可供研究的书面记录、可写的东西有很多。尽管实证方法和实践（比如

① Spary 2011: 93; Edelstein 2010.

开展实验）不是在启蒙运动中“发明”的，但在这一时期，它们显然已经体系化，并在医学领域广泛应用。一些重要的医学和科学理论，如牛痘接种和电学，也在随后被确立并付诸实践。国际科学界形成了一个“书信共和国（Republic of Letters）”[①]（斯隆是其中的关键人物），它对新想法和实践进行讨论、检验，表示认可或将之抛弃。人们常认为，现代科学医学是在启蒙运动中产生的，而医学史家（他们往往本身就是医生）则忙于回顾、撰写这种医学进步史。

20世纪30年代，研究中出现了一个新的焦点——国家公共卫生的兴起，它主要受社会主义理念启发。启蒙运动在国家公共卫生的兴起中也起到了很大的作用，因为正是在18世纪，各国开始重视健康的公民对于工作和战争的重要性，各国政府开始设立卫生机构（从文艺复兴时期的市民卫生委员会和皇家医学委员会发展而来），他们关注的目标是国家的生产力。管理者开始将国民作为一个整体来考量，女性及其生育、流行病的防治因此成为他们关注的重点，一些新的机构在欧洲各地涌现，如妇产医院、医院的传染病房，以及为那些不符合理性和理智议程的人（如“疯子”）所设立的机构。概率论和统计学等新的数学成就使得医生能够追踪和检查人口的增减，而人口的增加又成为各国的骄傲和经济成就的标志。医学史家受社会学方法的启发，也开始迷恋数字，希望通过详尽的统计数据和数字来确定医学、科学

① 书信共和国又译为文人共和国，是17世纪末和18世纪欧美的一个远距离知识共同体，它促进了启蒙时代知识分子之间的交流。由于社会对女性的限制，书信共和国主要由男性组成，他们会通过通信、交换已出版的文章等方式沟通并吸引其他人加入。书信共和国与启蒙运动有一定关系，但对于其重要性，历史学家看法不一。——译注

和社会的进步。

但到了20世纪70年代，这种关于进步和启蒙成就的叙事开始出现分裂。民权运动揭示了这一叙事的内在矛盾：它忽略了广大穷人、未受教育者、妇女和实际上受到欧洲白人帝国主义者压迫的原住民。医学和科学的权威也被重新审视。很明显，启蒙运动为所有人争取平等和幸福的说法只是在纸面上“看起来很美”。民权活动家和左派自由主义倾向的学者——已有越来越多的医学史家投入这一行列——开始争辩说，现代社会的缺点和弊端实际上正是旧有叙事延续中不可分割的一部分。想要医治现代性的弊病，旧有叙事也需要改变；启蒙运动的“神话”需要去神秘化。

20世纪70年代出现的医学社会史在这一过程中发挥了作用。医学社会史的书写受社会学范式影响，放弃了医学进步的叙事，其主要研究者都是在历史系（而非医学院）受训的左倾学者。医生作为国家及其机构代表的形象开始受到质疑并被重新审视。相反，社会学家尼古拉斯·朱森（Nicholas Jewson）所推广，后来被医学史家罗伊·波特（Roy Porter）所采纳的“患者视角”占据了医学社会史的舞台中心[①]。朱森认为现代医院的患者在医疗互动中变得十分被动（这一推测在当时已有证据）；他认为，患者在形塑18世纪医学理论的过程中发挥了积极作用，至少那些为医生提供赞助的富裕患者是这样的。因此，患者在历史书写中重新获得了能动性，斯隆的医学书信为此提供了很好的历史证据。后来，在20世纪80年代和90年代，英美学术界以朱森

① Jewson 1976; Porter 1985.

的工作为基础，描绘了一个18世纪的医疗市场：医疗从业者种类众多，患者有广泛的选择。因此，医生需要培养良好的病床边沟通能力，把自己打造成名人，让自己有用武之地，或者是增进自己在自然哲学和新疗法方面的专业知识[1]。近些年来，患者视角蓬勃发展，引起了人们对由性别、年龄或家庭生活塑造的疾病经验的关注[2]。奥利维亚·魏瑟尔（Olivia Weisser）和萨沙·汉德利（Sasha Handley）最近的研究表明患者视角很容易融入文化史之中[3]。例如，魏瑟尔主要关注疾病的身体和情感体验，而汉德利则关注睡眠的文化构建以及文化、物质和生物学如何交织塑造人们的体验。在这类研究中，我们可以再次看到斯隆的身影，他的医学书信对患者经验、医疗决策和医患关系提供了广泛的见解[4]，同时也为疾病的构建和身体的体验提供了信息[5]。

不过，上文提到的对朱森文章的接受、对患者视角的重视都是后来才出现的。在20世纪70年代至80年代这个医学社会史的全盛时代，学界所强调的“患者视角”其实是所谓被剥夺者的声音，它关注的是穷人、妇女、儿童、“疯子”、因民族和种族受到排斥的人，等等。它提供了一种对抗启蒙运动进步叙事的反叙事，具有激励和启迪价值。直到20世纪80年代，这类研究兴趣才转变成了医学文化史。事实上，它更像是医学的“社会”文化史，因为演变的划界并不清晰，而且旧

① Porter & Porter 1989; Cook 1994.

② Stolberg 2011; Churchill 2012 b; Withey 2011; Newton 2012.

③ Weisser 2015; Handley 2016.

④ Smith 2003, 2006; Churchill 2012 b.

⑤ Smith 2008, 2011.

的左派自由主义社会史家的研究旨趣仍在持续产生影响；此外，毕竟是社会史家（比如罗伊·波特）为开辟文化史的新空间做了很多工作。不过，归根到底，医学文化史更多地关注中产阶级而非穷人和被剥夺者，更多地关注网络而非阶级，关注全球联系、市场、消费者、知识的生产（历史知识论）和知识体系。[2] 这些研究兴趣或多或少都与另一种思想有关，这种思想也是打破旧有的启蒙运动叙事的主要力量，它就是后结构主义，或用一个更宽泛的说法——后现代主义［关于后现代主义，在《医学文化史：文艺复兴卷》分卷主编斯坦（Stein）所写的导言中有更详细的介绍，或参见 Cooter & Stein 2013］。

后结构主义在很大程度上是法国语言学理论学家的创造物，他们都把启蒙运动视为构建现代性"元叙事"（进步、对理智和理性的颂扬等）的关键时期。后来，人们越来越能够意识到必须从其他角度理解这些"神话"，因为它们是特定时段和地域基础上的历史建构。如今，启蒙运动本身第一次被视为一种"元叙事"。尽管人们普遍承认它是一个重要的历史进步，但它现在被视为一个特殊的历史课题。

在医学史和科学史领域，法国哲学家米歇尔·福柯（Michel Foucault）在"去神秘化"方面的工作最为突出，甚至可以说正是他把医学史学科推上了学术前沿。当然，福柯关于疯癫史、临床医学的诞生、性史的著作引发了一些不安，毕竟它们揭示了即使是既往对最私密的身体体验的表达，也需要以怀疑的态度进行审视。对福柯来说，历史中没有关于疾病、疼痛或性快感的普遍"经验"；任何知识，尤其是经常被视为"价值中立"的科学和医学知识，总是与权力的规划和实践密不可分。这些权力技术的目标是人的身体。因此，在

20世纪80年代和90年代出现了“身体史”的研究，它关注话语构型(discursive formations)[①]。女性身性也成为一个关键议题，芭芭拉·杜登（Barbara Duden）在其开创性作品《皮肤之下的女性》（*The Woman Beneath the Skin*，1991年被译为英文）中率先提出了这一问题。杜登从一位18世纪德国医生病历簿中的患者叙述里发现，女性的身体体验反映了对身体的体液论理解（体液的流动和停止）以及心身之间的密切关联。在过去的20年中，这一领域蓬勃发展，比如，学者凯西·麦克利沃（Cathy McClive）探索了怀孕的不确定性，米舍利娜·路易-库瓦西耶（Micheline Louis-Courvoisier）识别出了身体的精细感觉与情感的重叠[②]。这些关于身体体验和情感的历史有助于我们理解物质的身体，而非关于身体的话语。事实上，在安玛丽·摩尔（Annemarie Mol）工作[③]的基础上，爱丽丝·科莱尔（Iris Clever）和威勒米恩·鲁贝格（Willemijn Ruberg）在2014年提出，物质转向可以使我们超越话语界限来看待身体，我们不能再继续忽视物质性了。以疼痛和情感为例，在18世纪，它们可以被定位于身体或心灵（或两者兼有），甚至可能具有物质性，能够在身体中从一处移动到另一处[④]。

并非所有的医学史家都毫无保留地追随福柯；在大多数情况下，理性主义者总是以各种方式赞同社会变革和医疗干预的进步观念[⑤]。有

① 例见 Schiebinger 1993；Laqueur 1990；参考 Cooter & Stein 2013 中关于身体的章节。

② McClive 2002; Louis－Courvoisier 2019.

③ Mol 2002.

④ Smith 2008; Bound Alberti 2010.

⑤ 根据 Spary 2011: 82。

些人，比如英国启蒙运动和医学史领域最有影响力的历史学家之一罗伊·波特1990年就以档案为依据，对福柯关于疯癫的争议性观点提出了广为人知的反对意见。不过，许多其他历史学家回避争论，选择用越来越流行的人类学理论来研究健康和疾病的不同文化“意涵”，这种风潮植根于20世纪70年代，深深影响了早期的社会文化史。正是在人类学作者的影响下，研究18世纪医学的文化史家开始关注非欧洲文化和欧洲流行文化。向文化意涵的转变引出了一些新的关注点：疼痛和痛苦的不同表达、疾病概念、对药物的兴趣以及以食为药（包括在家庭环境中将食物作为药物）。学界已经认识到，在精英“白人”和西方的理性治疗理论和实践之外，这些话题始终存在或与前者并存[①]。20世纪80年代至90年代，文化史家对其他学科的关切也带来了对医学的物质和图像世界的新兴趣，特别是物质和图像如何影响医学的实践和知识变迁。所有这些新兴趣点，就算不是受福柯启发，也与他有关。从长远来看，福柯有关权力和知识的理论影响了几乎所有人，而他们甚至不一定热衷于福柯的“历史”研究。

医学史家最初反对福柯的原因有很多，在此不予赘述（斯坦在《医学文化史：文艺复兴卷》的导言中对其进行了回顾）。从编史学的角度来看，更重要的是，在启蒙运动时期的医学文化史领域，后现代主义逐渐得到接受。鉴于历史写作总能折射出书写者所处的时代，后现代主义逐渐得到接受有其“外部”原因。福柯的知识/权力流动模型与20世纪80年代和90年代英美世界的社会文化、政治和经济变化是相

① 最近的研究，参见 Breen 2019；Chakrabarti 2010；Paugh 2017；Seth 2018。

契合的[1]。这时正值全球新自由主义文化滥觞，现实生活中日益注重个人选择的消费文化正在逐渐打破旧的权力模式（通常以社会主义权力模式为基础）。在历史写作中，对个人的关注也取代了对社会的关注。到20世纪80年代中期，医学社会史的领军人物罗伊·波特总结道，在英国，医学启蒙运动极大程度上是个人的：它既非由中央政府强加，也不以更好的医药为表现[2]。斯派里（E.C. Spary）进一步延伸了此观点，她认为找寻医学的启蒙运动完全是分散注意力的次要事件，而启蒙运动的必争之地是人体；医学知识本质上具有政治性，如何理解或对待不同的身体创造了这个时代的“道德地理（moral geography）”[3]。

改变的风向不可阻挡，历史学家在他们自己的时间和节奏中，总是会顺应风向。我们可以确定未来的大流行病、经济崩溃、气候灾难和其他事件最终都会被写进历史，也会被写进医学文化史。事无恒久，虽然大英博物馆希望在启蒙运动展厅举办常设展览，但他们却在2020年8月宣布，已将斯隆的半身雕像撤展。他们把斯隆的半身像从基座上拿了下来，挪到了一个新的展览中，这引发了人们对奴隶制和收藏之间联系的关注。有些人抱怨说，博物馆在试图抹去斯隆的痕迹或重写历史——斯隆在大英博物馆发展中的作用（以及他的半身像）突然比以往任何时候都更加瞩目，这实在是很讽刺。但是，奴隶制在收藏中起到的作用也更明显了，它终于进入了公众视野。其实，即使是常

---

① Cusset 2008.

② Porter 1985: 59.

③ Spary 2011: 93. 道德地理指对道德和地理相互关系的研究，集中在人地关系如何反映和产生道德评价，以及如何判断特定群体或个体在特定空间的行为是否恰当。——译注

设展览也可以改变，因为故事需要重新讲述。

在本卷中，各章节论文讨论了一些目前处于研究前沿的主题，利用了近年医学文化史借鉴的修辞和学科方法，尤其是启蒙运动的后现代去神秘化中方法论和认识论方面的成就。不过，本卷也对它们进行了整合和扩展，对既往形成的研究思路和解释角度提出了质疑。这些论文都将启蒙时期的医学视为过渡时段，在思想、实践和经验变化的广阔文化背景中，旧的实践和理念受到重塑和/或反对。可以肯定的是，它们超越了亚历山大·蒲柏“启蒙运动以人类为中心”的理念。通过它们的标题就可以看出，关于动物、食物、环境和物品的章节都不再以帝国主义历史上的人的形象为中心，特别是不再以英雄的白人形象为中心。它们强调消费、商品化、测量和效用，始终关注不同范畴之间缺失的部分，这些部分在不同语境下构建、产生并被赋予了不同意义——无论是国家建设、全球贸易、理性还是效用。关于权威、疾病、经验、心灵/大脑的章节，完全抛开了过去对个人成功和职业化、国家机构等的强调。在这些章节中，我们要面对许多问题，诸如性别和种族、身体抽搐的意义、身体内部运动（情感）的经验以及与理性有关的想象等。我们可以看到，通过推崇分类和归类产生了医学权威，这种权威如何通过新的术语、解释、治疗以及新的分布（例如，神经的松紧取代了体液的流动，更加概括地说，就是核心自身体迁移到大脑）。不过，这样的转变从未完成，它们脆弱且易受各种阻力影响。在这些章节中，我们看到了情绪、身体和具身经验之间的广泛交错，疾病或情感的强烈体现与理性的理想理念形成了矛盾。

这些研究兴趣使得我们能够重新审视类似斯隆这样的人物，这不是因为他们在当时很“重要”或“有影响力”，甚至也不是因为他们的研究让我们能够揭晓医学实践、收藏和身份之间的关系[①]，也不仅仅是因为类似斯隆的相关研究可以阐明一系列关于18世纪医学的文化史方法。重要的是，我们现在可以更好地理解安德鲁·坎宁安（Andrew Cunningham）和罗杰·弗伦奇（Roger French）在1990年提出的观点，即像斯隆这样的医学专家如何利用启蒙的实践和知识来扩大他们的社会和政治权力[②]。坎宁安和弗伦奇强调，正如医院等医学慈善事业的出现一样，医学启蒙运动并不全是在智识上向世俗主义和理性思维转变，这一点在考虑当时的身体经验是如何被塑造时可能至关重要。正如安妮·维拉（Anne Vila）的研究，她认为法国关于敏感性的观念是在医学文本中创造出来的，并在小说中得到叙述[③]；或者如石塚久雄（Hisao Ishizuka）的研究，他认为英国新的身体模型（纤维交织而成）与医疗实践交互，并塑造了神经敏感性的文化现象[④]。如果我们不局限于启蒙运动单一的概念，它就会成为比较的工具，让我们能够思考：在不同的地方、不同的个体（医学专业或非专业）身上，想法、实践和信仰是如何运作的。但最重要的是，后面的章节能让我们更清晰地看到：在启蒙运动时期，像斯隆这样的人物是如何承载人类和自然世界的特殊秩序，又梦想着将其普世化的。它们有助于我们进一步认识：启蒙运动的科学和医学是如何改变了对人类、自然界以及自我的理解。启蒙

① Smith 2019.

② Cunningham & French 1990.

③ Vila 1998.

④ Ishizuka 2016.

运动是医学的过渡时期，旧的可能被重塑，在思想、实践和经验不断变化的社会环境中，新的又不断被反对，因此，从编史学角度来说，这些章节可以让我们体验到同样的情况，有助于我们认识自己的历史性。

注释

[1] 事实上，安德鲁·库兰（Andrew Curran 2011: 216–24）在分析科学与奴隶制时，指出了种族劣根性是如何进入启蒙思想体系的。积极的科学知识（如分类法）在法国具有社会实用性，这导致黑人成了一种可分类的“东西”。非洲人特质成为身体的一部分，而不是文化的标志，这一过程反映了欧洲人对被奴役者的残忍行径。另见 Londa Schiebinger 2017, 2007 和 Suman Seth 2018。

[2] 并非所有学者都对医疗市场观点深信不疑。一些学者对这种模式在英国以外的适用性表示质疑，如研究法国的 Brockliss & Jones 1997。还有一些学者则更加强调宗教的重要性，如研究意大利的 Gentilcore 1998。

第一章

环　境

艾琳 · 斯宾尼

（Erin Spinney）

艾琳 · 斯宾尼（Erin Spinney），加拿大蒙特爱立森大学历史系所属莱斯布里奇大学学期讲师，主要研究方向为长18世纪大英帝国的护理、劳工和医疗史，曾发表过有关18世纪海军护理和环境史的文章。

在启蒙时代的思想中，健康与环境是不可分割的实体。对患者和医疗从业者来说，18世纪的医学仍在承袭古老的希波克拉底医学理论，该理论将健康置于环境之中；正如《气候水土论》(*Airs, Waters, Places*) 所提出的，人们的“体质和习惯，受他们生活之地的特质影响”[①]。环境、健康和医学之间的联系影响了人们对新殖民地的观点，也塑造了人们对日常生活和死亡的看法[②]。人们在修建医院和宏伟庄园时，都会考量健康和环境的交互影响，还为此开发了新的技术（如机械通风器），来调节室内环境及其与室外的通透性[③]。从许多方面来看，人们对医院和病房建筑环境的努力控制代表了启蒙运动和19世纪思想之间的延续。本章记录的以英国为中心的故事只是更广泛的欧洲医学故事的一部分，在西班牙、葡萄牙、法国乃至大西洋周围的世界，医学家和自然哲学家在处理种族、环境和生理差异问题时也有类似经历[④]。

本章研究了医院的建筑环境，以考察启蒙时代健康、疾病和环境之间的相互作用。通过考察位于加勒比海（或称热带）气候地区（英国军事指挥官和医疗从业者们认为这些地方颇为致命）的英国陆军和海军机构，我们能够了解环境医学的构建过程[⑤]。陆军和海军医官理解身

---

① Lloyd et al. 1978: 168.

② Wear 2008: 451; Harrison 2010: 4.

③ Arnold 2013: 1; Jankovic 2010: 1 – 2; Stevenson 2000: 165 – 70.

④ Cook & Walker 2013; Gómez 2013; Curran 2011; Schiebinger 2013.

⑤ Hogarth 2017: 11; Seth 2018: 16.

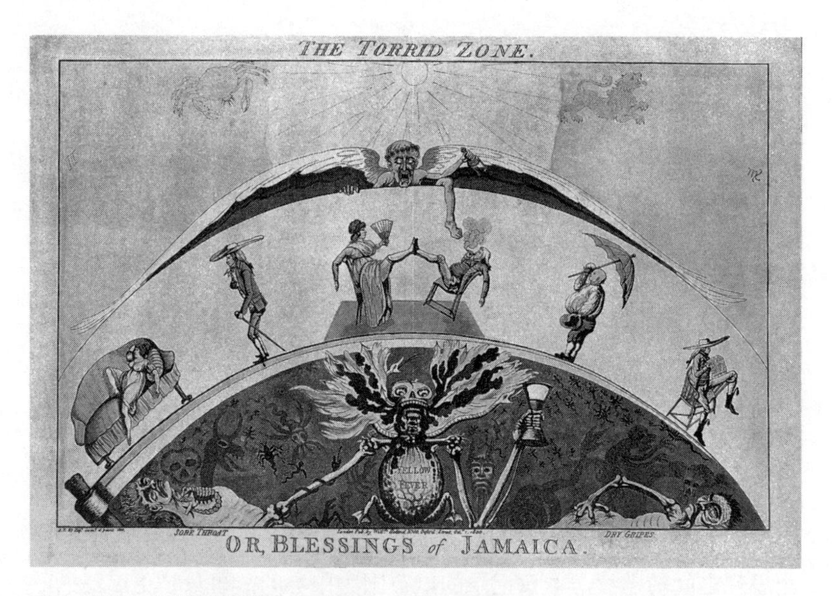

图1.1 《热带，或牙买加的赐福》(*The Torrid Zone, or, Blessings of Jamaica*)。作者亚伯拉罕·詹姆斯(Abraham James)，1800年。惠康博物馆的记录中描述它：夸张地模仿了占星图，将慵懒的正午和黄热病的可怕折磨并列一处，而这正是牙买加定居者的两种体验。来源 :Wellcome Collection, London/Public domain。

体（包括他们自己的、患者的、护士的身体）的方式是由环境和文化想象塑造的。反过来，他们有关身体的理念又被陆军和海军政策所强化，这些国家、帝国层面的政策确保了医学和非专业人士对健康和环境关联的优先考虑①。启蒙时代那种“改善环境以保障健康”的追求与种族、阶级的概念交织在一起，渗透到了热带地区每个人的生活之中（见图1.1）。

① Hogarth 2017: 1 – 4; Seth 2018: 17.

定义环境

如今，我们将环境理解为自然界的一部分，这是20世纪中期的建构。建构“环境”这个词是为了展示人类与自然之间的互动，而且通常都是消极互动①。现代早期对于环境的定义主要并不涉及自然或自然界，它实际上指一个物体周围的环境，可以包括（但不一定参与构成）人类的身体，还可以指被包含或包围的行为（牛津英语词典）。启蒙时代的环境概念更适用于医院和病房的建筑环境，尽管这些环境可以与室外的世界相通（而且也确实与室外相通），它们的室内构成 (indoor surroundings) 本身亦是环境。在本章中，我将环境视为人体与周围环境的互动，我们呼吸的空气、我们穿的衣服、我们忍受的温度以及自然界的一切②。

将环境划分为室内和室外是18世纪的产物。正如历史学家弗拉基米尔·扬科维奇 (Vladimir Jankovic) 所揭示的：只有当大多数英国人在室内的舒适成为可能时，“室内和室外所具有的医疗价值之间的区分”才可能存在③。这种二分法使得控制空气成为可能，使得空间更加健康，可以防止疾病的发生和传播，并创造一个旨在促进愈疗的环境。

---

① Cronon 1996.

② Jørgensen & Sörlin, 2013.

③ Jankovic 2010: 1 – 2.

正如扬科维奇所言，通风成为一个重要的医学问题；如果污浊的空气可以引起疾病，那么人们可以通过确保空气清洁来预防疾病[①]。很多人甚至认为不健康的空气来自不洁之物，尤其是吸收了汗水或者某种疾病传染物的被褥和衣服（见图1.2）。

历史学家玛格丽特·佩林（Margaret Pelling）指出，传染（contagion）和感染（infection）这两个概念的区别取决于进入人体的媒介，传染直接源自接触，而感染则是通过水、空气或污染间接进入人体。不过，传染、感染和瘴气（miasma）的概念有所重叠，它们的含义随着时间推移而变化[②]。18世纪下半叶，“传染”一词既可指无生命的物体（如肮

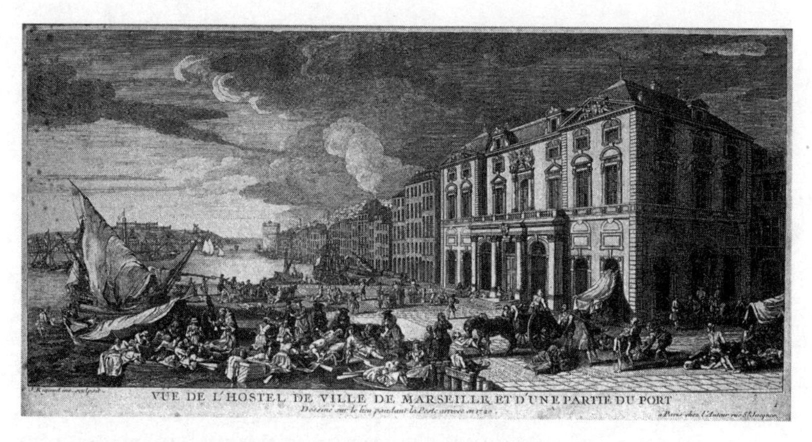

图1.2　1720年瘟疫期间的马赛港，雅克·里戈（J.Rigaud）根据米歇尔·塞尔（M. Serre）的作品所作的蚀刻画。注意图中个人与传染物和染病者之间的距离，也请注意城市上空污浊的空气。来源：Wellcome Collection, London/Public Domain。

---

① Jankovic 2010: 13.

② Pelling 1993: 309 – 10.

脏的亚麻布)，也可以是空气或环境的一种特性[1]。历史学家艾莉森·贝施福（Alison Bashford）和克莱尔·胡克（Claire Hooker）总结了传染的双重性质，即它既表示“接触和传播的过程”，也是“实质性、自我复制的媒介”[2]。在18世纪和19世纪初的认知框架内，传染和瘴气（不好的空气）的概念是彼此互补，而非互相对立的[3]，恶劣的环境既可以创造传染，也可以作为传播给患者的方式（见图1.3）。

文化建构支撑着启蒙时代医学思想中气候、疾病和免疫之间的复杂关系。欧洲人塑造并重塑了他们对热带病环境的概念，以适应他们的文化构想中对气候和种族的世界观[4]。正如马特·斯图尔特（Mart A. Stewart）和西蒙·纽曼（Simon Newman）的研究所示[5]，在某些情况下，欧洲人改变了热带地区的物理景观，使其符合欧洲对农业生产力的文化感知。历史学家在著作中强调了文化感知，这些文化感知构建了大加勒比地区种族和疾病之间的关系。从菲利普·柯丁（Philip Curtin）关于19世纪西非疾病环境的工作开始，历史学家就致力于驳斥或佐证热带地区是“白人的坟墓”这一普遍想法[6]。一些针对欧洲定居者和奴隶人口的定量研究显示，西印度热带环境确实有致命性[7]，而肯尼思·基普尔（Kenneth Kiple）1984年讨论了他所认为的奴隶制的

---

① Pelling 1993: 311; DeLacy 1999.

② Bashford & Hooker 2001: 4.

③ Bashford & Hooker 2001: 19, 21; Stevenson 2000: 159; Hamlin 2014b: 26.

④ McNeill 2010; Seth 2018.

⑤ A. Stewart 2002; Newman 2013.

⑥ Curtin 1961: 94.

⑦ Sheridan 1985; Dobson 1989; Burnard 1999.

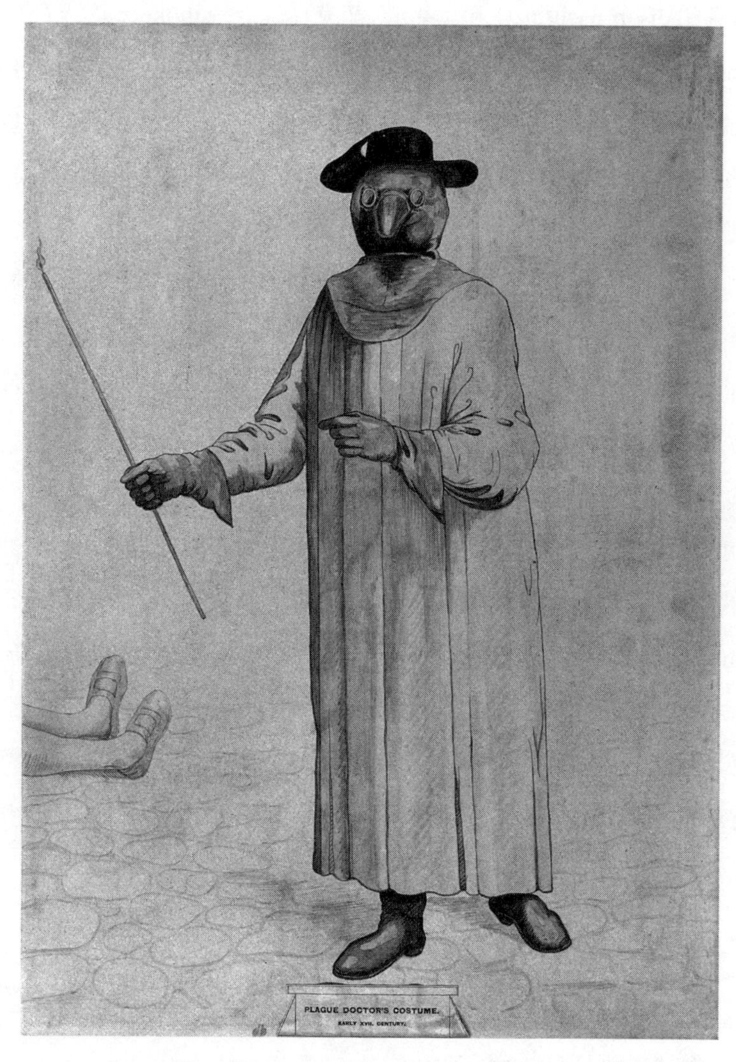

图 1.3　17 世纪穿着鼠疫防护服的医生。其特有的鸟嘴装置可以填塞熏蒸材料，以防止吸入鼠疫的传染物。来源：Wellcome Collection, London/Public Domain。

生物学基础。文化视角也阐释了加里·帕克瑞恩（Gary Puckrein）所描述的“气候—种族—健康的复杂关系”[①]。种族的概念本身就是在漫长的18世纪中通过文化建构而成的[②]，它还影响了英国的重大军事决策：组建西印度军团[③]，在许多当地事务中仰赖黑人军队和先行军[④]，以及在军事语境下对非欧洲人身体进行医疗[⑤]。正如本章所讨论的，像威廉·弗格森（William Fergusson）和罗伯特·杰克逊（Robert Jackson）这样的军队医疗从业者（下文中将提及二人）借助当时具体的文化解释，构建了对黑人和白人身体的种族化、医学化理解[⑥]。

创建康复环境

健康的医院设计从选择适宜的环境开始，而适宜的环境取决于医院的选址。沼泽地因其产生的臭气被视为极为危险之地[⑦]，无论是普通人还是医生，长期以来都认为沼泽地与疾病有关[⑧]，它的不健康源自

---

① Puckrein 1979: 180.

② Wheeler 2000; Wilson 2003.

③ Buckley 1979, 1998.

④ Voelz 1993; Braisted 1999; Bolster 1997.

⑤ Churchill 2012a; Saakwa-Mante 1999.

⑥ Hogarth 2017.

⑦ Bashford & Hooker 2001: 20.

⑧ Dobson 1989, 1997; Rutman & Rutman 1976.

腐烂物质的气味进入空气[1]。气味也与18世纪的社会习俗有关，彼时，维持健康的身体和环境需要通过洗澡、通风或是使用香味材料来改善气味[2]。在这个意义上，沼泽地的危险也可能存在于有大量不洁人群聚集的任何地方。因此，医院的选址应尽可能避免城市地区，即使是城市医院也最好建在市郊，以保留一部分农村所带来的健康益处[3]。从另一个方面看，这种安置方式也有利于整个城市，因为传染病最危险的特点是：患者聚集可形成传染病。正如医学作家威廉·巴肯（William Buchan）所说[4]，根据医院的定义，它可以“成为孵化疾病的巢穴”，进而传播到周围的城镇地区。将医院设在城市郊区或农村不仅对患者有益，对城市居民也有利。

1805年，军团外科医生罗伯特·杰克逊（Robert Jackson, 1750–1827）详细介绍了军医们在选择医院地点时是怎样艰难权衡的：“考虑医院的选址，本身需要选在健康之地，要选在方便执行业务的位置，要选在视野开阔处，选择时还要考虑当地的优势，便利的运输会对医院有用或为医院必需”[5]。不过，尽管能否方便患者就医可能是医院选址最重要的考量，但人们还需要考虑其他因素。在杰克逊看来，医院应建在干燥之处，建筑结构应能通风，有“周边乡村宜人的景色”[6]。他们需要有东西来遮挡大风，还要有清洁的水源。如果这些条件都不具

---

① Harrison 2010: 76 – 7; Brown 2008.

② Brant 2004.

③ Arnold 2013: 106 – 7.

④ Buchan 1772.

⑤ Jackson 1805: 111.

⑥ Jackson 1805: 112.

备，杰克逊又强调，通风是“医院不可或缺的要求”[①]。他于1824年在著作的扩展版中进一步阐述了通风的首要地位：

> 过往的战争多次证明，比起让患者在恶劣的天气下横卧树篱或沟渠旁，让他们聚集在低矮、不通风的房间里更为致命。军官应注意并牢记这一点；军官还应牢记，教堂和宫殿比谷仓、茅屋和露天棚屋更不适合安置伤兵。[②]

杰克逊认为通风不足是造成伤病战士死亡的原因，军事环境医学创始人约翰·普林格（John Pringle, 1707–1787）在1753年也表达了类似的忧虑[③]。

18世纪40年代，奥地利王位继承战争期间，普林格曾担任军团外科医生，这段经历促使他在考虑营地和医院的军事环境时将军队疾病的原因作为一个重要考量因素。动物排泄物和尸体的腐烂、不卫生的营地环境会滋生坏血病、斑疹伤寒等疾病[④]，通风良好的环境是患者在军事医院里康复的首要条件。普林格写道：“纯净的空气是治疗中最重要的因素，在人满为患的医院里，除非每间病房都有通风设备，否则医生是不可能成功的。”[⑤] 普林格认为，如果买不起昂贵的通风设备，

① Jackson 1805: 115.

② Jackson 1824: 542.

③ Pringle 1753: 22 – 3.

④ Charters 2014: 24; Stevenson 2007: 241.

⑤ Pringle 1752: 289.

“当患者人数众多，次选的权宜之计是把他们安置在教堂、谷仓或破旧的房子里”，这些地方可以保证持续的通风[①]。由于费用和运输困难，军团的军事医院很快就不再使用通风设备了，但普林格关于军事医院必备特征的观点仍被后来的军事医务人员所推崇[②]。事实上，正如《军团外科医生指南》（*Instructions to Regimental Surgeons*, 1808）所示，到了19世纪，军队重新使用了机械通风器（医院或许也有）。外科医生的职责包括定期检查军营中是否有传染病，还要保证“通风器或气桶没有关闭或阻塞”[③]。

在医院良好设计的基础上，建筑环境中要适当通风。通风的第一步是避免医院病房过度拥挤，并按症状或疾病将患者分开。威廉·弗格森（William Fergusson, 1773–1846）认为，隔离对于防止“人类的臭气，特别是疾病状态下的身体形成的臭气”的传染很重要，这有助于患者恢复，因为它确保了“通风、有规律的休息和护理的益处”[④]。弗格森认为，只要有可能，就应将传染的源头从病房中清除出去；在第4条中，他指出这包括十分常见的、堆积着未清洗的“患者的污秽床单”[⑤]。正如外科医生威廉·帕里森（William Pallison）在1798年2月21日写给海军少将普林格的信中所描述的，要保障军队的医疗护理和必要的医疗设施，这些方面的疏忽可能会影响战争进程[⑥]。开普敦医院

---

① Pringle 1752: 289.

② Stevenson 2007: 242.

③ *Instructions to Regimental Surgeons* 1808: 40.

④⑤ RAMC 210/3.

⑥ ‘Sick and Hurt Board, In – Letters and Orders’, ADM/E/46.

人满为患，“完全没有通风”，被送上岸的生病水手“不仅要与他上岸时原有的疾病作斗争，还要面对不断蔓延的传染病——因为诸多疾患挤在如此狭小的空间里，自然会产生传染病”。据帕里森估计：

> 去年冬天，许多非常宝贵的生命[被][①]夺走了，都是因为缺乏接受他们的医院。事实上，他们还在各艘舰船上失去了生命，显然是有将传染病传播到整个舰队的巨大风险。如果不是我幸运地申请到了政府的马厩（虽然那里也未经准备）来接收患者，我敢肯定还会有更多人死去。

从很多方面来看，18世纪的医疗服务是否真能挽救这些人的生命不是问题的重点。医务人员和海军管理人员都相信，这些死亡是可以通过预防传染来避免的，如果不能提供健康的环境，会给英国、水手和海军带来巨大伤亡。

18世纪的大众医学指南中[如威廉·巴肯的《家庭医学》(*Domestic Medicine*，1772)]有讨论通风重要性的章节，可见这些观点也是更广泛的非专业人士理解的一部分。巴肯向他的读者强调了“不良的空气”对健康的潜在危险，因为“很少有人意识到它所带来的危险”，人们可能会注意饮食，但却忽略了“进入肺部的东西”[②]。教堂和集会等场所的过度拥挤（这正是人们日常生活的一部分）非常危险，特别是“如果空气没有自由流动”[③]。巴肯直率地总结道：“如果新鲜空气对健康的

① 方括号为原文括注，全书同。——译注

② *Domestic Medicine* 1772: 92.

③ *Domestic Medicine* 1772: 93.

人来说十分必要，那么对患者来说更是如此，患者可是常常因为缺乏新鲜的空气而丧命。”[①] 无论是服务于陆军、海军还是平民的医务人员都一致认同通风和新鲜空气对患者术后恢复的重要性。

自海军医院成立之初，护士就要负责保证病房内能够实现通风，这是她们护理工作的一部分。《皇家医院护士和其他护工条例》(*Regulations respecting Nurse and Other Servants of the Royal Hospital*, 1760) 第13条规定，在发热、腹泻和天花的病房里，“一扇或多扇窗户的上部要保持打开一条缝隙，要保证夜风能轻轻吹动桌上蜡烛的火焰”[②]。医生要确保护士在病房里遵守通风要求。《哈斯拉尔和普利茅斯皇家海军医院指南》(*Instructions for the Royal Naval Hospital at Haslar & Plymouth*, 1808) 规定，医生“要非常注意，病房在任何时候都要适当通风”[③]。类似地，海军医院的病房护士长也要“经常查看”医院内无人居住的病房，“以确保它们清洁、通风良好，各方面都适宜接待患者”[④]。由护士来确保各个病房都充分通风，对这一工作的持续监督则强调了护士在医疗中的重要作用。

18世纪上半叶，在许多医生看来，护士往往是因为无知而未能履行通风职责。例如，医生威廉·福尔代斯 (William Fordyce, 1724–1792) 指责“愚蠢的护士”因其“爱指手画脚又错误的护理”而延长了患者炎性疾病的病程；“错误的护理”是指关闭患者周围的窗户和床帷，这“使患者失去了凉爽的空气”[⑤]。1752年，普林格建议军队

---

① *Domestic Medicine* 1772: 98.

② *Regulations respecting Nurse and Other Servants of the Royal Hospital* 1760: 439 – 40.

③ ADM 106/3091: 55.

④ ADM 106/3091: 203 – 4.

⑤ Fordyce 1773: 151.

医院应该开设在教堂和破旧建筑中，因为在这样的建筑中，“他们（患者）和他们的护士都不能限制空气流通”[1]。对普林格来说，如果一个建筑完好的医院可能引发通风方面的人为错误，那甚至比把生病的士兵暴露在空气中还糟。但陆军和海军医务人员有另一种方法来确保护士打开病房的窗户。在《保护士兵健康的手段之观察》（*Observations on the Means of Preserving the Health of Soldiers*, 1780）第1卷中，医生唐纳德·蒙罗（Donald Monro, 1728–1802）借鉴了海军医生詹姆斯·林德（James Lind, 1716–1794）的观点，林德推荐使用烟雾熏蒸来净化空气。蒙罗写道，“这些对肺部无害的蒸汽和烟雾”改善了空气的不良质量，（更好的是）它们会“使患者和护士都渴望打开门窗来呼吸新鲜空气”[2]。病房熏蒸也可通过不太显眼的手段来实现，例如，1813年，爱尔兰医学委员会建议每天在军团医院洒醋（*Instructions from the Army Medical Board of Ireland*, 1813）。而在几十年前，巴肯也曾建议使用柠檬汁或“强效植物酸”来净化病室[3]。

然而，护士主张关闭窗户未必是因为无知，她们可能是出于对患者（或自己）舒适度的考虑。有些医生则认为护士和患者不喜欢新鲜空气，因为它会使房间变冷，还会形成穿堂冷风[4]。例如，吉尔伯特·布兰（Gilbert Blane, 1749–1834）曾经是海峡舰队的医生，他提出了一个既能保证通风又能保持舒适的解决方案。他认为新鲜空气的入口应

---

① Pringle 1752: 289.

② *Observations on the Means of Preserving the Health of Soldiers* 1780: 103.

③ *Instructions from the Army Medical Board of Ireland* 1813: 10 – 11; Buchan 1772: 98 – 9.

④ Brown 2011: 67.

当靠近天花板，这样，在屋顶开窗，使屋内有交叉通风“就是完美方案，因为患者可以避开直接的冷空气流，而屋内来自患者身体的新产生的有害呼气会因其温度而上升，从而有效地从窗户消散”[①]。哈斯拉尔的皇家医院有很长的开放式病房，交叉通风更容易实现，但通风的增加滋生了传染性或污浊的空气从一个病房蔓延到另一个病房的风险。即便如此，交叉通风仍被视为这类廊亭式设计医院（比如普利茅斯的医院）的一大特点[②]。许多医学理论家认为，医院比其他空间更需要通风，但不能影响患者的舒适度[③]。例如，林德在1778年观察到，生病的患者尤其是发热病房的患者，“只要有足够的被褥”就不会抱怨新鲜空气和大开的窗户[④]，然而，康复期患者也许是因为对周围的环境更加了解（或者是因为他们不再需要卧床），很快就会抱怨太冷[⑤]。不管患者喜好如何，新鲜空气和通风都被认为是预防医学和快速康复的关键。在病房内工作的护士创造了一个旨在通过医院空间的清洁、净化和通风来促进患者康复的建筑环境。

种族、免疫和西印度的护士

尽管护士的工作大致相同，但在热带条件下，医院的设计、位置

---

① Blane 1822: 137 – 8.

② Jankovic 2010: 77; Stevenson 2000: 184.

③ Jankovic 2010: 79.

④⑤ Lind 1778: 334 – 5.

和通风能力比在英国更重要，这对整个帝国的海军、陆军和公司的官员来说都是一个挑战。东印度公司聘用的吉尔伯特·帕斯利（Gilbert Pasley）等医生声称，在热带气候设计医院尤其需要仔细考虑，因为热带气候更有可能引发物质腐坏[①]。加强对医院选址的关注似乎带来了好结果，例如，1744年，牙买加海军医院从皇家港（Port Royal）[②]迁往新格林威治后，治愈返船的水手人数短暂地出现了增加[③]。不过，由于从船上转移患者的难度较大，而且持续有人出现热带病，1753年，医院在皇家港原址得到了重建。1756年，皇家港的另一家新医院开业，位置远离濒海湖，该湖本是为了防止士兵逃跑，最终却使得这片地区受到瘴气困扰[④]。1815年9月，弗格森用同样的标准来判断巴巴多斯波旁堡军营的健康状况：

波旁堡的军营位于山上，看起来是有利于健康的，地势较高，不受下面沟壑中不良空气的影响，而且离拉芒坦沼泽也很远，不会被沼泽的致病作用波及，但是军医选址仍不够健康，因为信风会使身体突然变冷，常常诱发肠胃不适，而且军营也没能免于间歇性的普通热病，比如由沼泽地的气体引起的发热。[⑤]

---

① Harrison 2010: 79.

② 又译罗耶尔港、罗亚尔港。—— 译注

③ Crewe 1993: 42 – 5.

④ Stevenson 2000: 234.

⑤ RAMC 210/3.

虽然军营的情况基本健康，但医院却被评定为“低级和不能接受的…… 没有将不同阶层的患者分开”。即使是最精心选择的地点，也会被劣质的医院设计拖后腿。

在热带气候下建设医院，温度调节是关键问题，西印度群岛医院高发病率的解释之一就是这里的温度变化[1]。不过，夏季的通风量增加，病例数却仍居高不下，军医们对此感到惊讶。威廉·莱姆普雷尔(William Lempriere，卒于1834年)回忆他18世纪90年代在西印度群岛的经历时，谈到了热带气候中难挨的夏季。6—9月是一年中最干燥、通风最好的季节，因为“纯净而有力的海风规律吹拂”，而且由于天气炎热，人们会打开门窗。夏天照理来说应该“不利于传染病的滋生”，但不知为何，夏季总是热带病最流行的季节[2]。

莱姆普雷尔的疑惑凸显了医学界的一种共识：大家都认同对所有医院空间进行通风的好处。然而，正如他所发现的那样，在西印度群岛开窗通风不仅仅意味着新鲜空气的进入，倡导在热带地区通风的人还需要考虑如何处理蚊子。内科医生威廉·怀特（William White）提出，空气熏香联用安装窗扇（而不是大开窗户）可以遏制蚊子[3]。

现代早期对热带病的概念以及预防方法都与调适（seasoning）这一概念有关[4]。调适（或适应水土）是指所有新到达岛屿的人在适应美洲东南部或西印度群岛的气候之前所经历的热带病时期（见图1.4）。

---

① Crewe 1993: 42.

② Lempriere 1799: 26.

③ Jankovic 2010: 84.

④ Hogarth 2017: 52 - 4; Seth 2018: 4 - 6.

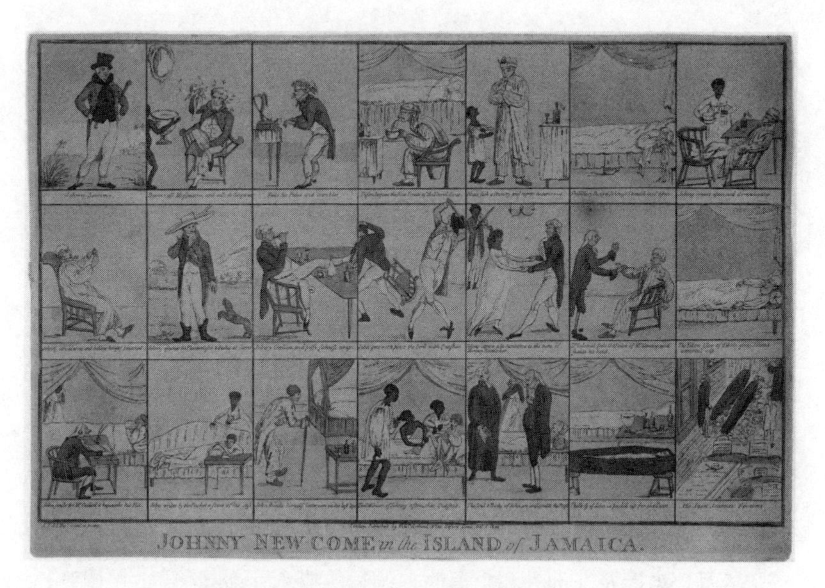

图1.4　约1800年，牙买加岛的新岛民约翰尼先生。在第8格，“约翰尼康复并认为自己已适应了这里的气候"，然后在第14格，他染上了黄热病。
来源：John Carter Brown Library, Brown University。

这一概念与盛行至19世纪初期的、有关疾病的新盖伦和新希波克拉底体液和体质学说有关①。15和16世纪的西班牙和葡萄牙旅行者首次提出了调适的重要性以及热带病对不适应的陌生人的影响②，英国医学权威，如汉斯·斯隆医生借鉴了这些早期理念。例如，斯隆在他的《牙买加之旅》（*A Voyage to Jamaica*，1707）第1卷（xxviii）中详细介绍了热带发热性疾病的潜在致命影响，并简述了他对适应水土的看法：

① Hamlin 2014a: 61, 109, 181; Wear 2000: 187.

② Klein 1988: 41 – 3.

> 许多人认为这种热病就是所谓的调适，也就是说，每个新住民在习惯牙买加的气候和空气构成之前，都会得一种凶险的急病，而在它结束后，新住民的身体会更适合在此地居住，而且面临的危险性大大减小。这种看法不仅存在于该岛，而且存在于几内亚和世界东部偏远地区。

弗格森在1815年建议，一旦士兵们适应了，“就应该训练他们适应在正午的微风中劳动”，尽管他们也需要逐步提高在炎热气候下劳作的能力[①]。气候对欧洲人的身体来说是一大问题，疾病亦是。

然而，当涉及非洲人和土著时，调适的概念在18世纪发生了变化。最初，人们普遍认为他们可以免于适应热带水土的过程，也不会患上伴随的疾病[②]。然而，随着时间推进，越来越多人提到非洲奴隶既要忍受适应过程，又会遭受热带病的折磨[③]。不过，人们常常认为非洲奴隶适应过程没有欧洲人那么艰难。奴隶需要调适，这让种植园主感到困惑，因为他们认为非洲和西印度群岛的气候是一样的。在《一位专业种植园主所写对糖业殖民地黑人奴隶的管理和医疗的实用规则》(*Practical Rules for the Management and Medical Treatment of Negro Slaves, in the Sugar Colonies, by a Professional Planter*, 1803)一书中，柯林斯医生指出，当奴隶穿梭于岛屿、地区或种植园之间时，他们要经历一个适应过程，

---

① RAMC 210.

② Warren 1997: 33; Klepp 1994: 500.

③ Newman 2013: 80, 220; Hogarth 2017: 34, 53.

他不明白为什么“即使温度完全相同，也会产生不良影响”[1]。

人们认为只有非洲和克里奥尔的奴隶能够在西印度群岛的气候下工作，这种想法使得奴隶要承担许多重活或苦力，如医院建设和运送军团物资[2]。这种认为非洲人最适合在炎热的气候中劳动的观念一直延续到了18世纪末，这种想法还催生了18世纪90年代创建的西印度军团。历史学家苏曼·塞斯（Suman Seth）认为，西印度群岛医学界的反废奴观点与18世纪末一种说法的复兴有关，即“人们认定的非洲人在特定环境条件下劳作的先天能力，使得欧洲人无法替代他们进行工作”[3]。即使军事医学家已经越来越认识到黑人士兵也会受到热带病的影响[4]，但弗格森还是在1815年报告说，“除了那些白人军官之外”，黑人军团都很健康[5]。

同时，在热带气候下，黑人护士特别受重视，因为人们认为黑人妇女最不容易染上热病。西印度群岛疾病环境的“大熔炉效应”[历史学家玛丽·多布森（Mary Dobson）和J.R.麦克尼尔（J. R. McNeill）都曾对此开展讨论[6]]表明，非洲和克里奥尔的奴隶只有在经历了疟疾和黄热病的轻度发作后才会对这两种疾病产生抵抗力和免疫力。1788年，军医约翰·亨特（John Hunter，1754–1809）观察到，“黑人提

---

① *Practical Rules for the Management and Medical Treatment of Negro Slaves, in the Sugar Colonies, by a Professional Planter* 1803: 57.

② ‘Jamaica (Pay Lists)’, ADM 102/461; Buckley 1979: 2, 1988: 99; Voelz 1993: vi.

③ Seth 2018: 21.

④ Clark 1797: 2 – 3.

⑤ RAMC 210.

⑥ Dobson 1989: 270 – 1; J. R. McNeill 2010: 44 – 5.

供了一个显著的例子，说明可以通过习惯获得抵御热病的能力，因为虽然他们不能完全避免得热病，但他们所受的影响不可避免地比欧洲人少”[①]。黑人护士感染黄热病总是会引起巨大的惊讶。海军外科医生布兰在1785年报告了18世纪陆军或海军医学记录中（表面上）唯一一个死于黄热病的黑人护士案例：“有人说，黄热病从未袭击女性或黑人。一般来说是这样的，但并不绝对。因为我认识一个黑人妇女，她在巴巴多斯 [原文如此] 给患这种热病的人护理，后来她也出现了该病的各种症状，最后得病死了。”[②]20多年后，还有医学论文提及这个病例[③]。除了极少数例外，黑人对热带病具有免疫力，这种想法使得人们选择黑人护士在陆军和海军医院工作，也证明了她们在平民医院的必要性。因为人们认为黑人妇女具有免疫力，可以担任照顾患者的护士，所以人们以“高价”出售她们，甚至在1793年黄热病流行期间，费城市民曾“竞价”购买[④]。

人们相信，接触黄热病可以使任何人（包括欧洲人）在未来对这种疾病免疫。1822年，布兰写了一篇关于1797年加的斯（Cadiz）的黄热病流行的文章，他解释说“西班牙人和英国人都从患过 [该病] 的人当中挑选照顾 [患者] 的护士”[⑤]。根据布兰的说法，是否感染过该病导致免疫力存在差别的概念非常普遍，因而那些在1797年疫情中感染过的人在1819年疫情再次暴发时并不害怕。相反，他们“没有表现

---

① Hunter 1788: 24.

② Hunter 1788: 398 – 9.

③ Dancer 1809: 82.

④ Jones 1794: 8.

⑤ Cadiz 1797: 310.

出恐惧或惊慌，既不急于逃离城市，也不急于隐居以避免染病”。布兰关于欧洲人免疫力的观点在多大程度上得到了其他陆军和海军医务人员的认同，我们不得而知，因为他在拿破仑战争结束、许多人退役后才发表文章。不过，布兰的免疫理论唯一的激进之处在于，它不取决于体质对气候的适应，而与个人的疾病经验有关①。

种族化医学（racialized medicine）的同类理解还意味着西印度群岛的理想护士是非洲妇女而非欧洲女性。在18世纪早期，人们很难从英国运来护士和陪护并让她们适应西印度群岛的气候，这可能也促进了黑人妇女适合这些角色的种族化理念。病伤委员会为牙买加发布的早期医院指南规定，海军医院雇用的当地护士应讲英语，并由英国来的欧洲妇女担任护士长，但医院的建设承包商坎贝尔（Campbell）发现很难找到一名英国护士签订合同。病伤委员会的后续会议记录显示，即使承包商设法找到了一位愿意前往西印度群岛的英国妇女，她也在抵达牙买加后不久去世了。因此，坎贝尔无法雇到下一位②。

海军医务人员还建议由黑人护士照顾那些患有黄热病的人。1798年，牙买加海军外科医生埃利奥特·阿蒂（Elliot Arthy）描述了“贫穷的黑人妇女”如何照护那些“在黄热病最剧烈的攻击下挣扎的海员”③。正如阿蒂所描写的那样，一位不知名的护士“夜以继日地尽心照顾患者，为他们提供食物，关注患者的细微需求和舒适，直到他们完全康复”④。不过，她的麻烦在于购买食物和药品导致的“累累负债”，据说

---

① Hamlin 2014a: 51, 225.

② Crewe 1993: 28 – 9.

③ Arthy 1798: 41.

④ Arthy 1798: 42.

她花了很长时间才还清债务[①]。虽然人们认为非洲人容易感染雅司病、天花和麻风病（这些疾病对欧洲定居者的影响不大），但他们也认为黑人护士对那些对欧洲人来说致命的疾病免疫，这些疾病除了黄热病外，还包括疟疾、斑疹伤寒和坏血病[②]。18世纪下半叶，奴隶也开始接种天花疫苗，这意味着他们可以在天花病房工作而不会被感染[③]。

尽管文化建构的假设根深蒂固，免疫的现实却要复杂得多。许多西非人在成为奴隶并被运送到西印度群岛之前就已经接触过黄热病病毒，从而获得了终身免疫，这种免疫并不普遍，取决于是否曾在黄热病流行地区生活[④]。如果生活在西印度群岛的欧洲定居者、奴隶和克里奥尔人在第一次接触黄热病后得以幸存的话，他们也会拥有同样的免疫。事实上，许多人在儿童时期就感染过这种疾病，却没有出现症状[⑤]。除了那些红细胞呈镰刀形的西非人和他们的后裔之外，欧洲人和非洲人都无法获得对疟疾的免疫[⑥]。相反，经常接触疟疾会使人获得不同程度的抵抗力，疾病症状会因此减轻，甚至完全没有症状表现[⑦]。当涉及免疫时，唯一真正确定的是：欧洲人基于文化构建了一个假设，即非洲和克里奥尔奴隶对某些疾病有天生的免疫力。

---

① Arthy 1798: 42.

② Lempriere 1799: 25; Dobson 1989: 289.

③ Long 1774: 275 – 6.

④ McNeill 2010: 44 – 5; Desowitz 1997: 99.

⑤ McNeill 2010: 45.

⑥ McNeill 2010: 45. 正常的红细胞是圆盘形，而红细胞呈镰刀形则会失去运输氧气的能力，故寄生在红细胞里的疟原虫不能在镰刀形的红细胞中生存。—— 译注

⑦ McNeill 2010: 2, 53, 252.

1815年10月，威廉·弗格森在视察医院时也高度评价了黑人护士在一次痢疾疫情中所做的工作。他建议巴巴多斯综合医院长期雇用她们：

> 在监督这些人的治疗时，我发现了医院护理部门的改进，我将尽最大努力使其永久保留，我指的是引入黑人克里奥尔护士来照顾患者，而不是白人士兵看护员，乃至士兵的[原文如此]妻子。我很满意她们最近承担了很多工作，还在新来巴巴多斯的黑人生病后照顾他们，我相信在白人病房里，她们也会成为好护士，远比刚刚提到的两类护士要好得多。①

弗格森对雇用黑人护士好处的看法很可能源自他1815年在圣多明各远征期间作为黄热病患者的经历②。弗格森在他的自传（由他的儿子追授出版）中还写到，黑人护士“是世界上最擅长照顾患者的护士”，“没有什么能超越”黑人护士的“谨慎和温柔”。此外，他认为克里奥尔护士比任何欧洲妇女都更喜欢护理工作，“令人遗憾的是，她们并不总是能获得这个适合她们的职位”③。弗格森对黑人护士的描述与18世纪和19世纪初文化上构建的“妈妈”形象一致，在那种形象里，黑人妇女被描绘成心甘情愿从属于白人的人，这种从属关系包括愿意为

---

① RAMC 210/2.

② Fergusson N. D.; Hogarth 2017: 73.

③ Fergusson N. D. 1846: 63 – 4.

儿童和患者提供照护[①]。在文化层面，一些奴隶妇女被设想为理想的护士，这不仅仅是因为她们拥有免疫力，还源自英国人和英裔加勒比人对她们的看法。无论弗格森对黑人护士的看法是源自文化、医学还是个人经验，抑或这些东西的组合，他都一直在鼓吹她们在西印度群岛广泛承担工作的重要性。

结论

医学论文和军事报告将热带环境描述为对欧洲人的身体不利、有潜在的致命性。改变两者平衡的一个可能方法是确保生病和受伤的海员和士兵在发热时得到充分的护理。为西印度群岛陆军和海军医院雇用黑人护士的选择是对健康和疾病基于气候视角的理解，它已经融入了文化规范。这些妇女代表了最有价值的东西：能够避免感染热带热病。不过，虽然选择这些妇女展示了同时代人认为非洲人和克里奥尔人的身体适合在西印度群岛气候下工作，但她们在陆军和海军医院所做的工作与整个大西洋世界的其他护士的工作要求相似。医院成为健康场所背后的逻辑是患病士兵或海员的身体与他们所处的环境存在联系，这种建筑环境主要是通过护士的工作创造的：患者身体、被褥、衣服和病房的清洁，以及通过机械或自然手段进行充分通风。陆军和

① Simms 2001: 882.

海军依赖黑人护士的叙事展示了对医学的文化和环境的理解视角，亦为我们熟悉的西印度群岛故事增添了另一个层面 —— 在那个故事里，黑人劳工为欧洲人的殖民统治带来益处。

第二章

食　物

斯派里

（E. C. Spary）

斯派里（E.C. Spary），英国剑桥大学历史系现代欧洲知识史准教授，著有《哺育法国：新食品科学，1760—1815年》（*Feeding France: New Sciences of Food, 1760–1815*, 2014）、《启蒙运动时期的饮食：巴黎的食品与科学》（*Eating the Enlightenment: Food and the Sciences in Paris*, 2012）和《乌托邦的花园：从旧政权到大革命时期的法国自然史》（*Utopia's Garden: French Natural History from Old Regime to Revolution*, 2000）。目前正在研究路易十四统治时期的吸毒问题。

食物是什么？这是启蒙时代的医生和患者首先需要考虑的问题。作为一种衍生自古典时期的分类与参照框架，文艺复兴时期的饮食学传统在1700年之后仍然存在，但新的文献与实践对这类传统做出了补充，健康的饮食、饥饿与食欲被赋予了新的意义。两个最突出的变化可能是食物化学（alimentary chemistry）的兴起和医学融入饮食的政治化，这些创新是对精英和穷人饮食迅速变革的回应，主要由越来越多的外来食物和加工食品供应与依赖所致[①]。其结果之一是出现了关于食物和饮食的全新医学知识，而且它们越来越依赖于实验室研究成果，也越来越多地被纳入管理措施之中。这些变化首先发生在米歇尔·福柯所谓的现代早期的"规训空间（disciplinary spaces）"[②]中，如监狱、医院和救济院。新兴的食物化学仰赖这些空间所做的试验来获得合法性。

然而，这些变革的显著特点在于，它们更多是18世纪的精英阶层对自我管理普遍关注的产物，而不是国家自上而下强制推行的饮食改革。医生和化学家正是以他们自诩的社会文化人的身份，越来越多地投入公共秩序和社会卫生的规划中，开始饮食改革并修订传统的饮食戒律。也就是说，我们所认为的启蒙运动的标志性特征，如秩序、监管、理性化、测量、改进和教育等，重构了饮食与治理的关系，并由医疗和科学从业者来调解。这些变化在家庭中产生的影响以印刷和工

① Gentilcore 2015; Thirsk 2007; Briesen 2010.

② Foucault 1977.

业化为媒介，在这一意义上，食物和饮食的历史可以作为一个以印刷文化、交流和象征主义为中心的场所，将20世纪80年代以来文化史中发展起来的一些众所周知的研究进路纳入科学史与医学史的结合之中。

正如米歇尔·福柯在研究医学史其他方面时所认识到的那样，这一交汇点的核心应该是一部有关权力的历史。我们可能会问，学者们应该怎样把自己的论断融入整个社会食物资源分配这样更加宽泛的讨论中？本章认为，他们从根本上重新定义了什么是“食物”，这一基本论调能够纳入社会管理与身体秩序等文化性议题之中。在这一过程中，医学和科学知识提供了有效方法，使西方文化中围绕饮食的大量象征意义与实践大打折扣，并使官方饮食指南、政策和精英阶层对秩序和自我管理的关注对等。发生在18世纪的转变有几方面的价值：首先，这一时期的医生权威发生了深刻转变，他们从原有富裕客户的个人饮食管理家变成了得到官方认可的公共饮食专家[①]；其次，伴随着工业化的社会转型，人们对食品资源的生产和分配以及饮食与劳动之间的关系更加关注。19世纪初，18世纪在医院、监狱、救济院和海军中进行的膳食试验开始作为食品资源公共管理的一般政策推行[②]。本章将深度探讨驱动“食物”这一概念被重新赋义（resignification）的机制，在此过程中，医学对身体的权威发生了改变，与此同时也出现了对食物营养价值进行科学考察的全新方案，这一方案在诸多方面为19世纪

① Jewson 1976; Coleman 1974.

② Orland 2014; Treitel 2020; Milles 1995.

的营养科学（nutrition science）奠定了基础，甚至我们今天对饮食的理解仍然得益于此。18世纪，我们今天所熟悉的营养学家出现了，而且值得一提的是，这一时期还发展出了许多我们所熟悉的食品消费行为，包括工业生产和加工食品，对进口食品的高度依赖，以及“规训空间”的激增，在这些场所，要尽可能用廉价食物果腹。在此影响下，种种方面的变化改变了社会，重新定义了人们的基本需求。

现代饮食的瑕疵

约翰·阿布斯诺特（John Arbuthnot）医生的《论食物的性质》（*Essay Concerning the Nature of Aliments*）首次出版于1731年，可以以它为起点来有效地探索食物医学知识的变化。阿布斯诺特为食物的医学特性创造了一套全新词汇，为塞缪尔·约翰逊（Samuel Johnson）的《英语语言词典》（*Dictionary of the English Language*, 1755）新增了大约150个术语，包括“acescent”，意为“酸味或酸性的食物”，“arid（干燥）”与“coction（凝结）”，以及“constipation（便秘）”“nutriment（营养）”“perspiration（排汗）”和“plethora（多血）”。然而，他还造出了许多其他相关新词：“abstemious（节制）”“abundant（丰富）”“bamboozle（迷惑）”，以及意为“用印章标记”的“characterize（特征化）”，描述“身体组成”的“constitution（身体构成）”，“extravagance（奢侈）”以及“fair（公平交易）”和“privacy（极为熟悉）”。令人惊讶的是，约翰逊的词典不仅在与食物和健康有关的词汇方面参考了阿布斯诺特，而且在表示信任、信用、公平、奢侈和必要、亲密与具身等含义的词汇方面也参照了阿布斯诺特。正如我们所看到的，这些道德主题正是18世纪关于食物与药物的主要辩题。

这位苏格兰数学家①在奥古斯丁时代的英国人脉很广，他是艾萨克·牛顿和塞缪尔·佩皮斯（Samuel Pepys）的老相识，被任命为安妮女王的专任医师，还和斯威夫特（Swift）、蒲柏和盖伊（Gay）等人同为文学巨擘，用自己的文学才华讽刺了托利党（Tory party）②，很难想象还有另一个人像他一样代表英国的文学启蒙运动。他关于饮食的著作的英文版再版四次（分别于1732年、1733年、1736年和1756年），法文版再版两次（分别于1741年、1756年），并用化学术语表示食物，超越了基于体液论的古老著述传统。[1]18世纪，希波克拉底－盖伦对身体的体液论模式在医患之间仍然有着广泛的影响，不只限于欧洲，而且广及印度和奥斯曼帝国等世界大部分地区。在这一古典传统中，有关食物的医学知识属于饮食学的范畴，而饮食学又是卫生学的分支，属于医学中专门用于维护健康的部分③。

摄生法，或者说日常生活的卫生管理，属于非专业精英人士应当承担的个人责任，它包括六个方面的非自然要素：周围环境（空气和水）；睡眠与觉醒；运动和休息；应用于身体的物质；摄入的物质；排出的物质④。尽管饮食学只涉及这六方面之一，但因其重要性，饮食几乎

---

① 即阿布斯诺特。——译注

② Ross 2004; Aitken 1892; Arbuthnot 2006.

③ Albala 2002; Mikkeli 1999; von Engelhardt 1993.

④ Emch－dériaz 1992 a; Niebyl 1971.

在18世纪的前75年里一直是卫生的同义词，直到18世纪的最后几十年才有所改变。因为当时出现了新的有关空气的化学研究，人们开始关注个人清洁和气候或臭气引致疾病的发生，于是，环境卫生的定义丰富起来，更接近于我们今天所理解的术语①。

16—18世纪，饮食手册在识字的精英群体中广泛传播，它们中的绝大部分都是由大学的医生撰写的。关于这一方面，尽管缺少全世界范围的整体研究，但我们大概可以从欧洲不同地方的情况做出一些推断，即很大一部分精英读者依靠接受了大学训练的医学专业人员所编写的经典饮食戒律来选择他们的日常饮食②。这些戒律的核心在于，每个人都拥有独特的体质或气质，而这是由他们的体液平衡所主导的，即湿、干、热、冷③。饮食手册劝诫非专业读者要了解自己的体质，避免食用可能使其更加偏离理想状态的食物。建议身体中以湿冷的体液为主的黏液质湿性体质的人食用香料或油炸食品等干热食物，胆汁质的人在食用这些热性食物后则情况恰恰相反，借用法国蒙彼利埃医科大学著名教授丹尼尔·邓肯（Daniel Duncan）的话来说，他们的肠道可能会变成“火药桶”。④

18世纪并不存在我们今天所理解的单一的“健康饮食”，每种食物都具有独特的体液性质，然而，对于如何用体液系统给新引进欧洲的食品与饮料进行分类，以及哪些新兴饮食最适合特定的社会群体、

---

① Wear 2008; Miller 1962.

② Cavallo & Storey 2013; Albala 2002; Williams 2012; Bonnet 1983; Reinhardt et al. 1993; Turner 1982.

③ Bartoš 2015; Albury 1998.

④ Duncan 1705: 14.

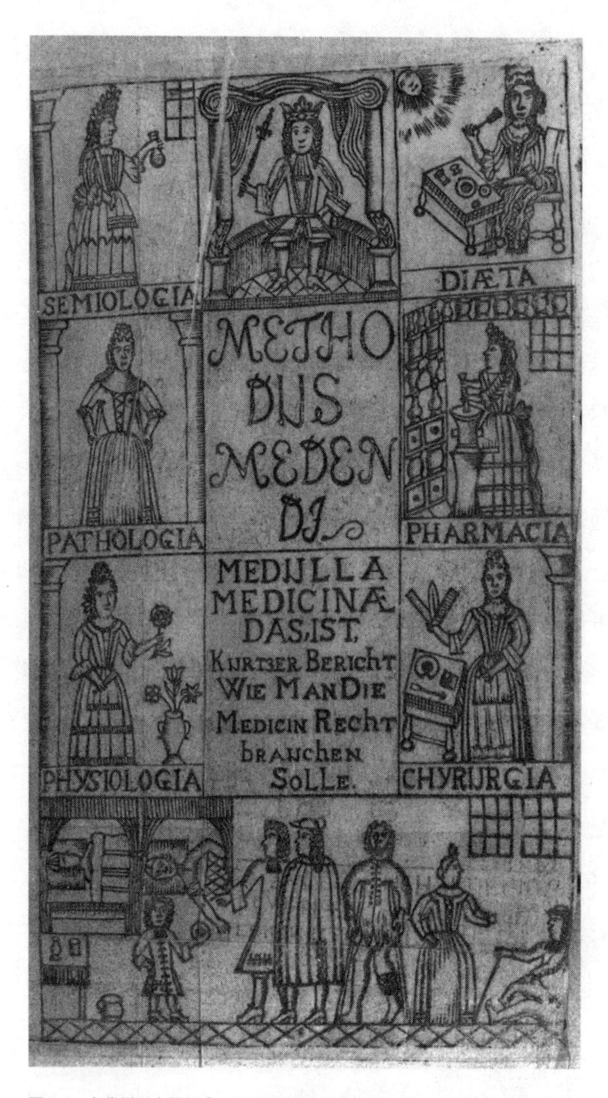

图 2.1　古典剧目中的饮食：18 世纪初的德国健康手册，巴登的海伦娜 · 阿尔德贡迪斯（Helena Aldegundis de Baden）《关于正确用药的简短报告》（*Methodus medendi. Medulla medicinæ, das ist, Kurtzer Bericht Wie Man Die Medicin Recht brauchen solle*），瓦伦多夫：Ch. Nagel 出版，1702 年，卷首插图。来源：BIU Santé，Paris。

Sauffen wir uns gleich zu tode
So geschichts doch nach der Mode.

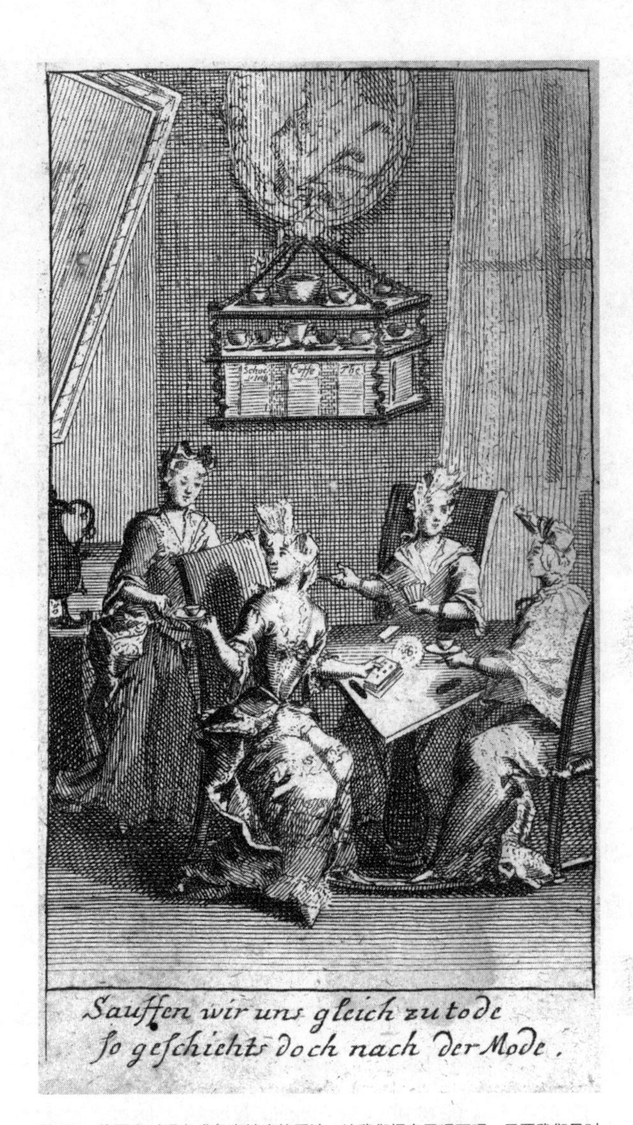

图 2.2 德国人对喝咖啡危害健康的看法：让我们把自己喝死吧，只要我们是时髦的，摘自丹尼尔 · 邓肯（D. Duncan）《关于热食和热饮的滥用》（*Von dem Missbrauch heissinger und hitziger Speisen und Getraencke*），莱比锡：J. F. Gleditsch 出版，1707 年。来源：Wellcome Collection, London/Public domain。

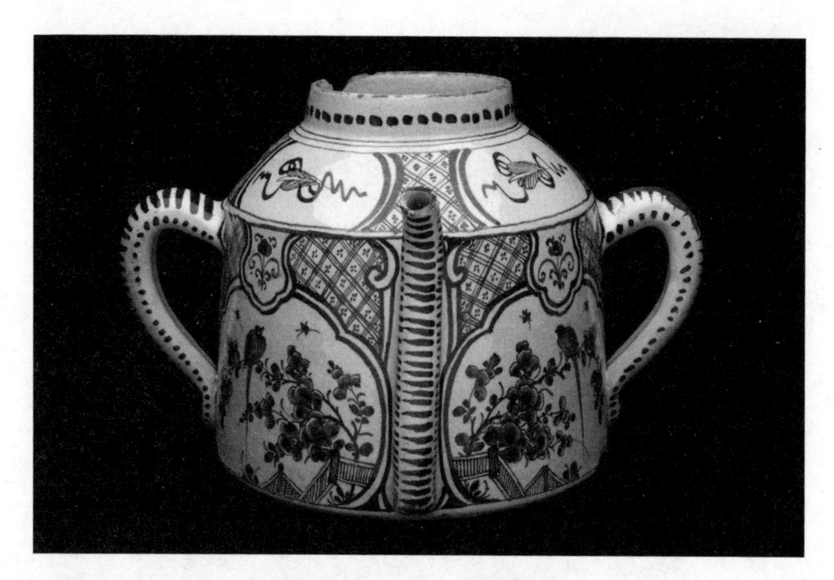

图 2.3　18 世纪早期荷兰的一个带有中国装饰的波塞特酒壶，用于给无法进食的患者喂食，可用于进食添加了香料的牛奶（或葡萄酒）与面包屑的混合物。来源：The science Museum, London/Public domain。

性别、年龄或职业的人群，医疗工作者之间存在着激烈的争论，病人也深入参与了这一过程。因为家庭是医治的主要场所，厨房和静室也是准备处方的地方，家庭账簿则通常和医疗、烹饪的配方放在一起，而新的食物往往首先作为药物进入欧洲人的饮食[①]，因而食物与药物、饮食与治疗之间的界限是模糊不清的。

阿布斯诺特和他那一代医生的医化学方法并没有抛弃体液论，而是增加了一个新的维度，即以人体内的酸碱平衡为中心。阿布斯诺特认为[②]，"没有一个人能只进食肉和水而不加酸，如盐、醋和面包，并

① Leong 2008, 2013.

② Arbuthnot 1731: 82.

且还不因腐败而发热”。与他同时代的欧陆化学医生，如德国的约翰·约阿希姆·贝歇尔（Johann Joachim Becher）、乔治·恩斯特·斯塔尔（Georg Ernst Stahl）和弗里德里希·霍夫曼（Friedrich Hoffmann），法国的路易·莱梅里（Louis Lémery），也发表了关于食物的化学解释，他们的著作在学术界广泛流传。霍夫曼的“镇痛剂”或“滴剂”进入官方药典时，全欧洲的消费者都感到欢欣鼓舞，这是一种由三份酒和一份乙醚组成的化合物。此类化学研究为18世纪中叶的各种流行饮食提供了理论支持，比如“柠檬水饮食”就是基于纠正体内酸碱平衡的原理[①]。对冷热干湿的考量并没有从化学主导的著作中消失，但它们很少在饮食建议中得到强调。

化学只是18世纪挑战饮食学的几种医学理论之一。一篇名为《论健康与长寿》（*An Essay of Health and Long Life*, 1724）的论文甚至比阿布斯诺特更广为人知，这篇文章的作者是牛顿的同事乔治·切恩（George Cheyne）医生，他向认为现代生活方式是不健康成因的新消费者群体发表了自己的看法[②]。此类忧虑的渊源是一个学界关注已久的主题：自《圣经》中的堕落与大洪水以来，人类的活力和寿命一直在下降[③]。在18世纪，文艺复兴时期对肉体衰败的担忧在大量关于新疾病的文献中重现，例如精神失常，据说这些疾病是饮食习惯改变造成的。18世纪的饮食者经历了所谓“营养转型”的过程，当时的传统饮食习惯发生了转变，有些甚至在考古记录中都有记载[④]，麦芽酒和啤酒让位

---

① Hufbauer 1982.

② Guerrini 1986, 2000.

③ Palmer 1991.

④ Cessford 2017: 171.

于咖啡、茶和巧克力，鲱鱼和燕麦片让位于白面包和茶，而主要由荷兰人从遥远地方带到欧洲市场的糖和香料，从最早的稀世之宝变成了偶尔能享用的奢侈品，最后又成了生活必需品[①]。随着香料和茶、咖啡、巧克力等异国饮品的兴起，整个社会对异域食物生活的依赖使巴黎的让－巴蒂斯特·乔梅尔（Jean-Baptiste Chomel）等著名医生深感不安，他重申了一个古老的建议："为了健康，我们还是要在家里准备点草药和水果，它们和茶、咖啡、胡椒、姜等一样适合我们……总之，人们可以证明，法国在她的怀抱里或者国土边界上已经包含了所有对她的居民健康最必要和最有用的东西"[②]。由于担心外国气候影响下的外国食物会让自己水土不服，欧洲殖民者斥巨资将进口食物从大都市运到殖民地[③]。

伴随着民族国家的出现以及欧洲殖民帝国的扩张，此类焦虑衍生出了深刻的身份认同问题。1700年之后，法式饮食进入英国、德国和俄国等其他欧洲国家，反法情绪引发了对这种新时尚的负面评论。然而，18世纪的医生对礼貌饮食和餐桌礼仪法式化的抨击基本徒劳[④]。以下是一位匿名的"资深德国医生"在1720年发出的嘲讽论调：

我经常想到我亲爱的父母给我的建议：永远不要追求除了黄

---

① Otter 2012; McCants 2007; Walvin 1997; den Hartog 1995; Cullen 1992; Teuteberg & Wiegelmann 1972.

② Chomel 1712：未分页；另见 Spary 2004；Cooper 2007。

③ Earle 2012.

④ Mennell 1996; Paston－Williams 1993.

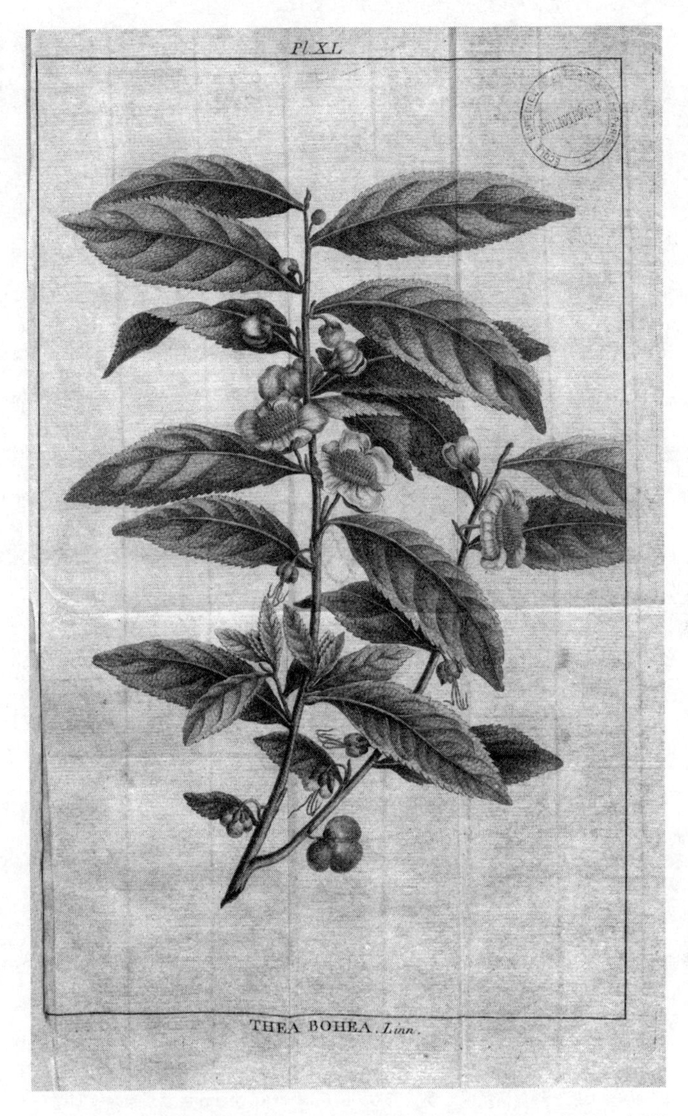

图 2.4　茶树。由洛塔林吉亚植物学家皮埃尔·布克霍兹（Pierre Buc'hoz）绘制，《论烟草、咖啡、可可和茶的用处与好坏影响》（*Dissertations sur l'utilité et les bons et mauvais effets du tabac, du café, du cacao et du thé*），巴黎：de Bure 出版，1788 年，图版 XL。皮埃尔·布克霍兹是本土替代品的坚定倡导者。来源：BIU Santé, Paris。

油牛奶和土豆以外的东西；但有一次，我加入了一个以国家战利品为生的“驿站公路人”团伙，我很快就尝到了掠夺得来的甜头，我的味蕾逐渐享受了法式黑椒烩鹿肉和炖肉的美味。[①]

对法式饮食的批判出于两个原因：首先，由于它强调混合、调味和掩饰食物，因而被视为一种人为的欺骗，制造的也是虚假的快乐；其次，作为奢侈生活方式的一部分，法式饮食不仅对个人身体有害，也对整个国家的健康与道德无利。人们觉得摄入新商品、新口味会对身体构造与健康产生不可逆转的影响，这不仅会影响个人健康，还会危害整个社会的健康。诸如气郁（vapours）、季肋部疼痛（hypochondria）、[②]痛风或痨病等，都被解释为不良饮食习惯所致，特别是此类异域、奢侈的食品，会使现代人的身体失去活力[③]。

在非海洋帝国的国家，包括18世纪的中欧、北欧和东欧大部分地区，口味的改变尤其令人不安。在这些地方，人们往往会认为消费异国情调是极其铺张且不健康的。18世纪初，俄国占领瑞典的殖民地；1738年，瑞典改革派哈茨党夺取了政治权力。他们向乌普萨拉医生卡尔·林奈（Carolus Linnaeus）求助，努力让后殖民时代的瑞典在植物资源方面能自给自足[④]。医生与药剂师就菊苣根等本地替代品能否有效替代咖啡等外来食物和药物争论不断[⑤]，但这种论证本地食品与外来进

---

① 'High - German Doctor' 1720: 285.

② vapours 指一种与情绪或心理状态相关的疾病；hypochondria 后引申为疑病症。——译注

③ Guerrini 1999a; Jonsson 2005; Rousseau 1976; Porter 1993, 1994; Wagner 2013.

④ Koerner 1999.

⑤ Ball 1991: 19.

口食品药用价值等同的探索可能会遭到质疑。1775年7月26日《哥德堡新闻报》（*Gothaische gelehrte Zeitungen*）的一位撰稿人否认道，“德国土地上没有任何东西可以与外国咖啡的美味相提并论”。

人们对于哪种科技能最可靠地探测出陌生食品的健康性（或其他属性）也难以达成共识。从17世纪末罗伯特·波义耳（Robert Boyle）时代开始，科学工作者就利用化学分析来研究食品的医学与营养特性。虽然化学分析在整个18世纪都比较活跃，但一般来说，直到后几十年溶液分析能分解出肉类、面包和牛奶的营养原理之后，人们才觉得化学分析能为食物的化学与营养或健康特性之间的关联提供确凿的证据①。以药剂师和医生为主的化学分析学家在对麦芽、马铃薯和其他食物进行大量实验之余，也在努力寻找能预测毒性的可靠方法②。植物学是重要的信息来源，在1776年10月10日一篇关于茄子的文章中，法国医学报刊《卫生公报》（*Gazette de Santé*）的编辑提出，茄子属于茄属植物，食用起来并不安全。但是，这两门学科都没有对新的外来食物之于健康的影响进行判定的公认方法。

在这个日渐全球化的世界，对自我管理的焦虑普遍存在于欧洲精英阶层。面对人们在外国商品上的大量公共开支，许多改革者在医生的带领下提出了彻底的以拒绝现代饮食为中心的替代生活方式。类似这样的焦虑最早可以追溯至罗马帝国时期，贺拉斯和西塞罗当时便对其政敌的奢靡生活加以攻击。到了18世纪，这种攻击再度出现，但

---

① Orland 2010; Spary 2014.

② Stroup 1985: 51 – 3; Fink 1990.

这既没能拔除他们政治上的掌中钉，从长远来看，也没能重组人们后来的饮食结构。人们并没有在现代的败坏或者古老的纯粹之间做出选择，比如，卫理公会的创始人约翰·卫斯理（John Wesley）在1747年的《原始医学》（*Primitive Physick*）中建议他的读者“禁止一切混合的盛季食物”[2]，而哥尼斯堡大学哲学教授伊曼努尔·康德（Immanuel Kant）则认为健康的哲学生活意味着远离烟草、咖啡、香料和肉类。康德是饮食学著作的忠实读者，他会定期把饮食建议发送给他的哲学家朋友们，而他这一番言论的背景是犹太哲学家摩西·门德尔松（Moses Mendelssohn）的离世引发了他对死亡的反思①。

这其实也是另一个事件的回响。1784年，普鲁士国王腓特烈大帝提出了一个有奖征文题目：“什么是启蒙运动？”当然，启蒙运动沿袭至今的解释出自康德和门德尔松②。启蒙运动注重对世俗生活的改善，这意味着越来越多的哲学家不再把注意力放在对基督教死后生活的研习、理解上，而更加注重通过医学来解决当下的饮食问题。

激进主义的身体

现代社会正在自噬而亡，这种说法至今犹存，这不仅加深了人们

---

① Roth 2015: 204ff.

② Kant 1784; Mendelssohn 1784; Foucault 1991.

对现代美食与异国食物的怀疑，还引起了古典素食主义潮流的复苏，使得人们把体重当成衡量美德与健康的标准。切恩体重450磅，但他依旧是一位宣扬“低养生（low regimen）”崇拜的“大祭司”，这是一个过于浮夸的反奢侈饮食团体，在这个幌子下，他收到了数百封希望减肥的读者的来信。这位医生对于健康饮食的理解要早于卡路里概念的提出，因此这十分有趣。“低养生”的基本特征有着强烈的道德性，它本应是“朴素”“简单”“寡淡”的，他们规劝人们进餐时要“节制”“禁欲”[①]，还有医生推荐牛奶饮食，因为他们认为牛奶既纯粹又简单，能够纠偏那些满是香料、油腻且奢侈的人工饮食[②]。可见，饮食的改革已经超越了健康范畴，正逐步道德化，就像那些把含酒精饮料妖魔化的节制运动一样。低消节制极好地体现出了中产阶级生活方式与行为的理性、有序、有度，而上流与底层社会对身体需求、欲望与行为的控制或过度或不足，这些特点都与中产价值观形成鲜明对比[③]。

切恩的作品虽然广为流传，但也成了众矢之的。一位自称是英国皇家学会会员的人对切恩提出的节食与节制为健康保障的核心主张提出异议：“我认识的一些最为严苛、节制的人喜欢吃布丁和菜根……但这些人却因为坏血病丢了性命。”[④]节食依然是一种存在争议的做法，而且在当时的人们看来，节食有着明显的政治味道。欧洲精英知识分子是节食的拥趸，他们很关注健康与肥胖的关系，文艺复兴时期有一

① Guerrini 2000; Berry 2014; Briesen 2010: 27 ff.

② 例如，Pomme 1767 : passim ; Wilson 1993。

③ Brennan 1988; Clark 1988; Smith 2002.

④ *Remarks on Dr. Cheyne's Essay on Health and Long Life* 1725?: 15.

种装置叫“桑克托里乌斯椅（Sanctorian Chair）”[①]，它会随着进餐的人吃掉的食物越来越多而下沉，从而让餐桌变得高不可及，这种装置在18世纪再度兴起，因为这些人试图量化他们的暴食之罪（dietary sins）[②]。

马丁·李斯特（Martin Lister）、乔治·巴格利维（Giorgio Baglivi）、詹姆斯·基尔（James Keill）和丹尼斯·多达尔（Denis Dodart）等医生在欧洲发表了有关“静态医学”的论文，把健康与体重直接关联到一起。关于静态医学的早期传统阐述多见于桑克托里乌斯（Sanctorius）原著的诸多版本中，有时还添加了种族的色彩，比如基尔和多达尔就分别对英国人和法国人的身体进行了测量[③]。然而，自我称重并不像我们事后看到的那样不言自明。首先，必须就肥胖与健康有着怎样的关联达成共识：比如，天平或测量带是不是18世纪的肥胖绅士用来承重的最佳方式？此外，虽然现代人看上去对体重非常痴迷，但在卡路里发明之前，人们对肥胖的原因有着非常不同的理解。巴黎医生查尔斯–加布里埃尔·勒克莱尔（Charles-Gabriel Le Clerc）建议那些想减肥的人吃泻药，彻底戒酒，偶尔喝点醋，并建议进行“频繁的性生活”[④]。18世纪的著作并没有对脂肪和肌肉加以区别，人们觉得超重就是营养物质过剩导致的，所以对体重的关注就逐渐转变成了对社会上营养资源分配不公的焦虑[⑤]。

在有关素食主义的医学探讨中，也有着与之相似的鲜明道德主题。

---

① 桑克托里乌斯（Sanctorius），意大利医生，生理学先驱。曾为研究人体代谢，坚持几十年坐在自己设计的体重秤上，记录出汗、排泄、体重等数值。—— 译注

② Albala 2005; Dacome 2001, 2012.

③ Noguez 1725; Lister & Baglivi 1742.

④ Le Clerc 1719: 232.

⑤ Spary 2014; Stolberg 2012; Fischler 1993.

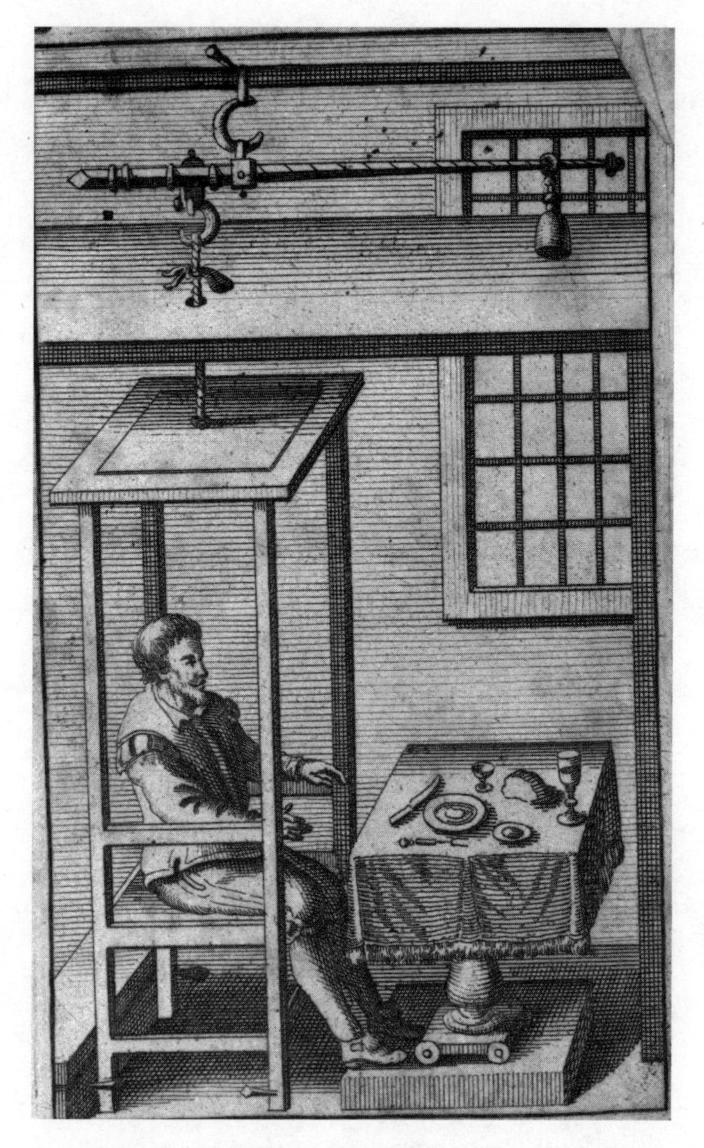

图 2.5　桑克托里乌斯坐在他的体重秤上，图片引自其著作《关于静态医学：七章格言》（*De statica medicina: aphorismorum sectionibus septem comprehensa*），莱顿：Cornelius Boutesteyn 的遗孀出版，1713 年，卷首插图。来源：BIU Santé , Paris。

Engraved for the Universal Magazine.
A. Walker Sc.
Mr. Jacob Powell, Butcher, of Stebbing in Essex;
Died Oct. 6th 1754, Aged 37, Weiged near 40 Stone.
Printed for J. Hinton at the King's Arms, in Newgate Street.

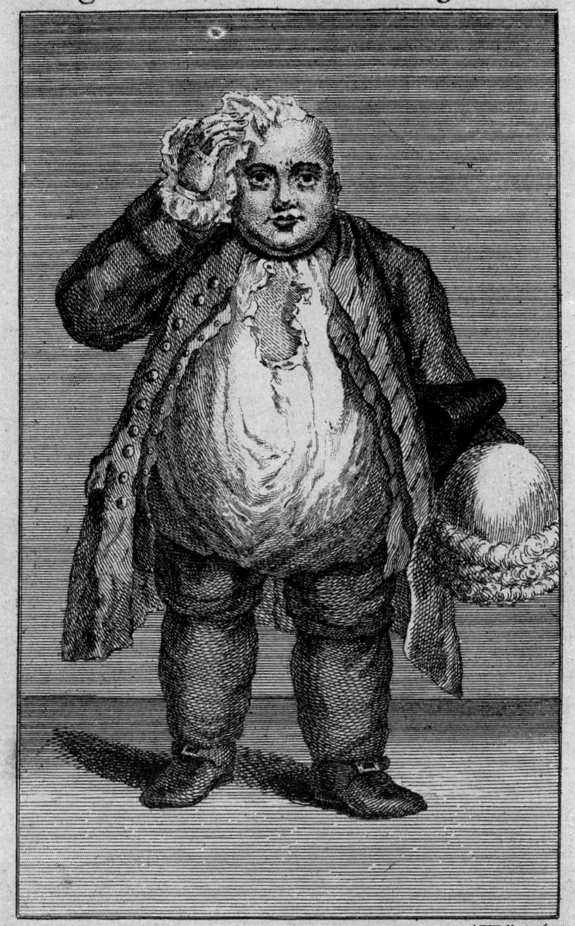

图 2.6　雅各布 · 鲍威尔（Jacob Powell），埃塞克斯郡斯特宾的屠夫。他于 1754 年 10 月去世，终年 37 岁，体重近 40 英石，《环球杂志》绘于他去世之后。资料来源：Wellcome Collection, London/Public domain。

素食主义是一种更为激进的饮食改革方案，在整个18世纪都不乏支持者，从奥维德的《变形记》（*Metamorphoses*）和波菲利的《禁欲论》（*De abstinentia*）中常常可以见到学者对曾经那个美食黄金时代的追忆。法国皇家科学院院士安托万·巴尼耶（Antoine Banier）在1732年翻译《变形记》时断言，“在那个幸福的年代 …… 人类尚未用动物的血玷污了自己的嘴 …… 不管是谁 …… 肉食习惯一经开启，就打开了各种罪行的大门”①。佛罗伦萨知名医生安东尼奥·科奇（Antonio Cocchi）1743年在其著作《毕达哥拉斯的食物》（*Del vitto Pitagorico*）中，详尽介绍了素食主义对健康的裨益，并以此支持道德论点。作为牛顿宇宙论的倡导者、英国皇家学会会员和古典学家，科奇享誉学界，他遵循静态医学的传统，为蔬菜是人类自然饮食的说法提供了解剖学论证。然而，他对蔬菜饮食的倡导在欧洲各地并不完全吃香[3]，这可能是因为素食主义与政治激进主义之间的关联②。18世纪以来，精英阶层对素食主义呼声渐高，尽管其态度相对温和，但也是出于与社会批判之间的关联。日内瓦哲学家让-雅克·卢梭（Jean-Jacques Rousseau）在18世纪50年代一度被讽刺为富人的走狗，人们说他像动物一样四肢着地，口袋里装着生菜，而到了18世纪80年代，卢梭主义和素食主义却成了法国富有革新精神的青年贵族向往的时尚先锋③。在18世纪90年代的动荡时期，素食主义和政治激进主义之间的联系变得愈加明显。法国大革命之后，珀西·比希·雪莱（Percy Bysshe Shelley）发表了《为

① *Metamorphoses* III, book 15, 215; Guerrini 1999b.

② Guerrini 2012a; Stuart 2007; Spencer 1993.

③ Spary 2012.

自然饮食辩护》(*Vindication of Natural Diet*, 1813)，承袭了切恩和卫斯理的革命派论调，激烈批判了现代资本主义对公民的身体以及国家本身造成的影响[①]。

传统的饮食观念认为，精英地位意味着精致，“粗茶淡饭”或“生涩难咽”的食物是为了调整身体，让精英阶层的食客更加“亲民”[②]，这是许多反素食主义者的论说基础。而有些人认为，烹调能净化、升华食物，从而发挥重要的医疗作用，在他们看来，低养生及其倡导的卑微饮食可能会威胁到精英群体的健康与社会地位，而吃糠咽菜的素食就更甚了。伴随着18世纪70年代至90年代法国“经济面包(economic bread)”之争的开始，这一问题也成了焦点。所谓经济磨粉(economic milling)，就是通过留下一些麸皮来增加面粉的供应，这是那些长于经营的磨坊主设计的一项技术，并作为一种谷物增产的方法出售给法国皇室。但是，在医学评论家警告这种方法会造成主食营养价值丢失问题之后，经济磨粉就失去了统治者的青睐[③]。

18世纪末，医生和药剂师作为立法顾问参与有关食品供应的辩论，说明食品的医学层面在公共事业和政治地位上发生了巨大变化。科奇在著作中[④]宣称缺乏蔬菜会导致坏血病时，曾毫不犹豫地预言了这种转变的发生，他援引学校中的规定来证明他的论断：“在意大利……人们发现坏血病症状的发生会伴随新鲜蔬菜水果供应的频率

---

① Morton 1994.

② Eden 2008: 4 – 20; Watts 2011.

③ Kaplan 1996; Spary 2014.

④ Cocchil 1743: 57 – 8.

而增减。在一些社区或学校里都有这样的情况发生，由于学校愚昧地节省开支计划，寄宿学生的营养常常得不到补充。”科奇的这一叙述有两点很有意思：首先，他强调受管制的集体是检验坏血病成因假说的实验空间；其次，他提出了一个更大的问题，即哪些食物实际上是健康所必需的，以及医生在多大程度上可以提出饮食方法的通则，而不仅仅是具体建议。

科奇关于坏血病的说法也触动了当局。到18世纪中叶，欧洲殖民主义迅速蔓延，无论是海军还是商旅，航行路线都变得越来越长，诸多海上霸主都在争夺远方的货物，包括热那亚和威尼斯、汉萨同盟和波罗的海海港，以及英国、瑞典、俄国、法国、西班牙、葡萄牙和荷兰。坏血病阻碍了全球贸易的拓展与探索工作的推进，挫败了殖民者为掌控远方殖民地而发起的战争。自七年战争（Seven Year's War）以来，欧洲的多场战争与冲突都远离欧洲大陆，欧洲人把战场转移到了果阿或安的列斯群岛、马斯卡林或摩鹿加群岛以及北美洲和南美洲，这样一来，预防坏血病就成了一个关乎海上霸权的关键问题，备受国家关注。法国政府聘请了一位医生，从詹姆斯·库克船长的航行记录中寻找他抵抗坏血病措施中的细节。[4] 在大航海时代，船只成为开展饮食与健康关系试验的重要场所，专家提出的保存、替代、制备食物的新技术，由随船外科医生试行，并向欧洲各国部长报告，比如葡萄牙皇家神学院院士若望·雅辛图·德·马加良斯（João Jacinto de Magalhães）于1772年提出了抗坏血病胡萝卜保鲜剂①。[5] 其中，像罐

① McBride 1991; Lawrence 1996; Harrison 2013; Spary 2009.

头、汤块和“营养粉”等技术号称能把食物精华浓缩在小小的一块内，这奠定了早期食品工业生产发展的基础①。

从个人调养到普惠摄生

18世纪，更多的欧洲医学、科学从业者愈发关注解决集体而非个人健康问题的研究领域。在对抗坏血病的尝试中，这种国际主义也引申出了其他问题，从本质上看，这些问题可能是城市化、工业化或帝国主义进程造成的。其中，本杰明·汤普森（Benjamin Thompson）的案例极其明显，汤普森出生于马萨诸塞州，他的父亲是一位美国商人，家境一般但娶了一位富婆，在美国革命期间，汤普森为保皇党的事业而战，并在1791年获得了乔治亚军队的最高职位——伦福德伯爵（Count Rumford），之后他从英国迁往巴伐利亚，担任卡尔·西奥多尔选帝侯（Elector Karl Theodor）的顾问。汤普森对热能科学非常感兴趣，设计了全新的能效装置，使得巴伐利亚作坊的运转节能而高效。他的这一兴趣也延伸到了饮食方面。

18世纪90年代，伦福德（汤普森现在的身份）根据他在慕尼黑做的实验，向德国、英国和法国兜售救济院改革建议。在他看来，这些实验表明，“只要准备得当，极少量的‘固态食物’就足以缓解饥饿，

① Goody 1997; Mennell et al. 1992; Shephard 2000; Stead 1991; Thorne 1986.

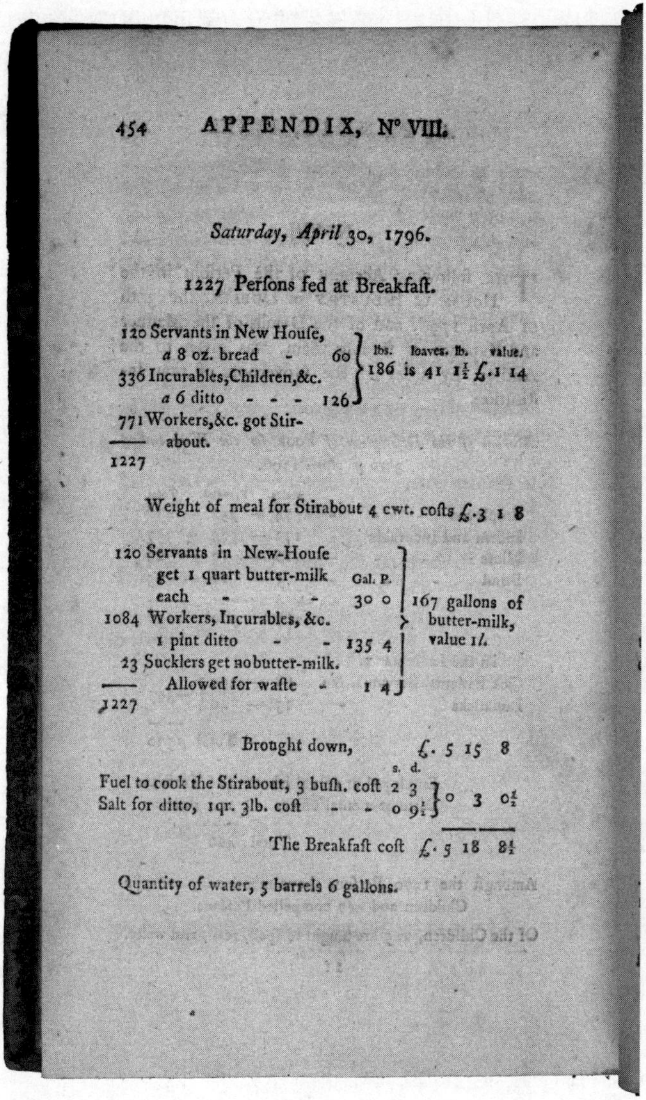

454 APPENDIX, N° VIII.

Saturday, April 30, 1796.

1227 Perſons fed at Breakfaſt.

		lbs.	loaves.	lb.	value.
120 Servants in New Houſe, *a* 8 oz. bread -	60	186 is	41	1½	£.1 14
336 Incurables, Children, &c. *a* 6 ditto - - -	126				
771 Workers, &c. got Stirabout.					
1227					

Weight of meal for Stirabout 4 cwt. coſts £.3 1 8

	Gal.	P.	
120 Servants in New-Houſe get 1 quart butter-milk each - -	30	0	167 gallons of butter-milk, value 1*l.*
1084 Workers, Incurables, &c. 1 pint ditto - -	135	4	
23 Sucklers get no butter-milk.			
Allowed for waſte -	1	4	
1227			

	s.	d.	£.	s.	d.
Brought down,			£. 5	15	8
Fuel to cook the Stirabout, 3 buſh. coſt	2	3	0	3	0½
Salt for ditto, 1qr. 3lb. coſt - -	0	9½			
The Breakfaſt coſt			£. 5	18	8½

Quantity of water, 5 barrels 6 gallons.

图 2.7 量化早餐。本杰明 · 汤普森（伦福德伯爵），《政治、经济和哲学论文》（*Essays, Political, Economical, and Philosophical*），I，伦敦：T. Cadell Jr 出版，1796 年，454 页。来源：wellcome Collection, London。

维持生命健康。在任何国家，最健壮的苦力都可以用极低的费用养活自己”[1]。伦福德所关心的问题恰巧与中欧的医学警察（medical police）制度和官房主义（cameralism）相契合。所谓医学警察，就是将行政监督拓展到卫生政策实施与健康数据（包括饮食）收集的广泛领域内，而官房主义则是治理和增加国家政府收入的新科学[2]。当然，伦福德的议项不仅包括良好的健康，他的目标是把穷人从国家负担转变为社会生产力，并消除乞讨行为。伦福德没有行医资格，但他的项目所依据的健康主张却得到了欧洲医学与科学界的广泛支持，特别是他关于稀释食物但不削弱其营养价值的观点，受到了管理者和学者的热切关注。在一段颇具吸引力的描述中，伦福德似乎在暗示这些量化管理食物消耗的合理项目中也存在必要的欺骗与诡计：

> 一道汤的营养，或其缓解饥饿与提供营养的能力，似乎总和它看上去的厚腻与口味成正比……我发现，一道汤浓稠与否或“品质”如何，常常取决于食材选择是否得当，以及在组合这些食材时对火候的把握，而不是取决于所用固体营养物质的数量；更多是在于厨师的手艺，而非花费的资金数额。[3]

有这种想法的并不只有伦福德一人，仅仅依靠水、空气，甚至什么都不用就能滋养人体的报告在18世纪的医学文献中比比皆是[4]。人

① Rumford 1796: 195 – 6; Sherman 2001.

② Carroll 2002; Rosen 1953, 1974; Wakefield 2009; Sechel 2003.

③ Thompson 1796: 195.

④ Hollis 2001.

们也许会觉得，随着启蒙知识的传播，这些报告会首先被淘汰，但事实上，有关节制的治理却让事情朝着相反的方向发展：一方面，伴随这些报告出现了越来越复杂的科学与医学解读；另一方面，在医院甚至整个国家为穷人供应食物或分发有限的救济粮时，这些解说也成了削减成本的借口。巴黎药剂师安托万－奥古斯丁·帕门蒂埃（Antoine-Augustin Parmentier）在推行以马铃薯代替小麦时评论道：

> 我们每天都能看到……在构成一餐的食物中，并不是所有东西都是实在的，也并不是所有东西都会对等地转化成乳汁。人们只需要生活在一个充满营养细胞的环境中，就能有坚实的体魄，而这种坚实并不总是从食物中获取的。酿酒师、屠夫、淀粉生产商、副食店商似乎认为，他们之所以比别的工匠丰满和健壮，是因为他们工作场所的空气中循环着植物或动物的蒸汽。①

帕门蒂埃曾先后担任法国国王路易十六和历届革命政府的营养顾问（他还主建了一个全国连锁的救济院）。由此可以看出，在动荡的18世纪末，低养生运动所倡导的节制与紧缩观念是怎样从启蒙精英的自我监督渗透到官方政策与治理之中的。像普鲁士的腓特烈大帝这样精明的统治者就可以同时解决多个问题。1779年后，在普鲁士这样的非殖民国家，咖啡等许多奢侈食品要缴纳全欧洲最高的税款，国王雇用了几百名残疾的穷人为“咖啡嗅探员”，专门负责监察柏林家庭中烹

---

① Thompson 1781: 2 – 3.

煮的走私咖啡，如此一来，穷人有了工作，国家奉行了低养生，国王又监控了税收，可谓一石三鸟[①]。

从上述事例不难看出，食物与医学权威的关系在18世纪发生了明显变化。健康饮食变成了治理的普遍照护，协助把人口转变为生产资源[②]，能够对医学问题发表见解的专家学者与政府结盟，在欧洲各地推行社会卫生计划，医学界尝试限定、量化健康饮食，对特定食物是否健康给出明确声明，而这些又都被纳入国策之中。

在18世纪，此类举措得到了多方面发展。当时，有“医学警察”这样专门收集国民健康信息的项目，其中就有很多关于饮食的内容。食物的合理化供应被视为欧洲各地统治者与管理者维护公共秩序的核心与衡量、管理和增加人口的关键[③]。营养资源的流通、分配、增产与短缺，不仅关乎社会卫生，也影响着政治经济、化学、农艺与烹饪等领域，因此，食品由个人向政治领域延伸，而个人的戒律也越来越多地渗透到整个社会治理的政策之中。18世纪末，英国牧师托马斯·马尔萨斯（Thomas Malthus）发表了《人口原理》（*Essay on the Principle of Population*），他提出，伴随人口的增长，食物将不可避免地供不应求[④]。

在医学警察制度下，欧洲各地的日常生活也逐渐医学化。塞缪尔–奥古斯特–安德烈–大卫·蒂索（Samuel-Auguste-André-David

---

① Müller 1997: 412.

② Foucault 2007: 1 – 4.

③ Winston 2005; Quinlan 2007.

④ Malthus 1798; Bashford & Chaplin 2016.

Tissot）等多位医生对如何合理管控食品的供应很感兴趣。18世纪60—80年代，这位瑞士医生不再给欧洲各地的富人阶层撰写健康手册、倡导简朴生活，转而回到家乡洛桑州，对贫困救济方案建言献策。当时，因为担心那些无精打采的手淫者会浪费体内的营养物质，蒂索推进了反自慰运动，给欧洲男性带来了长达几代的影响[①]。他的研究反映了精英阶层为解决社会问题而进行的广泛调控，基于政府中央组织的观察数据，调整土地、身体和资源管理方案的实施。对于真正的营养原则的医学界定以及身体所需不同营养物质的数量，是所有关于食物资源分配方式、配给对象之争的核心。

为了给全社会提供健康饮食，改革者选择了节制与自律的策略，他们不断借助饮食手册规劝精英群体，并在整个社会范围内进行普及。很多人都希望为穷人制定一个围绕节制和自律的饮食计划，精英声称这些都是自我身体管理的技能，穷人没法靠自己掌握，或是为了享受时尚的奢侈食物而有意不遵循，他们通过控制底层阶级，避免他们消费僭越自身地位的东西，更加强化了限制新食物的立法机制，比如，德国很多城镇都禁止穷人饮用咖啡[②]。传统精英饮食学强调的是个人体质的无限多样性与自我认知，医生希望自己的客户能了解并顺从自己的个人气质，因为一个人从青年到老年的气质一直在不断变动。国家的需求则有所不同，统治者、部长、管理者以及部队或海军长官都在寻求一种“一刀切”的解决方案，以便解决行政管理中令人头疼的问题，比如怎样养活日益壮大的军队，有效装配船只以备长途航行，管

① Emch-Dériaz 1992 b; Stolberg 2000.

② Heise 1987: 39 ff.

理医院、监狱、工场、兵营和学校的预算，以及管控、增加食品供应以防爆发饥荒动乱。因此，在整个18世纪，人们试图合理而务实地建构穷人、闲人和工人的身体，从而促进了诸多清规戒律的流行，并被引入各种营养探讨的逻辑中，这和那些饮食手册的作者与读者出于个人主义的关切已然大相径庭。

若想实现从身体向治国延展的启蒙式扩张，首先要设立一种适用于普罗大众的饮食需求模式。在管理穷人方面，医疗与行政部门用普适膳食需求的说法取代了个性化方案。虽然从18世纪初就开始在医院、部队、海军中施用了配给粮，但直到18世纪70年代，成本效益才开始纳入对全人口管理的考量。医生和药剂师基于在医院、监狱或救济院等惩戒场所进行的实验，论证维持生命所需营养的数量，以及能够维系良好健康所实际需要的某些特别高级的主食，比如面包或者肉类①。[6]而在缺少这些食物的危机时刻，各国就会向医学家求助，以寻找替代品，并从专业视角探讨马铃薯等新食物对健康的影响。尽管这些说法还没有得到充分研究，但在许多国家，当正常食品供应短缺时，这些医生就会先于政府公开发声，阐明替代食物的化学、医学及生理学效用②。从海军供给到健康食品，再到救济院，各个领域对食品专业知识的需求不断增加，化学尤其受到重视，这些行为在19世纪愈加流行，但早在18世纪末，医学家就已投身于合理管控公共饮食的事业。

船医的经验似乎给城市化、工业化所导致的不良饮食问题提供了可行的解决方案。医生和药剂师乐于探索冷冻、罐装、干燥与提纯等

① Thoms 2005.

② Abad 2006.

保存技术，他们既是技术的评价者也是技术的发明者[①]。启蒙精英很关心道德与社会秩序问题，这促使医生作为政府顾问参与到食品政策的制定工作中。同时，精英阶层仍然得益于更加个性化的医学经验，在富有的消费者家中，食品和医学关联密切，他们可以定制自己的“健康饮食”，或者干脆把医学一科学的论调拒之门外。

结论

18世纪的饮食建议显然有异于我们今天的认知。比如，在1800年之前，人们会认为新鲜水果与膳食纤维是存在健康风险的，荷兰登哈格的一位年轻女士在赫尔曼·布尔哈夫医生（Herman Boerhaave）的建议下“吃了大量的樱桃，治好了水肿”，但这一案例仅见于这位医生的个人著述《箴言集》(*Aphorisms*) 中[②]，因为这种治疗挑战了体液论视角下的良好饮食习惯标准，证明了布尔哈夫的化学分析。然而，尽管食物的知识、供应、流行口味、烹饪技术以及饮食习惯等在18世纪以来发生了许多变化，体液论至今仍然潜移默化地影响着我们：比如在沙拉里加入油和醋，这是给湿冷食物纠偏的传统方法；我们还会炸鱼，这是盖伦烹饪手册中的加热做法。饮食与健康自始至终都是非常复杂的实践系统，各种各样的优先标准——地域美食、新时尚、个

① Teuteberg 1995, 2007; Forbes 1958.

② 如1735: 371 – 2。

人口味以及医疗建议贯穿其中并造成影响，最终诞生了我们现在的每日膳食。18世纪的情况也是如此，大部分精英人士仍然遵循着他们父辈、祖父辈奉行的原则，但即使在当时，人们也承认，随着帝国殖民活动和全球贸易的发展，饮食也在改变。穷人大多听天由命，饥一顿饱一顿，尽管条件允许的时候，他们也接受新的流行食物，并从体液论的角度理解自己的身体。科学和医学专家与欧洲各国政府联手，记录并调整饮食和食物供应，他们开始在救济院和医院等小规模规训空间进行实验。但到了1800年，他们凭借自己对“健康饮食”的界定有专业的权威，摇身一变成了国家顾问，开始大范围整治食品供应问题。

我们无法度量医学科学在18世纪对食品供应的干预是否对贫困消费者的健康产生了影响，除了一直以来数据缺失、不足的问题外，用今天的饮食标准衡量18世纪的改革者对“健康饮食”的理解显然有别于现代历史学家的观点。对国家食品政策的大胆尝试标志着医学从业者第一次对人体真正的饮食需求提出普遍化主张，因此也标志着记录人们的饮食不仅仅是书写个人病史的开端。然而，他们对人类饮食需求的普遍真理是在特定的政治环境下提出的：工业化和“营养转型”，战争与帝国主义的需要，消费的日益全球化。自律政策主导了18世纪后期关于食物与健康的争议，基于此，19世纪的弗朗索瓦·马根迪（François Magendie）、克劳德·贝尔纳（Claude Bernard）和尤斯图斯·冯·李比希（Justus von Liebig）等医生开展了生理学与营养学实验。如果说溶剂化学（solvent chymistry）的核心是对“营养物质”进行无差别描述，那么在1800年左右，对充足饮食的理解将因活体解剖实验与化学分析结合而支离破碎。在实验室进行的生化－生理研究促成了“食物群组（food groups）”的诞生；在法国和德国化学家的努力下，营养价值单位——卡路里问世[①]，但这些都是公共营养品的化学与医学权威构建之后的事。

为了管控身体的运作，人们对如何量化饮食进行了探索，消费与体重被赋予了道德意味，如此种种促成了新营养科学的出现，并持续渗入我们今天普遍存在的饮食观念中。因此，学者在研究18世纪食品史甚至是个别食物的历史时，必须慎重处理“食品”这一类别在社会学、医学科学、政治、商业和烹饪话语中的灵活性和潜在的偏差[②]。对于文化史家来说，仅仅整理一段时间内的讨论就研究食物的“含义”是不够的。相反，在特定文化中，食物与营养的多种说法时相抵牾是不争的事实，而且每种说法都对了解这些食物及其意义有着深刻影响。这些争论也需要分析、解释，因为食物可能尤其凝结了人类权力与知识的纠葛，正是这种纠葛建构了我们的文化，而18世纪的食物史映照出在西方世界权威与专业关系构建下，这一纠葛发生了重要转变。

注释

[1] “Chymistry”是Principe（2007）提出的术语，指18世纪末之前医学实践的广阔范围，包括医化学和手工艺。

[2] Bardell（1979）指出，Cheyne是卫斯理观点的重要来源。另见

---

① Kamminga & Cunningham 1995; Stahnisch 2004; Holmes 1975; Cullather 2007; Treitel 2008; Neswald et al. 2017.

② Harris 2004; Fogel 2004; Newman 1995; Rotberg & Rabb 1985; Vernon 2007.

Wallace 2003。关于瑞士和法国的类似议程，见 Bonnet 1979。

[3] 例如，*Avant-Coureur* 1762: 477–81和 *Gazette de Santé* 1773: 5上的评论。

[4] 法国国家档案馆，Mar-G 179；Achille-Guillaume Le Bègue de Presle 致海军大臣 Antoine de Sartine 的信，巴黎，1777年2月22日。

[5] 法国国家档案馆，Mar-G 179 (76)；Mar-D3，档案5。

[6] 关于工业化带来的粮食危机，见 Muldrew 2011。关于工作、浪费和营养，见 Wise & Smith 1990; Simmons 2015。关于机构饮食，见 Thoms 2005。

第三章

疾　病

丽娜 · 米努

（Lina Minou）

丽娜 · 米努（Lina Minou），英国伦敦大学学院研究人员，关注等待照护的体验。主要研究健康人文，以及医学史观念如何影响当代医疗保健相关问题的讨论。其研究18世纪监禁叙事中的痛苦、情感和同情话语的文章发表于《文化史》（*Cultural History*, 2019）。

引言

本章将讲述18世纪的疾病，通过观察在这一时期文化背景下疾病与情感的联系来进行分析。情感和疾病之间的关联不算什么新鲜事，正如西奥多·布朗（Theodore Brown）在研究精神疾病史时所观察到的，人们对情感因素如何导致“躯体疾病的产生或恶化”的兴趣“从古代一直延续到19世纪”①。布朗称非自然因素（non-naturals，与维持或恢复健康有关的因素，包括激情）学说是“西方医学史上有关身心联系最悠久的传统”②，他解释说，“深刻的情感”“可能会加剧人们已有的躯体疾病，或者催生出以前不明显的身体疾病”③。本章的一部分内容将专门讨论布朗所描述的、作为诱发或加重疾病因素的情感，我在分析中会将情感本身也视为疾病。首先，我会关注一些特定情感，并在历史语境下考察它们的病理生理学；之后，我会从特定的情感转而关注情感的文化，特别是关于感性文化以及它如何影响人们对疾病的态度。如此分析旨在展示那个时期的情感和疾病存在的多种联系，这种复杂的联系已经超越了心/身关联。

---

① Brown 1993: 450.

② Brown 1993: 451.

③ Brown 1993: 439.

本章的讨论受到了崛起的情感史研究的影响[①]。情感史学者认为，情感不是一个稳定的心理生物学范畴，它会随着时间不断变化，因此，情感经历可以也应该成为历史分析和解释的主题。不过，对于如何实现这一目标，学界还没能达成共识。研究情感经历的历史学家无法感受情感体验，只能接触到相关表述，他们能获得过去有关情感的词汇、字句和表达。芭芭拉·罗森韦恩（Barbara Rosenwein）是这一领域的先驱，她提出了"情感共同体（emotional communities）"的概念——表达、分享和管理情感的各种惯用语句，这个概念修正了以前对历史情感生活的简单概念化，后者将其描述为一条朝着更完美目标前进的线性轨迹[②]。罗森韦恩强调语言作为探索工具的作用，认为"情感共同体"是由"共同的话语、共享的词汇和具有控制和约束功能的思维方式"划定的[③]。

情感表达中的控制和权力因素是威廉·雷迪（William Reddy）2001年提出的"情感体制（emotional regime）"概念的核心。雷迪作品的独特之处在于，它将主要在神经心理学中得到表达的本质主义的情感模型与人类学相关解读结合在一起，后者认为情感是由文化和历史决定的。雷迪的"述情话语"一词是一个分析性的术语，它既认可情感中存在本质主义的稳定特质，也承认它们的意义和表达在历史和文化中可能具有相对性（因此会发生变化）。雷迪对情感的解释也强调了情感的政治层面，他的"情感体制"概念可以看成罗森韦恩所描

---

① Plamper et al. 2010; Eustace et al. 2012; Plamper 2015; Boddice 2018.

② Rosenwein 2006.

③ Rosenwein 2006: 25.

述的“情感共同体”的外显化[1]。因此，“情感制度”与特定时期的权威和政治霸权有关，它有能力塑造何种情感表达是可接受的，也能给那些违背它的人造成“情感折磨”。

从上述内容可以看出，情感史与文化史有着相似的目标，事实上，前者是后者的一部分。用玛丽·菲塞尔（Mary Fissell）的话说，如果文化史关注的是“意义的创造……过去的人们如何理解他们的生活、自然世界、社会关系和自己的身体”[2]，那情感史则是探究生活在这些语境下是什么感觉。从这个意义来讲，情感史并非全新的研究领域，而是经验史的一个不同视角。医学文化史一直关注患者经验，对疾病的研究也关注到了患者的生活经历，阿兰娜·斯库斯（Alanna Skuse）对早期现代癌症史的研究就是个很好的例子[3]。她的研究揭示了以前被认为是对症状的真实描述实际上是早期现代患者对疾病的躯体和情感体验的一部分。此外，疾病本身也是一种高度情绪化的体验，揭示了医学和情感的历史相互关联。

尽管如此，医学史家费伊·邦德·艾伯蒂（Fay Bound Alberti）发现，考察情感在医学理论和实践中的作用并非直观容易之事，她指出大多数研究关注的是医疗境遇中的权力的动态，而非其中的情感[4]，并进一步指出，在罗伊·波特呼吁探索“自下而上的历史”、关注疾病的个人经验或医患关系[5]之后，医学史家开始倾向于采用社会史的视角。

① Plamper et al. 2010: 256.

② Fissell 2004: 365.

③ Skuse 2015.

④ Bound Alberti 2006: xiv.

⑤ Poter 1985; Bacopoulos – Viau & Fauvel 2016.

艾伯蒂在其主编的《医学、情感与疾病》(*Medicine, Emotion and Disease*, 2006)一书中明确地将焦点置于18世纪到20世纪50年代患者和医生为理解情感所做出的尝试，她在书中追溯了情感生理模式的转变——核心从心脏和血管系统转到了大脑和神经系统，并认为这一转变是将情感科学化并将其重新定义为可量化、可测量体验的重要一步[①]。她的论述考察了前实验医学时代中“感动的躯体特点”，以及“同理心和同情心如何成为医疗接触中受欢迎的特质”[②]。我的分析也解释了医疗对同情心的呼唤是18世纪感性文化所带来的文化和情感改革的一部分。

我并非是将情感从文化史的目标中分离出来，只关注情感本身，如上所示，这种分离可能根本无法实现。不过，我确实受益于此前一系列直接产生于该领域的研究和前文提及的学者们的著作。首先，情感史能够成为一个正式的研究领域，这有助于推动情感得到严肃对待。这对于医学来说尤为重要，因为即使在当代医学环境中，情感也会遭到质疑，毕竟“科学主义思想认为只有可测量、可控制的东西才有意义”[③]。认真对待情感可以增强我们对前现代医学的理解，还能够提供一定的背景阐释，帮助我们理解导致当下医学中情感和职业精神之间紧张关系的发展轨迹是如何形成的。比如，迈克尔·布朗(Michael Brown)最近关于18和19世纪情感与外科的研究就修正了对外科形象的描绘，即外科是个需要冷静的实践领域[④]——学界和社会民众一直

---

① Bound Alberti 2006: xix.

② Bound Alberti 2006: xviii.

③ de Zulueta 2013: 88.

④ Payne 2007.

都有此种想法。布朗的研究揭示了情感在外科中的复杂角色，在没有麻醉的时代，当医生无法有效控制剧痛时，情感的存在就更加重要[①]。

其次，情感史一直围绕着一个主题——变化[②]。认识到情感不是稳定的实体，并且会随着时间的推移而变化是很重要的，这有助于追溯医学理论与疾病概念之间的相互联系，也有助于了解情感概念的产生。例如，体液理论主导了西方医学思想长达几个世纪，这种范式认为健康取决于体内四种体液（血液、黄胆汁、黑胆汁和黏液）的整体平衡。正如医生兼医学史家迈克尔·斯托尔伯格（Michael Stolberg）所评论的那样，四体液理论"是现代早期情感概念和表达的主要来源"[③]。在下文中，笔者在18世纪之前和期间的医学思想和情感文化重大转变的语境下解读了情感与疾病之间的关系，其中涉及自体液医学到机械论医学的生理学重大转变。体液医学主要认为疾病是全身体液失衡，而机械论医学则将身体解释为体液的集合，健康时血管协调工作，生病时产生了功能障碍。从18世纪中叶开始，感性的神经性身体出现了，在解释疾病和信息传递中，神经的紊乱、衰弱或受到影响成为主要概念。

就文化转变而言，我认为"启蒙运动"的概念在以下两个方面均有意义。一是感性文化，即这一时期情感改革的主要驱动者，它植根于道德理论哲学家，如沙夫茨伯里勋爵（Lord Shaftesbury）、大卫·休谟（David Hume）和亚当·斯密（Adam Smith）的著作中。这种哲学

---

① Brown 2017.

② Bound Alberti 2006: xv.

③ Stolberg 2019: 113.

框架支撑着启蒙运动理想理念，使得克制可控的情感成为正义和道德的基础和指引[①]。这些都反映了彼时社会的主流情感以及它们所代表的社会心态的变化。这一时期尤其是临近18世纪中叶盛行的感性文化，认为感性的自我能够通过同理心做出反应，通过“教化”产生情感，促使人们采取积极的社会行动。目睹痛苦的景象可以让人变得感性，无论这些痛苦是虚构的还是真实的，困苦以病痛的形式成为这种痛苦美学和道德熏陶的一部分。感性文化可以被视为占主导地位的情感话语，因此与当时的权力结构和社会理想息息相关。

第二个方面与医学及其专业化有关。这一时期的特点是医学的系统化，内科医生和外科医生开始成为专业人员，他们的方法越来越同质化，而不像以前的医学作品和医疗诊断中那般各不相同[②]。此外，启蒙运动的哲学框架使改善健康成为社会政治理想：“医学的图景——诊断、治疗、摄生——是启蒙思想家社会政治愿景的核心，也是更多世俗和唯物论未来图景不可或缺的组成部分。在明智的医学专业群体指导下改善健康状况变得极具影响力。”[③]这与现代早期形成了鲜明对比。当治疗逐渐多元化时，就存在一种更专业的治疗方法，这使得医生的话语更加重要。相关讨论还敏锐地注意到，尽管有这些重大转变，但有些东西仍然存在。在讨论引起了机械论兴盛的医学革命时，安德鲁·威尔（Andrew Wear）说：“新的哲学没有也不可能改变对疾病和药物效果传统的理性思考方式——当然，解释的术语确实发生了根本

---

① Frazer 2010.

② Geyer-Kordesch 1995: 114.

③ Porter 1995: 3.

变化。”[①] 此外，在启蒙运动中期，“感性”身体的形成并不意味着与过去的决裂，而是导向了一种疾病整体观，再次引发了人们对过去医学概念（即非自然因素学说）的关注。

第三，“情感史”的研究进路具有直接的方法学意义。如前所述，对情感史研究者来说，语言十分重要。该领域的研究极大地扩展了我们对什么是“情感词”（emotion word）的理解。我们已经认识到，某些固定的情感词汇，如愤怒（*anger*）或恐惧（*fear*），在过去可能有不同的意涵，而且过去的情感词汇可能包含更多样化的术语。反过来，这种洞察也增强了我们对过去疾病词汇的理解，比如，丽莎·史密斯（Lisa Smith）指出，在18世纪的医学中，精神和身体存在重叠，而且“身体和情感的痛苦密不可分”[②]，她揭示了情感状态如何成为疾病的症状，她还发现了诸如“沉重（heaviness）”或“不安（uneasiness）”等词语也是描述躯体疾病的词汇，它们在彼时是带有情感色彩的[③]。此外，我们已经逐渐习惯了情感因素在对过去疾病的论述中的持续存在。米根·肯尼迪（Meegan Kennedy）对19世纪心脏病史的案例研究表明，尽管该病的疾病管理越来越具有临床特性，但人们仍然在用浪漫化的词汇描述疾病经历[④]。最后，我之前关于现代早期嫉妒的研究表明，身体和情感语言在围绕这种情感的话语中存在交叠，这些语言不是简单的隐喻，而是反映了嫉妒与黑胆汁（一种有毒的体液）之间以及嫉妒

---

① Wear 1989: 319.

② Smith 2008: 459.

③ Smith 2008.

④ Kennedy 2014.

与影响身体和身心营养的消化紊乱之间的联系[1]。

在本章中，我还关注了关于情感的历史话语，以揭示情感和疾病之间的相互联系。我利用了当时的大众医学著作中关于愤怒的论述来展示情感是如何与发病机理相联系的，即它是如何影响或加剧身体疾病的。我讨论了有关嫉妒的话语，以展现情感是如何与病理关联在一起，甚至被视为疾病的。我参考的史料主要是1800年以前的家庭医学或大众医学论著，其中有关于如何保持健康或治疗常见病的建议，这些作品通常会遵循非自然因素的传统，会提及激情以及它们对身体的影响。随着18世纪的发展，关于激情对身体影响的专著开始出现，如威廉·法尔克纳（William Falconer, 1744–1824）的《论激情对身体不适的影响》（*A Dissertation on the Influence of the Passions upon Disorders of the Body*，1788），这些作品也被纳入了我的讨论。此外，由于我感兴趣的时期跨越了现代早期，为展示体液模式下情感的病理生理学，我也研究了一些灵性的相关作品，如布道集。

最后，我重点关注了同情心在这一时期情感话语中的意义，以展示对疾病的态度如何根据时代的主流情感范式而改变。在最后这一部分中，我关注了大众医学出版物的序言。受杰拉德·热奈特（Gerard Genette）的作品启发，我认识到这些序言是有其功能的“副文本”[2]，最能够体现热奈特对副文本理解的，是“一个交流地带，一个语用学的专有领地，一种影响公众的策略”[3]。受热奈特作品的启发，其他学

① Minou 2017.

② Genette 1987.

③ Genette 1987: 2.

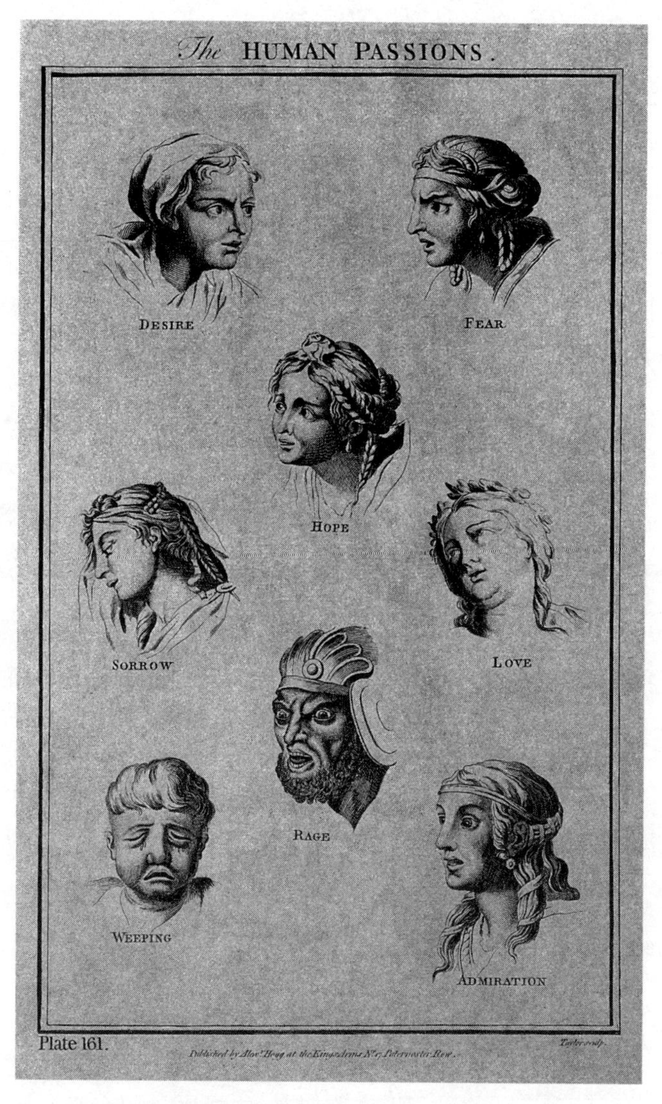

图 3.1　八个描绘人类激情的头像，由泰勒（Taylor）蚀刻，1788 年，以查尔斯·勒布伦（C. Le Brun）的作品为原本。勒布伦对激情的描绘源于他的相应理论，该理论是在《勒布伦关于一般和特殊表达的演讲》（*Conférence de M. Le Brun sur l'expression générale et particulière*）中提出的。来源：Wellcome Collection, London/Public domain。

者开始注意副文本所提供的潜在解释价值及其动态角色——能够作为建构作者身份的空间，还能够整体呈现作品，有助于确立作品的接受度，展示作品的赞助背景和作者的情况[①]。不过，大多数研究都关注了现代早期文本或是文学文本序言。

相比之下，我发现研究医学作品的序言不仅能在竞争激烈的医疗市场上协助作者竞争[②]，也提供了表达情感的机会。序言通常包括作者或译者关于创作作品必要性的陈述，这是由竞争日益激烈的医疗市场促成的，也是出于建立作者声誉的需要。这些作品通常会对疾病的定义进行通俗介绍，并宣扬自己是出于公益。许多医学作家宣称自己更为专业，他们通过将自己与其他“冒牌货”或“经验主义医生”区分开来，来显示自己的书与其他同类书籍不同。序言这一修辞空间讨论了疾病的概念，通过疾病症状和患病不适来描述疾病体验，同时也谈及罹患疾病的人，我们可以在这里找到与情感相关的参考资料。

体液论范式下的情感与疾病

本节将重点讨论自现代早期以来，嫉妒是如何被病理化的。嫉妒源自七宗罪，对社会有潜在的破坏性，因此被视为一种典型的病态激

① Smith & Wilson 2011; Rennhak 2011.

② Jenner & Wallis 2007.

情，只有消极含义。围绕这种激情的话语实质上都是对“疾病”的论述，带着有关消耗和侵蚀的隐喻。大多数消极的激情都可能对人体造成影响，甚至引发疾病，但嫉妒与最令人痛苦的疾病相关，尤其是那些在不知不觉中损害身体的疾病。

1616年，托马斯·亚当斯给出了嫉妒的定义——一种“消耗”和“迁延的疾病”。接着，他描述了嫉妒对正在经历该情绪的人的影响，

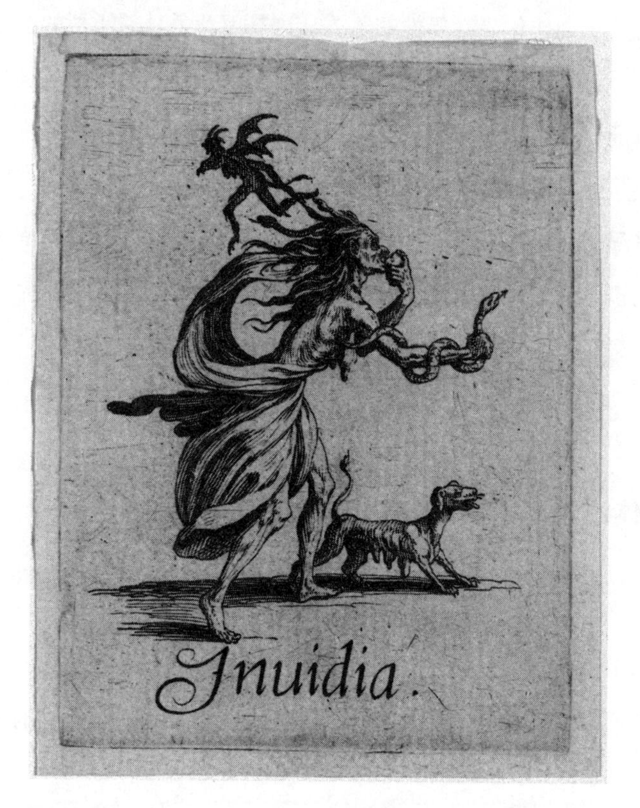

图3.2　雅克·卡洛特（Jacques Callot），《嫉妒》（*Envy*），约创作于1620年。来源：The Metropolitan Museum of Art, New York, Bequest of Edwin de T. Bechtel, 1957。

其中混杂着精神和躯体术语：

> 嫉妒恰好取代了愤怒，因为它只不过是另一种根深蒂固的怒火。愤怒是一种疯狂发作，而嫉妒是一种消耗，是迁延的身体疾病，是分崩离析的开始，血管破裂，除非生命之液流尽，不然无法停止…… 这种精神疾病是对身体的消耗，也会让精神日渐憔悴。[①]

在这段描述之后，他还列举了一些症状和发病前的体征，这些都是纯粹的躯体表现，如“脸色苍白，毫无血色”，“身体瘦弱，干瘪瘪的”，“牙齿发黑”和“心脏中充满胆汁”[②]。在体液学说中，嫉妒的病理学基础在于它与黑胆汁（最有毒、有害的体液）之间的联系[③]，与之相关的症状也反映了这种联系，但是前文中对嫉妒的描述已经超出了这一联系。“消耗”“迁延”和“憔悴”提示身体会发生某种缓慢而可怕的衰败，直至死亡。

现代早期关于嫉妒的文化论述借用了医学词汇来表达这种激情的危险，可能导致死亡、可怕的身体征兆和这种病理情感体验的痛苦都是可以识别的修辞。现代早期流传最久的嫉妒形象之一来自文学传统，即奥维德《变形记》中对嫉妒的描述：奥维德将嫉妒描绘成一种可怕的生物，有“蜡黄的脸颊”“萎缩的身体”和“被胆汁染成绿色的胸部”[④]。现代早期文学对嫉妒的表述又进一步丰富了奥维德笔下嫉妒的

---

① Adams 1616: 18.

② Adams 1616: 20.

③ Siegel 1968: 258.

④ Ovid 1986: 47.

形象。为了对嫉妒进行示例说明，约书亚·普尔（Joshua Poole）列举了一些词语，如“苍白”“瘦弱”“肿胀”“脸颊消瘦”“癌化的”“毒蛇一般的”“有毒的”“嘴唇发黑”和“头发像蛇一般”[①]，人们在脑海中可以立即浮现这类意象，它们意味着身体上的失调（见图3.2）。例如，“瘦弱”和非正常肤色是对疾病的转喻，而“肿胀”和“癌化的”则直接提示癌症等严重疾病。描述嫉妒对身体影响的最常用术语集中在“日渐消瘦”的概念上，乔纳森·布拉格夫（Jonathan Blagrave，1652–1698）写道，嫉妒“使（嫉妒者）面目憔悴，吞食其心，啃蚀其骨，损耗其身”[②]，描述癌症对身体的影响时也会用到类似话语。这种联系并非偶然，因为癌症和嫉妒有一个共同的体液元素：人们认为癌症是由体内黑胆汁淤积或腐化造成的[③]，而那些面色忧郁者，也就是那些受黑胆汁过剩影响的人，一般被认为有嫉妒的倾向。健康养生法在描写忧郁时常常提及抑郁[④]。

文字和心理以及图像和道德的融合是现代早期关于嫉妒（乃至激情和疾病）论述的重要部分。荷兰医生列维努斯·莱姆纽斯（Levinus Lemnius，1505–1568）的作品在英国流传甚广，当他试图向读者描述皮肤干燥时，他引导他们回忆奥维德描述的嫉妒的相貌和体型[⑤]。宗教作家托马斯·布鲁克斯（Thomas Brooks，1608–1680）在1657年写

① Poole 1972 [1657]: 89.

② Blagrave 1693: 14.

③ Skuse 2015: 31 – 3.

④ Langum 2016: 112; Minou 2017.

⑤ Lemnius 1576: 69 r.

道："充满嫉妒的灵魂就像乌鸦，掠过甜蜜的花园，落在发臭的腐肉上。"[①] 布鲁克斯认为，嫉妒情绪会让人表现出非自然行为，其中提到的令人讨厌的气味不仅仅是一个鲜明画面。现代早期的摄生法时常提及甜美的气味有益于身体健康，特别是花园里令人愉悦的空气，因为它们能强健和滋养精神[②]。

嫉妒在现代早期被病理化的方式，概括出了当时疾病的一些决定性特征，非自然性和痛苦是其中尤为突出的主题。非自然性指非自然的生物功能，例如，因体内功能失调而表现出过度瘦弱和苍白，非自然还表现在一些其他元素上，比如患者外表突出的丑陋和畸形。由于嫉妒的极端病态性质，它也包含一些怪物的元素，比如，这在文字和图像特征的组合中就可以看出——如"苍白"和"蛇发"联用。基于这种非自然性，人们意识到，经历这种"病态的"激情会带来极其强烈而持久的痛苦。作家告诫人们，嫉妒是一种"永恒的折磨"和"持续的痛苦"，它使经历这种情绪的人成为"世界上最心神不宁的生物"[③]。

现代早期对疾病的论述相当多样，同时涉及身体和心灵，它表达疾病痛苦和恐怖的话语与文学作品中的情感语言差别不大，这些话语的作者也颇为多样。患病、忍受疾病带来的痛苦、为这种患病经历寻找意义，这些话题既属于托马斯·亚当斯等神学作者擅长的领域，也是列维努斯·莱姆纽斯等医生所熟知的课题，这些人都基于身体表现和人体形象描述来展示嫉妒的疾病状态。正如斯库斯所说，身体和人

① Brooks 1657: 268.

② Cavallo & Storey 2013: 196.

③ Lambe 1695: 17.

体形象之间的这种联系是一种特定的“身体经验的文化建构的迭代”①，这种说法源于体液学说，也源于现代早期身体状态和心理状态的紧密联系，还有一些学者认为，那时的医学正处于“形象/文字交界点”②。到了18世纪末，医学模式的变化意味着激情的病理以及疾病文化框架的表述话语都已经有所变化。

情绪、运动和疾病

1799年，维利希医生描述了嫉妒对人的影响：

> 它使那些沉迷于嫉妒情绪的人失去了对食物、睡眠和各种享受的欲望，使他们变得很爱抱怨，但整体说来，它只伤害那些陷在这种毁坏性的强烈情绪里出不来的人，因为世界上有不少人几乎嫉妒别人的每一次好运，却往往很高寿。③

这段描述中新颖的点是，嫉妒只在某些条件下有害。在维利希写作的时代，人们对生理学的理解已经发生了重大转变。17世纪末的医学话语中盛行的生理学受到了科学发现的冲击，尤其是威廉·哈维

① Skuse 2015: 8.

② Hunter 2004.

③ Willich 1799: 592.

(William Harvey) 发现的血液循环（1628年）和牛顿物理学。哈维毅然与盖伦传统决裂，抛弃了肝脏产生血液的观念，牛顿则引入了一个动力学概念，广泛应用于物理学以外的领域，医学理论亦受其影响。各种思想流派应运而生，试图基于科学原理构建人体运行的解释模型。邦德·艾伯蒂描述了这一转变，论证了“托马斯·威利斯（Thomas Willis）的医化学学派、皮特凯恩（Pitcairne）和霍夫曼（Hoffman）的机械生理学、布尔哈夫（Boerhaave）的流体力学生理学、冯·哈勒（Von Haller）的敏感性和应激性模型以及卡伦的神经生理学”的综合影响如何型塑了有关人体运行的新学说。它们综合在一起，“形成了一种有关人体的观念，即人体根据独特的运动规律运行”[①]。

在体液学说中，激情影响人体的机制是基于心脏的，而且与热有关。每种体液都被赋予了某些特点，如热、冷、干或湿，这些特点的强弱影响着身体系统的平衡。用佩德罗·吉尔·索特雷斯（Pedro Gil Sotres）的话说：“情感动态变化是由热和精神进入心脏或从心脏流出而引发的。”[②] 离心或向心运动对理解每种激情的具体影响至关重要，例如，愤怒使得精神和热快速转移，从心脏向身体肢端移动，为行动（即复仇）做准备。埃莱娜·卡雷拉（Elena Carrera）在研究体液学说下的愤怒与身心的联系时，将不健康的愤怒描述为危险行为，因为“这种身体的热过度向外转移可能会导致身体自然热的消解”[③]，而在其后发生变化的生理学理论中，心脏（彼时仍被看成是灵魂和激情的所在

---

① Bound Alberti 2010: 24.

② Gil Sotres 1998: 313.

③ Carrera 2013: 140.

之处）不再居于主要地位[1]，身体不再是灵魂的“载体”，它成了一台遵循自然规律运行并且可以测量和分析的“机器”，这对理解和阐述激情对身体产生影响的方式以及对病理学的界定造成了深远的影响。

根据机械论的观点，身体是由各个含流体的实心零件组成的封闭系统，流体的压力和流动遵循流体力学原理。18世纪的著名医学家赫尔曼·布尔哈夫（Herman Boerhaave, 1669–1738）按照这种模式给健康和疾病下了定义：

> 因为健康的根本在于血液平稳、畅通和均匀的流动，或在于体液气质和流量在脉冲和音调上的均等，因此，每种疾病的发病位置及其直接原因都源于这种运动，身体零件的脉冲和音调失去特质，以及体液气质失调和分布不均引发了血液运动不平稳、受阻或不均衡。[2]

正如上面这段引文所示，以及卢延代克－埃尔舒特（Luyendijk-Elshout）所指出的[3]，在布尔哈夫的生理学体系中，“活动（action）”是关键而非功能，其以活动为导向的性质使得体液循环成为关键。因此，对布尔哈夫来说，健康取决于自由且无障碍的体液运动，而疾病则是身体中出现淤塞或制约，从而导致了运动（motion）的异常或缺陷。

到18世纪末，身体内部运动对神经的影响成为解释疾病的主要理

① Bound Alberti 2010.

② Boerhaave 1715: xxiii.

③ Elshout 1970: 82 – 3.

论。18世纪后期，威廉·法尔克纳在描述嫉妒对身体的影响时写道："嫉妒这种激情的性质颇为模糊，根据情况的不同，可表现兴奋或镇静，因此可以很自然地假设它其实是由两种相反的激情组成的，即悲伤和愤怒。"[①] 嫉妒的"模糊"性在现代早期的论述中已有提及，例如，托马斯·亚当斯（Thomas Adams）指出，嫉妒是一种包含愤怒的激情，他称其为"一种根深蒂固的愤怒"；法尔克纳用使人"兴奋"或"镇静"来描述这些激情对身体的影响，而亚当斯则用了"疯狂"和"消耗"。后面这对词语值得注意，它通过类比的方式，用人的表现情况来示例身体的影响，前一对术语则援引了生理学特性。"使人兴奋"和"使人镇静"概括了其关注点：体液流速的增加或延缓以及身体"实体零件"的适当张力。这些语言表明了对人体内部物理运动的关注：运动可以影响那些会受刺激的身体部分——尤其是神经。这些术语映射出了用来阐述激情的病理学新词汇。新的健康概念源于科学原理，以运动的规律性为基础，已经远离了体液论。

虽然这种变化看起来很激进，与过去的理论泾渭分明，但也保留了和现代早期的连续性。例如，18世纪晚期的医学作家安东尼·弗洛里安·马丁格·维利希（Anthony F. M. Willich）仍然发现"身体最快乐的状态"是处于"适度的欢快"[②]（见图3.3），他的描述与早期健康养生法中存在已久的预防性保健原则相呼应。桑德拉·卡瓦罗（Sandra Cavallo）和泰莎·斯托里（Tessa Storey）在最近一项关于健康养生流

---

① Falconer 1788: 19.

② Willich 1799: 579.

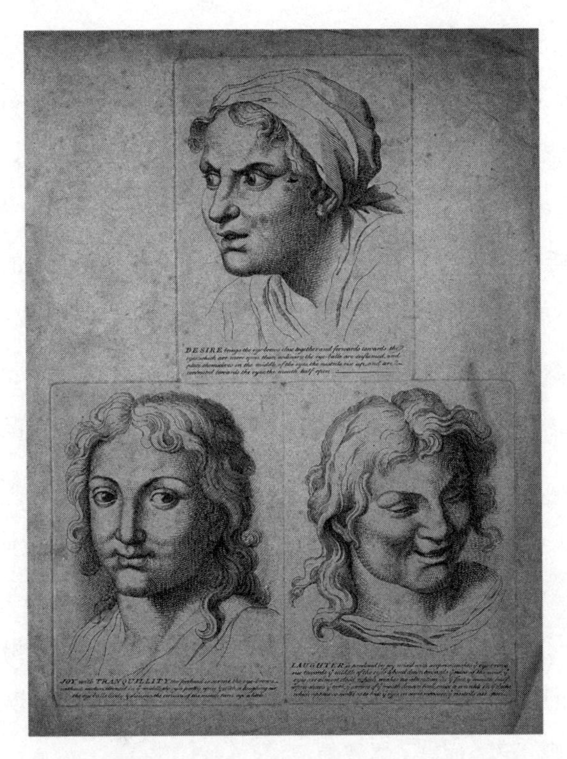

图 3.3　面部显现出平和喜悦——融合了平静与生动。来自查尔斯 · 勒布伦的三张面部蚀刻：分别表现了欲望、和平的喜悦和大笑。来源：Wellcome Collection, London/Public Domain。

派的研究中得出结论：对机体最有益的情绪状态既非消极（如愤怒），也非显著的积极（如快乐），而是于“欢快”中发现的满足平衡状态。在欢快的状态下，“精神以一种平静、平和但有目的的方式在体内游走，使自然的热均匀地分布全身”[①]。对维利希来说，“快乐”使得“液体和汗液的循环（以）适当的活力状态进行，（而且）因此预防或消除

① Cavallo & Storey 2013: 183.

了阻塞”[1]。

因此，在这一时期，长期以来确立的生理学原则仍在运行，尽管其表述词汇有所变化。例如，关于激情对身体的影响，其解释发生了改变，但仍然有人根据古老的治疗原则将激情用于治疗。正如精神病学家兼研究心理照护实践的医学史家斯坦利·杰克逊（Stanley Jackson）所说："无论术语是激情太热和太冷，还是循环运动的过度和不足，兴奋的激情与压抑的激情之间的对峙始终存在。"[2] 在实践中，治疗者利用这种对峙进行治疗，试图唤起与已有情绪相反的激情，以恢复机体的平衡[3]。因此，在整个18世纪的医学中，身心问题一直存在，系统平衡对健康不可或缺的观念也不曾消失。

敏感性、神经和疾病

科学变革并不一定意味着彻底摒弃过去对疾病的理解，而这一时期对疾病的某些理解也可以视为时代特色，神经疾病尤为突出。对神经疾病的关注与一些因素有关：敏感性开始受到关注，神经的敏感性特性和应激性共同构成了解释生物功能的重要原则。"敏感性"这个术语、概念在文化中流行之前就已经是生理学的一种特性，阿尔布雷希

① Willich 1799: 580.

②③ Jackson 1990: 167.

特·冯·哈勒（Albrecht von Haller, 1708–1777）用大量实验证明了敏感性是神经纤维的独特属性，它能够感知刺激，这有别于肌肉收缩的特性（应激性），因此，身体任何部分，只要有丰富的神经，就会有很强的敏感性。哈勒的解释模型对医学理论影响重大，使得神经系统在理解身体、健康和疾病时至关重要。此时，健康可表述为“神经的敏感性和肌肉的应激性之间的平衡”，疾病则是源自“这些特性的过量或不足”①。

其他学者对这种以神经为中心的观点提出了异议，他们认为解释生理学和病理学的模式发生了转向，从身体的体液转向了人体内实体的活动方式。在这一过程中，编史学常常忽略了“纤维的身体（fibre body）”的重要性。石塚久雄认为“纤维医学”的地位在18世纪早期颇为突出，他指出纤维是身体最细微的有意义实体，活体并不是物理上的密集实体，而是精密纤维交织在一起形成的有组织整体②。纤维的身体柔韧易碎，疾病或治疗的关键都在于纤维的振动、合适的硬度和弹性等，这种有益的理解补充了当时的医学图景，但对目前的讨论来说，重要的是，石塚所说的纤维医学以及常见的神经中心论，本质上都呈现了一个复杂而脆弱的人体，它对外部刺激的敏感性较高，因而激情还可能引发另一种身体不适。伯纳德·林奇（Bernard Lynch，卒于1745年）的《健康指南》（*Guide to Health*）中有一节从医生的角度论述了头脑中的激情和情感，他解释说，思维中异常强烈的激情会产生有害影响，带来“巨大的紊乱”，因为它“大范围地刺激、激惹、拉

---

① de Renzi 2004: 188.

② Ishizuka 2016.

扯了神经和纤维，扰乱了它们的自然收缩”[1]。

相反，激情对身体的好处也反映了这种认知上的改变。体液学说中存在愤怒也能带来益处的观念，但原理是对抗“冷”的性质[2]。如前文所述，林奇也考虑到了愤怒的积极作用，但它现在的作用是“在寒冷和痰湿体质中激起凝滞体液的快速循环”[3]。在关于疾病的论文中，威廉·福斯特（William Forster）也认为愤怒具有治疗的力量，因为它可以通过“激发动物的情绪，使它们的血液运动更加有力和自由，冲破神经活动的障碍”[4]。约翰·伯顿（John Burton, 1710–1771）在撰写非自然学说时指出，“愤怒和欢乐使纤维保持自然张力，帮助情绪分泌、衍化到身体各个部分，从而促进循环和消化”[5]。

上述两节表明，这一时期对疾病的理解与之前有所不同。上文引用的维利希对嫉妒造成的影响的冷静描述展示了一种毫不夸张的典型病理学话语，与现代早期处于“形象 / 文字交叉点”之时迥然不同。此外，关于愤怒对身体的伤害和益处的描述也显示了生理学和病理学的不同用语，这不是通过身体和宏观世界之间复杂的隐喻和类比来呈现，而是像我们在现代早期对“嫉妒作为疾病”的描述中看到的那样，通过援引人体部位的物理特性（如张力和振动性）来说明。在人体部位中，纤维和神经尤其有意义，因此，在医学走向临床——也就是走向冷静的科学实践的过程中，18世纪是一个关键时期。

①③ Lynch 1744: 316.

② Carrera 2013.

④ Forster 1745: 113.

⑤ Burton 1738: 338.

ANGER.
19
The effects of Anger ſhow its nature. The eyes become red & enflamed; ye eye-ball is ſta-
ring & sparkling; the eye-brows are ſometimes elevated, & ſometimes sunk down equally;
the forehead is very much wrinkled, with wrinkles between the eyes; the noſtrils are
open & enlarged; ye lips preſsing againſt one another; the under one riſing over the up-
per one, leaves the corners of the mouth a little open, making a cruel & diſdainfull grin.

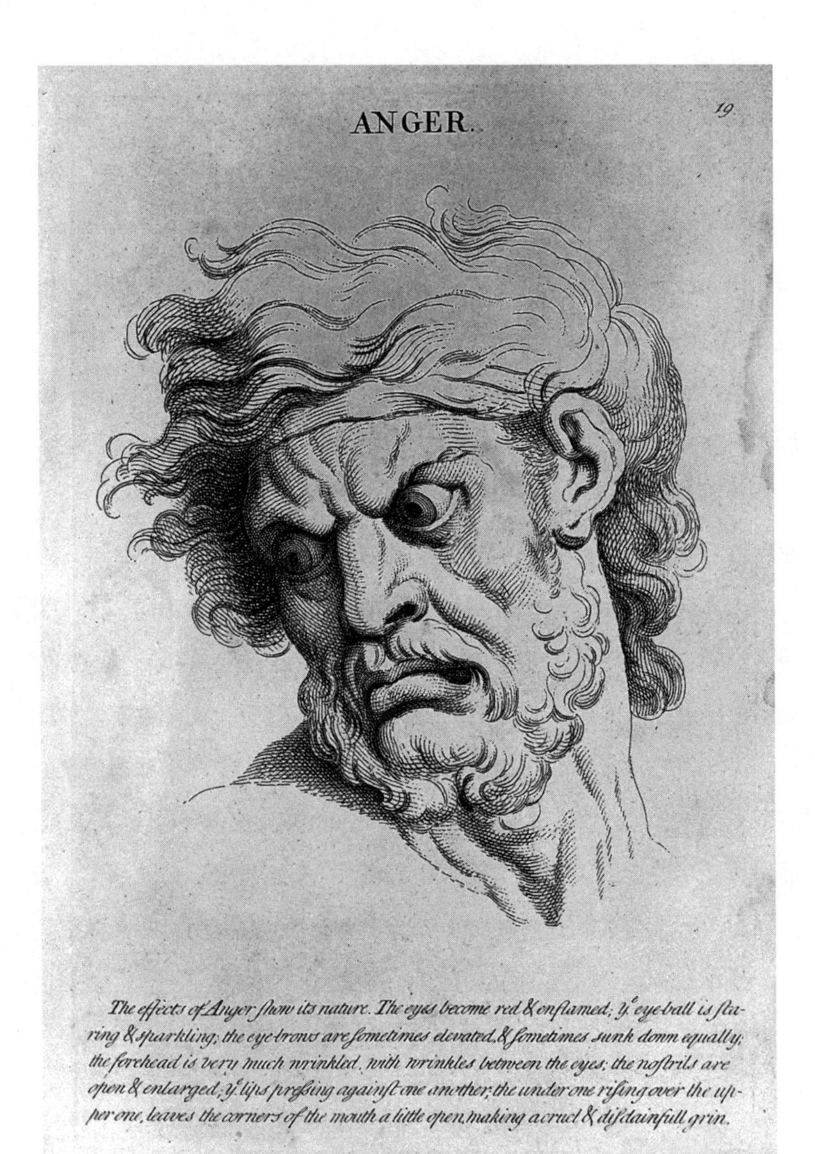

图 3.4　显露出愤怒的脸庞，查尔斯 · 勒布伦，1760 年。呈现了灵魂中的各种激情。来源：Wellcome Collection, London/Public Domain。

然而，这些部分也证明了某种连续性。在尝试确定激情影响身体的具体方式以及它们与疾病之间的联系时，医学作家遵循了心身疾病观。即便是当时生理学中最重要的变化——对敏感性和神经的关注——也没有激进到引发对疾病的重新建构。正如希瑟·比蒂(Heather Beatty)所指出的："对敏感性的强调，以及医学理论日渐将神经系统作为重要原则的论述对象，引发了有关疾病的强大整体观，即外部影响、情绪和环境可以通过神经感觉对人体产生影响。"[1]确实，这一时期的独特之处并不多见于病理学，而更多见于对疾病的态度，后者反映了文化对社会情感的重视。

情感语言和疾病

18世纪的大众医学文本在提到情感时，会让人联想到有关敏感性的文化论述。例如，在与疾病症状相关的各种情感词汇中，甚至在"疾病"一词的定义中，这种联系都清晰可见。大众医学书籍的序言是有关疾病词汇变化丰富的信息来源，在这里，我将在开展讨论时视其为"需要特别对待的"、具有重要战略意义的修辞空间。至关重要的是，除了热奈特1987年所指出的副文本功能之外，序言是医学作品中唯一能够较多表达个人观点的空间，作品的其余部分都用于呈现信息、

① Beatty 2015: 14.

知识、基于原则的推论和对医学权威的援引，只有序言为作者提供了表达自己声音的机会，因此它适于使用情感性语言。然而，我们不应将这些情感语言的例子视为作者自发书写的，相反，我认为它们展示了医学作者与他们所处时代的主流情感话语的战略联盟。

首先，这些序言中的疾病概念与现代早期以非自然性学说为中心的概念明显不同。当然，疾病仍然是一种超自然的状况，但作者们倾向于避免用现代早期夸张和恐怖的术语来解释它。通常来说，作者们在行文解释身体功能时会展现对自己能力的信心，并以身体功能遭到破坏的解释模式来界定疾病。反过来，这种强调身体功能舒适自在的定义也影响了人们对疾病及其症状的理解。威廉·福斯特将健康解释为一个人“有能力轻松、愉快和持久地进行人类活动”的状态[①]。“但是，”他继续说，“如果一个人无法完成这些行为，如果他感到不安、痛苦，或者在完成这些动作时很快感到疲惫，我们就说他生病了，这种状况就称为疾病。”[②] 随着“轻松”和“不安”这两个词被纳入疾病的定义中，患者对这些词汇的使用频率也在不断攀升。丽莎·史密斯在利用医疗咨询信研究18世纪的疼痛时，展示了一系列描述各式身体痛苦的情感术语，其中最引人注目的是“不安”一词的使用，这个词主要用于描述精神痛苦，但同样适用于疾病的身体症状[③]。

用这样的术语来理解疾病，对医生和患者形象的呈现也有影响。当作者的写作目的是将疾病界定为一个医学概念时，他的描述会是写

---

①② Foster 1745: preface (7).

③ Smith 2008: 463 - 4.

实且不带感情的，前述的布尔哈夫对健康和疾病的定义就是个很好的例子。在大众医学文本中，也有一些写实的描述，例如，疾病可能被描述为身体某部分的“病变”，从而导致功能紊乱。然而，大众医学专著很快就舍弃了对定义的讨论，转而提供实用建议，在此过程中，他们引入了一些情感化的术语，它们涉及疾病本身、经受疾病的患者和提供治疗的医生。诸如“不安”这样的术语非常灵活，可以表示确切的症状，也可以表示抽象的、一般的身体不适的感觉。医学作者通常会把所有疾病都描述为“苦恼”或“痛苦”，某些疾病可能会被视为“最糟糕的”，原因是它们对身体造成的影响——或者因为它们“很时髦”(比如神经性疾病)，一种疾病的症状也可能是“糟糕的”，文本中甚至还提到了“糟糕的溃疡”[1]。在“不安”“痛苦”和“苦恼”的讨论中，患者以“受难者”的形象出现：一个处于“糟糕状态”、“悲惨的”、亟待救助的个体。这种语言的变化突出了苦难，是人们对社会情感日益增长的文化关注的缩影。

到18世纪中叶，敏感性变得广为流行，超出了其本身的生理学意涵。医生们对哈勒的学说展开辩论，因为它将敏感性和应激性分开，并将两者严格定位于局部。一些理论家提出，敏感性不是一种局部特性，它实际上遍及全身。隐藏在辩论之下的本质是对各个器官和机体之间关系的关注，更确切地说，医学作者关注的是自主的器官如何成为有组织的身体[2]。有关敏感性的问题正是关于生物体、身体感觉和情

① Allen 1749: 215.

② Gaukroger 2010.

感的医学及哲学问题的核心，正如比蒂所指出的：

> 对于18世纪的医生和哲学家来说，哲学和医学之间的关系毋庸置疑：两个学科都为正确的生活提供了准则。灵魂和身体相互依存，说明来自医学和哲学的处方同等重要。在这种情况下，情感和医学敏感性既是病理学家的研究领域，也是哲学家的研究领域。①

18世纪，情感敏感性有了定义，用格雷厄姆·巴克–本菲尔德（Graham Barker-Benfield）的话说，就是一种“特殊的意识，一种可以进一步敏感化，以便对来自外部环境和身体内部的信号做出更敏锐反应的意识”②。在这个框架内，对社会情感的领悟展示力是个人对环境敏感度的表现，它会在文化意识中得到提升，正如乌特·弗雷弗特（Ute Frevert）所言：“同情或对痛苦和快乐感同身受的能力、同感的能力，在18世纪成为人类的基本美德，是有益于社会和维系社会的手段。”③

更宽泛的同情心也出现在疾病缓解的语言论述中。18世纪初的论文呼应了更早期的“疾病是人类命运”的信条，人们认识到了医学在缓解疾病折磨方面的局限性，并对注定死亡的命运表示顺从，同情心则通常指神的怜悯。彼得·帕克斯顿（Peter Paxton）在1701年写道：

---

① Beatty 2015: 24.

② Barker – Benfield 1992: xvii.

③ Frevert 2014: 13.

“人类注定会死亡”，“变化和疾病在所难免，而我们徒劳地寻求着药物的帮助”[①]。西奥菲勒斯·罗布（Theophilus Lobb）在1739年论及折磨人体的疾病时指出，疾病是“上帝的怜悯和仁慈，让我们从折磨和痛苦中解脱”[②]。

不过，到了18世纪中叶，有关疾病缓解的词汇有了明显不同。为缓解疾病做出努力已经成为人类富有同情心的标志。1763年，医生塞缪尔·克洛斯（Samuel Clossy）乐观地指出：“几乎没有任何来自全身或某个部位的疾病不需要得到某种程度上的缓解，而每个有人性的人都会努力去提供帮助。”[③] 1765年，蒂索的《给人民的建议》（*Advice to the People*）译本流传开来，他在序言中强调，是“人性的自然情感驱使我们为可怜的患者提供治疗相关建议”。1779年，医生威廉·罗利（William Rowley）在其关于多种疾病治疗方法的著作的序言中写道：“人性驱使我必须出版这本书，因为每天都有很多人遭受着疾病的困扰。”[④] 医学作者们再三强调是对患者的同情促使他们著书立说。

序言文本给医学作者们提供了个人表达的机会，他们同时扮演着作者和专家的角色，并在治疗者的等级制度中协商寻求了一个不同的位置。正如汉娜·牛顿（Hannah Newton）在她对现代早期英国疾病康复过程的研究中所展示的，医生被置于“上帝”和“自然”之下的康复等级体系中，医生要么是自然的“仆人”，要么是“共同治理者”，

---

① Paxton 1701: preface.

② Lobb 1739: preface [x].

③ Clossy 1763: ix.

④ Rowley 1779: preface (2).

但医生的角色是在这个框架内被不断界定的[1]。在18世纪的流行医学文本中，作者表达的机会以及情感语言的使用使得作者成为使用专业术语的专家和有社会属性的人。通过将疾病定义为痛苦，医学作者声称自己拥有缓解病痛的知识，能够体察患者，愿意为患者减少病痛，所以他们可以扮演好明智的医生角色。

这种复杂的身份超越了医学知识的控制范围，并赋予或要求医生拥有更多能在启蒙运动语境下产生共鸣的技能。安妮·维拉在她对启蒙运动时期病理学史的研究中，展示了敏感性身体的形成如何勾勒出一个极为具体的进步主治医生的形象，这样的医生不仅拥有知识，还拥有解释能力，能够准确解读身体的微妙迹象[2]。随着生理敏感性不再是神经的专有属性，它在界定复杂人体系统时的重要性逐渐提高，它还将细微的心理生理反应与痛苦的实例联系起来，为医技娴熟的医生建立了一个新形象：一个能敏锐解读和适应敏感性身体的人。同时，同情心和社会情感的文化流行——与启蒙运动中改善健康的理想相结合——塑造了一个博学且富有爱心和同情心的医者形象。现在，医生开展医疗时不再是自然的“仆从”，而是一个社会人物，既有专业地位（作为科学、清醒的知识拥有者），也承担着社会角色（作为富有同情心的医疗照护者）。

“富有同情心的照护”这个短语进入了疾病相关语言中，情感语言成了正式的、有组织的缓解疾病的慈善行动的一部分。1743年一篇呼

① Newton 2015.

② Vera 1998: 61 - 2.

吁建立公共医院的布道指出："我们的同胞被疾病折磨，甚至因为缺乏适当和及时的援助而死于非命——对于一个富有同情心之人，在所有影响思绪的状况中，这是最能触动我们的。"[①] 这篇文章将患者称为"引起我们怜悯的可怜人"。许多序言将患者称为"悲惨的对象""可怜的受害者"和"不幸的受难者"，从而创造了一种反映情感规范的痛苦美学。18 世纪社会心态的变化加强了这种情感语言，这种变化体现在哲学话语中，用诺曼·法林（Norman Fiering）的话说，它使社会情感"坚持自然"，鼓动人道主义行动，使得缓解疾病成为公共关怀的问题[②]。正如斯皮伦堡（Spierenburg）在有关逐步摒弃公开处决行为的研究中所展示的，这一时期是社会形成同情认同的一个决定性时段，他认为痛苦（即使是实施社会体系内的司法惩戒）在这一时期会遭到抵制，因为此时的人们渐渐把受难者也视为同胞[③]。

我们可以在一些例子中看到这种同情认同增强的证据，比如在医学语境下，人们开始呼吁用同情心来取代以前的态度。对于那些患有"疑病症"的人，威廉·巴肯评论说，"尽管他们经常被当作嘲笑的对象，但也有理由获得我们最高级别的同情和怜悯"[④]。类似的证据也见于背负社会污名的疾病，性病尤是如此，人们通常认为性病患者是因为"有罪"和"犯罪勾当"而导致了自己的死亡。在这一时期的医学出版物中，关于性病的论文占相当大的比重，它们提供了富有同情心的

① Maddox 1743: 26.

② Fiering 1976: 196.

③ Spierenburg 1984: 185.

④ Buchan 1774: 66.

医学建议，这不仅仅是针对患者本身，而是如18世纪中期的一份出版物所指出的那样，针对无罪的受害者，即患者的配偶和伴侣[①]。不过，到了18世纪末，对这些“不幸的对象”的同情心缺乏开始引起人们的关注[②]。

这并不意味着在18世纪的医学语境下，可以将同情心理解为彻底统一，或是以完全乐观的态度看待它，正如有关同情的文化论述。尽管同情心在这一时期受到赞扬，但对于谁以及什么样的痛苦应该引起或值得同情的问题仍然存在激烈争论[③]。此外，到了18世纪后半叶，感性文化招致了批评，它似乎太像矫饰的情感而非真诚感情[④]。1776年的一篇医学评论展示了这种模糊性，作者认为同情心在手术中是“不合时宜的”，他建议永远不要让患者的朋友参与手术，“以免他们的哭声干扰”手术[⑤]。这里所揭示的对同情心的不信任暗示了对情感的怀疑，情感会失控或者引起混乱，这是感性话语所固有的。但有趣的是，将这种情绪失控的倾向归于患者的“朋友”而非外科医生，这表明或许专业医生可以在情绪失控和行为有序之间达到微妙的平衡。无论多么模棱两可，同情心对这一时期的医学文化的意义都是独一无二的，至少医学作家需要认可它的存在，并在同情心和职业要求之间划清界限，这证明了同情心与医疗实践的相关性，以及它在18世纪文化中具有特

---

① *The Family Magazine* 1741: 425.

② Hodson 1791: 66.

③ Frevert 2016: 83.

④ Ellis 1996.

⑤ Swieten 1776: 147.

殊的共鸣。

结论

受情感史领域见解的启发，本文将情感视为依赖文化的、不断变化的，将疾病视为超出生物疾病范畴的广泛类别，通过关注嫉妒、愤怒和同情来思考它们之间的动态联系：每一个情感术语都揭示了有关病理学概念的不同内容。嫉妒的语言暗示着极端的病理学，不仅与疾病有关，也与死亡有关，正如我在其他作品中论证的那样[①]，由于坚实的生物学基础，这种语言主要起到警示作用。在现代早期社会等级制度中，嫉妒被斥为一种特别危险的激情，因为它源于自己与他人的地位和财产比较后产生的不满情绪。愤怒也可能是种破坏性激情，预示着暴力和不和谐，并且需要加以控制[②]，因此，它在历史上一直以“健康的”和“不健康的”形式存在[③]，而这些形式又根据主流的医学模式而有不同例证。最后，在一个具有战略功能和意义的作者表达空间，如医学出版物的序言，对同情心的认同也意味着对当时主流情感话语的认同。

通过研究这些情感，我对医学模式的变化和连续性进行了反思，

① Minou 2017.

② Rosenwein 1998.

③ Carrera 2013.

并对医学向临床客观性和冷静性发展的线性叙事提出了质疑，这与费伊·邦德·艾伯蒂和迈克尔·布朗等其他学者是一致的。此外，我还对文化与疾病之间的一般联系进行了拓展，某些疾病能够在一定程度上体现文化特征 —— 如歇斯底里或偏执的历史诊断。综上所述，本章各节展示了病理学和疾病与情感政治的纠缠，它们是以多种方式与文化联系在一起的灵活变化的类别，病理化的情感不仅表现为深刻的感受，拥有让一个人失控的能力，还会催生出有关身心联系的问题。情感成为疾病，医学文化话语使情感病理化，引发了关于身体和个人经验（由社会政治环境形塑）之间是否存在联系的问题，暗示了一种"病态"的关系。相反，自然化的情感，就像18世纪认知中的同情心，在个人和更广泛的社会政治环境之间建立了一种被认可的适当关联，并将他们的身体置于一种"健康"的联系中。

第四章
动　物

莫妮卡 · 马特菲德

(Monica Mattfeld)

莫妮卡 · 马特菲德 (Monica Mattfeld)，加拿大北不列颠哥伦比亚大学英语及历史系助理教授，主要研究方向为动物研究、动物权利及动物失能的历史与文学，以及长18世纪英国的性别问题。曾发表有关男性气质、表演动物和早期马戏团的文章。与克里斯汀 · 格斯特 (Kristen Guest) 合编《马的品种与人类社会》(*Horse Breeds and Human Society*, 2019)。

苏诺拉·泰勒（Sunaura Taylor）在《在我生命中》（‘In my life’）一文中这样写道：

> 在我的一生中，经常有人把我比成各种动物。有人说我走路像只猴子，吃东西像条狗，我的手就像龙虾，还有人觉得我给人的整体感觉像只鸡或是企鹅…… 我明白他们把我说成某种动物就会凸显出我和别人不一样，但我不记得这些说法是不是让我怀疑过自己作为人的存在。①

这些“动物标签”，以及那些乱贴标签的取笑与伤害，伴随着泰勒的一生，而对于很多残疾人来说，这样的遭遇早已习以为常。

历史中不乏猿女、狼人等“进化不完全的种群”，还有像象人、野女那样的个体，他们或自愿或被迫地成为公众的焦点，人们把他们作为他者进行凝视。有些人有模仿动物的能力，或者能表演看似不可能的事情，从而名声在外，还有些人则完全没被当成人看，那些被贴上残疾标签的人常常和“怪胎”表演、露天市场以及马戏团脱不了干系，他们也从未远离动物王国。然而，残疾也好，兽性（animality）也罢，它们远不仅仅出现在马戏团的帐篷里。18世纪充斥着对“怪物”“非自然”和“缺陷”的记录，而关于鸽子脚（pigeon-toed）、聋子和盲人的惊奇故事也比比皆是，残疾始终是令人深感好奇的素材，它是许多

---

① Taylor 2011, p.192.

人生活中的常态，却是另一些人的无尽忧虑。在18世纪，有关残疾的话语从“迷信”转向理性的科学，也恰恰是在18世纪，医学的思想以及对人类的理解，都建构在动物的身体以及人兽相类的基础之上。

比如，斯蒂芬妮·布切诺（Stefanie Buchenau）和罗伯托·罗·普雷斯蒂（Roberto Lo Presti）在他们的文集《早期现代哲学和医学中的人类与动物认知》（*Human and Animal Cognition in Early Modern Philosophy and Medicine*，2017）中，阐明了动物与人类本质的交织。他们认为，纵观西方历史与18世纪启蒙时代，人类探索医学知识的多数途径都建构在动物身上，比如，很多比较解剖学家以一种“自下而上的方法”开始了他们对人类的探究，他们从动物入手，强调“它们与人类之间的同源性”[①]。这种研究路径对许多人来说是存在问题的，甚至是“羞辱性的”——“动物的身体在实质上和认识上比人类的身体更有优势”。事实上，“对于解剖学家来说，动物的身体更容易接受，而且它们还以更丰富的种类、更简单的形式呈现出相似的特征”[②]。因此，18世纪最伟大的科学家、自然哲学家和医学家都从动物身上寻找有关人类、宇宙与自然问题的答案，无论是罗伯特·波义耳对血液流动与真空的探索，还是亚历山大·蒙罗（Alexander Monro）的解剖学讲座，都离不开动物实验和活体解剖[③]，即使是这一时期最具影响力（虽然存在争议）的政治文化运动“同情（sympathy）”，也在动物研究中寻求到了生理学基础[④]。

---

①② *Human and Animal Cognition in Early Modern Philosophy and Medicine* 2017: 8.

③ Meli 2013; Guerrini 2006.

④ Eichberg 2009.

漫长的18世纪囊括了与启蒙运动相关的一些主要发展，充斥着科学的创新，对罪犯人道主义待遇的讨论越来越多，死刑与决斗潮流逐渐减少，蔓延的情感成为理想行为的内驱力。然而，正如上述事例所表明的，这也是一个超越人类本身去思考的时代。斯蒂芬妮·艾希伯格（Stephanie Eichberg）考察了动物实验对理解人类身体感觉与情感的作用，她认为当动物被纳入历史，人与动物的明显相似性迅速颠覆了理性时代以人类为中心的绝对主义①。本章将阐明，动物不仅是医学文化史的基础，对于理解人类怎样在人性与动物性的定义上摇摆也有所助益。因此，本章将通过两个案例研究，邀请动物们回到历史之中。第一个案例有关乔治·西伯斯科塔（George Sibscota）的早期科学著作，我会探讨当时人们对于肉眼不可见的"缺陷"何等迷恋，尤其是耳聋和失语。第二个案例是关于18世纪晚期人们对严重身体残疾的痴迷，以及伦敦最受欢迎的非法剧院中"三只怪兽"的出现。这两个异常案例呈现出了一个充满矛盾与永恒边缘性（eternal liminality）的历史时段，在此期间，人们始终排斥动物，以满足某种对人性的焦虑的渴求，即使这种人性的根基显然已经动摇。因此，当时对"怪物"与"缺陷"的探讨，使得人类和动物物种的界定出现了矛盾与困扰，这些不同寻常的身体打乱了物种之间看似清晰的差异，同时也让观看者对自我产生了相反的看法。

因此，18世纪是一个对另类身体充满渴望与嫌恶、爱与厌弃、恐惧与迷恋的时期。笔者认为，这把双刃剑源于人类自身的复杂

---

① Eichberg 2009: 274 – 95.

本性，以及对人类自身动物性的不断认知。乔治·阿甘本（Giorgio Agamben）的《开放：人与动物》（*The Open: Man and Animal*）一书可以在一定程度上解释这一现象。阿甘本研究了卡尔·林奈及其提出的分类系统，并指出“人是必须将自己认识为人类，才能成为人类的动物”，换句话说，“智人是一种构成性‘拟人化’的动物…… 他必须在非人中认识自我才能称为人类”[①]。在阿甘本的人类学机器中，作为人，针对动物来定义人，是一个有着“休止符”的连续过程，是将人类的双重性质（人和动物在一起）分开的切割过程，是抗拒动物和构建人的过程[②]。这是通过拉康的“镜像阶段（mirror stage）”完成的，在这个阶段中，人类通过对反射的自我形象的认同来定义自己，并且拒绝回顾自己的动物性。然而，当注视着动物的镜子时，“人，看着自己，看到自己的形象总是在猿猴的特质中发生变形”[③]。当一个人看着自己，就会看到身处于所有人类中的动物，这个动物也回望过来，让人不得不发现这个藏在人类中的诡异动物。搀杂各种事物是人性柔韧的本质，林奈认为人类是一个“可以容纳所有本性和所有面孔”的物种，因为人类拥有“各种生命的种子和萌芽”[④]，这样一来，一个人就有可能跨越人性的动物边界而成为危险的人，或者沦落成野蛮人，而这一切都怪那张动物面孔的回望。因此，对阿甘本来说，看到动物的自我是一个过程，人们通过这个过程看见、意识到自己的“人（性）（human）”，并且将其牢牢抓住，从而坚决抵抗其动物性。比如，阿甘本提出，

---

①③ *The Open* 2002: 26 – 7.

② *The Open* 2002: 38.

④ *The Open* 2002: 30.

17、18世纪的野孩子十分迷人，他们“是人类的非人道信使，是他脆弱的身份和缺失自我面孔的见证人”[1]。对这些孩子连同当时很多被认为是残疾的人进行“人性化”和文明开化的尝试“说明他们（见证人）其实深知人类的不稳定性”[2]。

但我认为，就像西伯斯科塔在书中说的，作为定义人类的手段，否定的过程本身也是一种悦纳，甚至是对自我中动物部分的欢迎。基于拒斥与空缺而定义人类是西伯斯科塔认识论的一部分，但定义残疾人则意味着接受动物是所有人类的一部分，而其他人对残疾人的定义与理解则更为激烈。我认为对许多人来说，动物自己就在对这些源源不断的排挤进行回击，并努力在拒斥中延续存在。观看人体内的动物，尤其是残疾身体中的动物，也可能是美妙迷人、令人神往的，无论我们喜欢与否，自我中的兽性吸引着我们，让动物的面孔、人类中的“猿”不断涌现，使人类不稳定的本质陷入危机。因此，人们参观野孩子和身心残疾的人，其实也是一个抗拒“怪物”般的身体中察觉到动物的过程。不过，这种觉察所带来的令人战栗的恐惧，有时令人心向往之[3]。与人类自我中的动物相遇是激动人心、令人神往的，这也是18世纪的人热衷于猎奇的一个动机。启蒙运动倡导理性、赞美人类的优越性（尽管医学的突破建立在动物身体的痛苦之上），却出现了一个令人不舒服的认知：动物始终潜伏在18世纪的残疾人群中。这一喜忧参半的讯息慢慢浮出水面。

---

①② *The Open* 2002: 30.

③ Todd 1995.

残疾与兽性

在这一章里，我们将融合动物与残疾两个研究领域。泰勒（Taylor）曾提出[①]，这两个领域一般并无交集，把它们融合也不是标准的历史研究方式，这倒是很像医学史的通常情况。伍德斯（Woods）指出，“受‘动物转向’影响的学者并没有去研究医学史，医学史家基本上没有意识到‘动物转向’”[②]。因此，本章旨在让这些看似毫无关联的领域产生联系，并试图在漫长的18世纪历史中提出有关残疾的问题。

动物文化史是动物研究领域日益兴起的研究方向，该领域以动物的存在为核心。艾丽卡·福吉（Erica Fudge）在一篇高引用率文章中是这样论述的：“这是一部要求我们不再将动物和人类置于不同领地进行审视的新历史。”[③] 这是一部抵制现代性和启蒙运动影响的历史，“在这样的历史中，自然与文化是一致的，我们在其中看到的不只是人类，还有动物如何塑造了过往”[④]。动物研究关注人与非人的关系、分类、拟人化和作用等一类的问题，并将“人”的概念也作为动物进行探讨。唐娜·哈拉维（Donna Haraway）提出的理论对人类和动物在历史中的共同性质进行了清晰阐述，成为该领域的研究基础。在《伴生物种宣

① Taylor 2011.

② Woods et al. 2018: 13.

③④ Fudge 2006.

言：狗、人和重要的他者》（*Companion Species Manifesto: Dogs, People, and Singnificant Otherness*）中，哈拉维富有表现力地提出，动物，尤其是狗，“不是理论上的替代品，它们不是在这让我们想想而已，它们是为了和我们生活在一起，它们是人类进化的犯罪伙伴，从一开始就出现在伊甸园里”[①]。我们不应该也不可能把动物从人类历史或对世界存在的理解中剥离出来。但在动物研究领域之外的学者仍未与动物建构联系，因而动物至今还总被当成他者，相对地游离于主流文化的发展。

同样，残疾研究也只是在最近才涉及作为非人类的动物。2012年首次出现了突破性文集《地球、动物与残疾解放：生态能力运动的崛起》（*Earth, Animal, and Disability Liberation: The Rise of the Eco–ability Movement*）[②]，其中一些学者开始将他们的关注点转向伦理与政治立场，他们有意归结了所有被压迫、被边缘化以及被损害的生命。这本书及其后续于2017年出版的文集《批判的动物、残疾与环境研究的交叉性：走向生态能力、正义与解放》（*The Intersectionality of Critical Animal, Disability, and Environmental Studies: Toward Eco–ability, Justice, and Liberation*）都摆脱了“传统”的残疾研究，转向了一个更加包容的理论立场，注重辨别所有人的不同能力，在这一框架的基础上叠加了对“正常性、健全主义与文明，生态女性主义 …… 生态种族主义 …… 生态殖民主义方式”的积极审视，过去等级森严、互不干涉的生态学、残疾、人类、非人类等标签得以实现“真正多样化”，继而呈现出了一

---

① *Companion Species Manifesto* 2003: 5.

② Nocella II et al. 2012.

个“相互依存”的系统，以及“在最灵活的意义上不同的”生命概念[①]。因此，在这个“更大的生物群体”中，所有生命都应得到尊重[②]。

然而，这种将生态学、动物、人类与残疾统御在一种理论之下的积极尝试也有不妥之处，尤其对历史研究而言[③]。长久以来，在剥夺公民权的记录中，都有关于贬低“他者”即残疾的身体，并将之与动物混为一谈的情况发生。而今，残疾史中认同动物的行为对于个人来说存在伦理问题，人们担心把动物带回残疾史的书写中会破坏、摧毁那些为确立被认为是残疾人无可辩驳的人性而进行的长期斗争，还会强化古今皆有的关于兽化的攻击性说法。承认动物在历史中的作用，或许能够让今天的人们更加正视它，其实动物始终都在那里，因此，当我们观看动物，面对历史上的动物，“也许会……否定对于‘人’可能无意中向‘动物’偏倾的不安”[④]。沃尔什（Walsh）认为，非人的动物始终在那里，在残疾的历史中等待，由于它们无处不在，许多学者和残疾活动家致力于抵制动物[⑤]。然而，对同样存在问题的话语和历史（如种族和“品种”）提出质疑的人们也意识到，在讨论动物历史时无法绕开以各种形式出现的动物[⑥]。像哈拉维一样，泰勒也铤而走险，涉入人与动物这一充满争议的领域，他们都走到了一个“危险地带（slippery territory）”，去探索残疾人和动物曾遭受的压迫。他们发现，

---

① Nocella II, 2012: xiii.

② Nocella II, 2012: xiv.

③ Duncan 2012: 39; Withers 2012: 112 – 15; Basas 2012.

④⑤ Walsh 2015: 20.

⑥ Haraway 2019.

“这种压迫曾作为纳粹德国、种族主义、奴隶制等暴行的隐喻，如果不认识到这一点，就无法讨论这一话题”。其实，泰勒认为，“杂耍的修辞也没好到哪里去，它显然是通过与动物进行比较来支持种族主义意识形态，以及那种贬低、偏见的刻板印象。所以，包括我在内的这么多人，被拿来和非人的动物进行比较与连接时，都受到了负面的伤害，我又何必涉足这一领域呢？”[①] 确实，何必呢？泰勒认为，学者有必要在伦理上呼吁关注人类和非人类长期以来所遭受的痛苦，努力改善这两个受压迫群体的福利待遇[②]。

对我来说，涉足动物的“危险地带”是一种理解自身缺陷（即使是在最基本的层面上）和作为一个个体与其他动物相伴的方式。最近，我被诊断出患有两种过敏症，一种是对兔子过敏，另一种是对所有人造香料过敏。对动物过敏引起了致命的哮喘，而对香料过敏则导致我对所有香料（天然的和人工的）和许多化学合成物过度敏感。我有一个狗鼻子，可以在大多数人无法嗅到的浓度和距离上闻到香味，我还有能把兔子皮屑识别为外来入侵者的免疫系统，所以我和犬科动物一样，作为一个有感觉障碍的个体，生活在一个充满宠物和人工气味的文化中。我在观看世界时很大程度上依赖于嗅觉，而我的视野与世界图景中需要规避的危险场所、人类和动物越来越多。因此，对动物与残疾并行的历史研究，对我来说是一场关于自我和我的隐蔽缺陷的旅程，但和泰勒一样，这也是一种重要的训练，使我得以揭开人类与动物长期并行的历史表面。其实，正像莱纳德·戴维斯（Lennard Davis）

---

①② Taylor 2011: 196.

所说，“有残疾就是变成一种动物，变成他者的一员”[①]，这是一段关于被压迫与被排斥者、弱者与被剥夺权利者的历史，也是一段动物和人类以及所有被征服物种的共同历史，它需要被讲述，作为悔过和复权的途径。我希望这段历史至少能稍稍唤起人们对被压迫者共同过往的关注，并让人们注意到“人类”这一从未恒定的定义，这种以人类为中心的定义否定了这么多人的智慧、生命和人格。因此，无论多么令人不适，本章都将延续艾丽卡·福吉和泰勒的观点：“我们可以说，没有动物的历史是不可想象的。”[②]

缺陷

纵观历史，“残疾（disability）”这个词以及“残疾人（disabled）”这一类别并无标准。大卫·特纳（David Turner）认为，“‘残疾人’作为一个特殊群体的定义是有别于广大病人群体需求、有权获得特定福利的，他们被笼罩在‘残疾’这个词之下，都属于20世纪经济、社会发展的产物”[③]。而在18世纪，这两个词并不是某种身份或群体归属的术语，相反，“残疾人”一词在当时并不常用，它只在法律界定范围时

① Davis 1995: 40.

② Fudge 2002, 2006.

③ Turner 2012: 11.

使用，即一个没有能力或残疾到无法继承土地或财产的人[①]，它也被用来表示一个失去健全身体的人（包括能力、强壮、健康），或者一个因贫穷、酗酒、暴力等而完全丧失能力的人[②]。因此，在18世纪，无论在人类还是动物领域，“残疾”“残障”都被临时拿来界定那些暂时无法履行其职责的人。

在这一时期，其他描述永久性身体损伤的术语更为常见，包括“跛脚”“残废”“畸形”“缺陷”和“怪物”[③]。然而，被划归到这些分类中的人和事物多种多样。西伯斯科塔此前的研究主要集中在“缺陷”问题上，这也是本节的主题。那些被认为有缺陷的人很容易被贴上标签，因为他们往往有解剖学差异所致的感官障碍，比如失聪或失明[④]。莱纳德·戴维斯提到，这些人对哲学家、医生和公众来说具有前所未有的魅力，以至于“欧洲在18世纪变成了聋子”。17世纪末至18世纪初，聋哑人受到了健全社会的关注，他们因此得以形成自己的独立群体[⑤]，而在此之前，人们并不认为聋哑人是个独立群体，他们在大众误解下承受着痛苦，并被隔离于语言、智慧甚至人性之外。

在18世纪的启蒙运动开端，人们对语言的本质、交流与灵魂的关系以及人类和动物的定义等问题提出了新的质询[⑥]，这类问题使聋

---

① Turner 2012: 17.

② Turner 2012: 20.

③ Deutsch & Nussbaum 2000; Davis 1995.

④ Deutsch & Nussbaum 2000: 2.

⑤ Davis 1995: 51.

⑥ Serjeantson 2001.

哑人成为科学与哲学辩论的焦点。在这一时期，最有影响力的文献包括约翰·布尔沃（John Bulwer）的《聋人的朋友》（*Philocophus / The Deaf Man's Friend,* 1648）和《自然的手语》（*Chirologia, or the Natural Language of the Hand*, 1654）；乔治·德尔加诺（George Delgarno）的《交流的艺术》（*Art of Communication*, 1680）；约翰·沃利斯（John Wallis）的《演讲》（*De Loquela*, 1653）；威廉·霍尔德（William Holder）的《语言要素》（*Elements of Speech*，1699，莱纳德·戴维斯指出，皇家学会全体成员参与）；约翰·阿蒙（John Ammon）的《清晰的演讲（会说话的聋人）》[*Sudus Loquens* (*The Talking Deaf Man*), 1694] 和《论演讲》（*Dissertatio de Loquela*, 1700）；丹尼尔·笛福（Daniel Defoe）的《邓肯·坎贝尔》（*Duncan Campbell*, 1720）；查尔斯·米歇尔·德·里皮（Abbé de l'Epée）的《用有效手势指导聋哑人》（*Instruction of Deaf and Dumb by Means of Methodical Signs*, 1776）；阿诺迪（J.L.F.Arnoldi）的《教聋哑人说话和写字的实用指南》（*Practical Instructions for Teaching Deaf-Mute Persons to Speak and Write*, 1777）；以及西卡德（R.A.Sicard）的《手势理论》（*Theory of Signs*, 1782）。18世纪是对人类某些决定性特征进行深入探究的时期，而有关语言和理性更是探讨的焦点[①]，学者们提出了一系列问题：手语是如何运作的？这和《圣经》传统以及长久以来用口语界定人类的假说如何发生关联？对于来自日益壮大的帝国各地那些会说话且有理性的动物人们该怎样办？[②]

---

① Smith 2017; Wolfe 2017.

② Wolloch 2019; Smith 2017.

聋哑人作为模糊的物种被置于看起来并不确定的人类/动物（*human/animal*）语言领域，而相关文本也存在明显的不确定性，但许多研究这一主题的学者都避免直接触碰这一主题本身，他们满足于把这一纠结的矛盾之网留给别人。有些研究涉及灵魂问题[①]，而有些则简单地将聋哑人的理性称为“智慧”，这是专用于动物思维过程的术语[②]，这些作者一般不会追问什么是人类，即使这一时期出现了很多关于猿猴、“野人”、野孩子以及表面上具有理性的各类动物的新讯息（包括对它们的痴迷）[③]。

与此相反，乔治·西伯斯科塔在《聋哑人的论述》（*The Deaf and Dumb Man's Discourse*, 1670）中讨论了此类问题。学者们对西伯斯科塔所知甚少，扬·布兰森（Jan Branson）和唐·米勒（Don Miller）认为这个名字是一个不知名作者的笔名[④]，而《聋哑人的论述》其实是对安东尼·德辛（Anthony Deusing，荷兰格罗宁根的医学教授）早期医学论文集（1660年）拉丁文本的翻译。无论作者是谁，这都是一篇广博的科学论文，对此前有关该主题的作品中隐含的动物性进行了明确否定，西伯斯科塔就聋哑人的智慧、人类理性以及不朽灵魂进行了论证，同时又欢迎动物成为全人类的一分子。《聋哑人的论述》是一部直接针对人类世界和动物之间存在问题、压迫、模糊边界的激进主义作品，西伯斯科塔参与了动物和人类语言的时代之辩[⑤]，他沉浸在亚里

---

① Bond 1720: 346.

② William Holder，引自 Branson & Miller 2002: 83。

③ Wahrman 2004: 132 – 3.

④ Miller 2002: 89.

⑤ 参见 Serjeantson 2001 中的案例。

士多德（Aristotle）、普鲁塔克（Plutarch）和普林尼（Pliny）等人有关这一主题的经典作品的漫长历史之中。西伯斯科塔写于17世纪末的论文则分成两个相互关联的部分，前半部分呈现了西方对于耳聋、说话能力、语言习得和无处不在的神灵之间关系的共识，后半部分题为《关于无生命生物的理性与言语的附论》（*An Additional Tract of the Reason and Speech of Inanimate Creatures*），延续了前半部分引出的各种主题，但它深入探讨了动物的理性以及非人类动物用与人类相似的言语或文字来表达内部自我的突出能力。在这两部作品中，西伯斯科塔提出了这些问题：什么是真正的理性？在上帝的图景中，人类和动物有什么不同？所有生命（包括人类、动物和“有缺陷的人”）沟通交流的极限是什么？

西伯斯科塔始终致力于探讨有缺陷的身体，他首先解决了一种流行于18世纪的信念的问题，即人类和动物之间最明显的分界是人类的语言能力[①]。亚里士多德确实表示过“语言能力（以理性为前提）只赋予人类”，“其他生物都不能说话”[②]。在这种哲思的影响下，其他作者在描述聋人时就会使用“智慧”和“生物”这样的术语，它们还在整个前现代、现代世界用来界定那些有感官或身体残疾的人，把他们描述得不如人，或者不完全是人类。那些能听见的人被认为自然能够说出可理解的语言，因为在这种古典的亚里士多德哲学中，语言是听觉和理性的直接结果。因此，一个有听力的人就是一个能够说话的理性生物[③]。然而，在整个17、18世纪中，人们会认为一个听不见的人没有

① Branson & Miller 2002: 71.

② 引自 Sibscota 1670: 49。

③ Sibscota 1670: 49.

语言表达能力[1]，而这种不能说话的情况反过来又证明了听力、语言和理性之间的联系：聋子就是“哑巴”，“哑巴”就是非理性的野蛮人。

然而，这种亚里士多德式的传统并不普遍，18世纪的许多哲学家、医学家的立场与之相异。洛克（Locke）和卢梭（Rousseau）等有影响力的哲学家从普鲁塔克的嗜血传统中得到启发[2]，他们热爱动物，坚信动物的理性与人类的理性不相上下[3]，他们认为动物确实有理性（类似于人类的理性），所以它们可以说话[4]。西伯斯科塔从这一传统中得到启发，在其《论述》中用了大量篇幅驳斥亚里士多德关于听觉、语言和解剖学的说教[5]。然而，当谈到动物的理性时，西伯斯科塔却同意亚里士多德的等级观点，虽然西伯斯科塔最初对于非人类理性的看法并不清晰，但他后来确认“哑巴畜生（dumb brutes）”不仅拥有“某种理性或者推演的思想”[6]，而且在许多情况下都表现出能借助言语、身体语言或书写来交流的独特能力。

西伯斯科塔寻找了各种动物物种和历史资料以阐明他的观点，他遵循时期分类系统，将大象、猿猴、狗和马置于人类的理性等级之后[7]。事实上，像大象、麻雀和蜘蛛这些物种都能进行理性应答，传递它们的需求及内在想法，对西伯斯科塔来说，动物理性的最鲜明事例

---

① Green 1783.

② Davis 1995: 59.

③ Preece 2005: chapter 1.

④ Serjeantson 2001.

⑤ Sibscota 1670: 50, 52.

⑥ Sibscota 1670: 59.

⑦ Mattfeld 2017: 53.

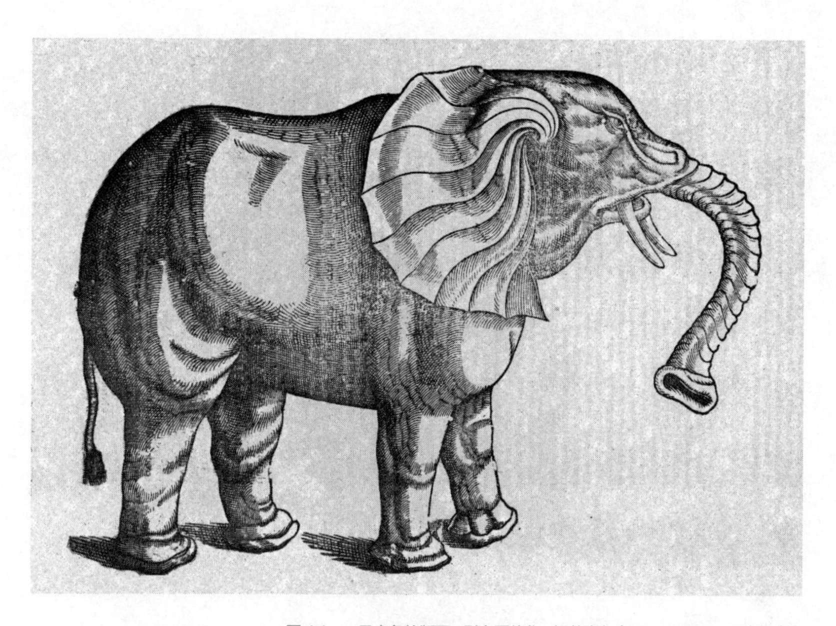

图 4.1　一只大象的版画，引自爱德华·托普塞尔（Edward Topsell）的《四足兽与蛇的历史》（*The History of Four-Footed Beasts and Serpents*），伦敦：由 E. Cotes 为 G. Sawbridge、T. Williams 和 T. Johnson 印刷，1658 年。来源：The University of Houston Library, Houston, USA/Public domain。

就是大象以及他自己养的狗。在历史上，人们就认为大象能进行复杂思考，解决问题，并用身体表明自己的想法。比如，博物学家和医学植物学家先驱加西亚·德·奥尔塔（Garcia de Orta）说过，人们都知道大象能理解饲养员用语言表达的命令，而且能在行动、无生命物体和虚假之间建构理性关联。西伯斯科塔（引自德·奥尔塔）讲述了这样一个故事：一位大象饲养员回忆道，他养的一头大象的食物来得比平时晚，他就向这头大象示意，它的食物来晚了是因为它的碗坏了，如果它想吃东西，需要先把碗拿到铁匠那里修理。接下来，铁匠没有把碗补好，当大象把依旧破损的碗拿给它的饲养员看时，饲养员再次命令它把碗拿回铁匠那里修理，沮丧的大象又把碗拿给了铁匠，“带着哀怨的声调”把它扔了下去，并且密切监视着铁匠的修补工作。人类中心主义的铁匠不相信动物有理性，想“给它做做手脚”，假装在修补洞口，但是大象并没有上当，它把碗拿到河边试着装水，但水流了出来，这下大象“被激怒了……它跑回火盆边，用雷鸣般的声音吼叫着”。受到责备后，铁匠终于把碗修好了，但大象并不“信任”他，再次在河里测试了碗，“当它发现碗能盛住水时，它转身向旁边的人展示了一下，有了事实目击证人以后才回家。”[①]。这种对大象的理性和语言交流过度拟人化的描写，被进一步夸大成大象能复制书面文字并用与人类语言非常相似的声音表达自我。

西伯斯科塔认为，许多古典作家以及既有医学理论都认为像大象这样的动物在声带解剖、语言理解、交流或理性能力方面和人类没有区别，大象可以使用“它们同类”的语言系统以及“合适的术语”或者人类的语言，用它们的鼻子说话[②]。西伯斯科塔指出，这种语言行为与17世纪末被认为是“缺陷”的耳聋患者所拥有的能力非常相似，这显现了一种按物种划分的语言群体意识，从根本上破坏了语言的人类中心主义性质。西伯斯科塔认为，“虽然牲畜大多没有清晰的发音，因而使用的并不是所谓的言语……但它们通过身体的姿态、声音、噪音以及其他方式来表达它们内心的想法，甚至像哑巴用手势和各种动作来代替语言，从而在彼此之间以及和其他人进行非常明显的对话交

---

① Sibscota 1670: 53 – 5.

② Sibscota 1670: 64 – 5.

流”[1]。和大象一样，那些“聋哑人”在某些情况下也可以用语言表达、用手势交流或者书写，好让自己的“同类”以及更多听力健全的人理解自己。

在英国，至少从罗马时期开始，耳聋者的交流能力就得到了很好的记录。有迹象表明，前现代时期有许多人能用手语和聋哑人以及更广泛的群体进行有效交流[2]。例如，1666年11月9日，星期五，塞缪尔·佩皮斯记录了发生在白厅街（Whitehall）和骑兵卫队总部（Horse Guards）的一场大火，火灾的消息是由一个虽然“哑”但是很“狡猾的小混混”传给佩皮斯和他的朋友唐宁（Downing）的。佩皮斯和唐宁对这个男孩非常了解，他“用很奇怪的方式比画着火灾，以及国王在国外等讯息”，唐宁与佩皮斯不同，他理解了这个男孩的意思，并向佩皮斯解释说，“虽然只能起一点点作用，但你总会理解他的，也让他尽可能容易地理解你”[3]。佩皮斯在他的日记（1660—1667年）中经常提到耳聋的人，根据他的说法，对于懂得他的语言的人来说，这个男孩的智力以及交流能力没有任何问题。不论是健全人还是残疾人，交流中最关键的就是“简易”，包括陈述关于火灾情况、国王居处这样的复杂信息。

在西伯斯科塔看来，大象、狗、麻雀、蜘蛛、蚂蚁和鹦鹉至少在表面上都具有这样的能力，他坚持动物和人类同样拥有理性与语言能力。但这并不是在延续人们当时对“残缺”身体的负面的、兽化的说

---

① Sibscota 1670: 66 - 7.

② Branson & Miller 2002: 61 - 2.

③ Pepys n. d. 1666.

法，相反，西伯斯科塔把聋哑人与动物放在一起研究，并从探究动物理性出发，实际上挖掘出了某些健全人社会中对动物与人类压制、迫害的最隐蔽原因。西伯斯科塔对听觉与语言进行了多物种调查，他阐明了不同物种之间具有相似性，而这种相似性在启蒙运动中是被坚决否认的。对动物与人类的深入比较在一定程度上平衡了人类特权主义的等级制度，同时，人们不可否认地看到，对不同物种的接纳度越来越高。这样一来，过去的作者就这方面问题所犯的错误和持有的信念就显得荒唐可笑，把有缺陷的人与动物并置，可以使动物性成为全人类中具有积极意义的一面，同时也成为“人性”不可或缺的组成部分。如此一来，聋哑人就划归到了人类那一边，而西伯斯科塔也展现了神的造物有多么迥异，他认为人性的决定性特征并非大多数人所说的语言，而是理性与神学相互交织的思想与认识论。

无论是否存在感官上的“缺陷”，人类都是唯一能够知晓神性的生物。西伯斯科塔认为，动物也许能够理解它们的世界及其所处的位置，也能表达它们内心深处的想法，但它们没有能力获知更加广泛的抽象概念，无法真正理解上帝和他的教义以及救赎等概念。西伯斯科塔认为，“野兽的理性”“在本质上绝对不同于人类的理性”，因为它是由“一种灵魂的感官或物质官能”所构建的[①]。人类的灵魂也有这些要素，“俗称人的思想性”，但它与动物的思想有着质的区别，因为人具有能和“理性”或不朽灵魂进行互动的优势。结果就是，虽然西伯斯科塔的理性动物论证明了动物也具有某种理性，但人类的理性“比任何物

---

① Sibscota 1670: 69.

种的理性都要高贵、优秀得多”[1]。他虽然并不强调人与动物在理性上的差异[2]，但也认为即使是像大象那样看上去拥有十足理性能力（甚至能理解人类的隐秘动机，以及虚假、时间和自我等概念）的物种也不具有“真正的”人类理性。大象和其他动物无法“想象出任何神灵”，也无法“基于因果推演，或者连续的结果，或者用脑海里的规律总结出结论来论证上帝”[3]。动物无法学习、理解更高权力的概念，也无法知晓《圣经》中的故事，它们即使有不朽的灵魂，也没有真正的理性与知识，从而无法获得救赎。

由于动物和那些与之类似的、有“缺陷”的人都缺少人类理性，人们就对他们的交流能力表示质疑。一般来说，人类有能力通过真正的理性来认识神性并得到救赎。问题来了：像聋哑人那样有感官缺陷的人无法听到教堂中唱诵的教义，那他们能否认识上帝并获得救赎呢？西伯斯科塔认为，问题并不在于是否能听到，与亚里士多德哲学不同，西伯斯科塔提出，语言和理性并不以听力为前提，无论一个人是否能听到经文，他们在身体、理性和精神上都有能力学习，因为他们是人，能通过识文断字实现救赎。

其他探讨聋哑人的学者也得出了同样的结论。根据他们当时的重构，读写能力而非口头话语才是最重要的交流方式[4]。戴维斯论及18世纪初（包括西伯斯科塔在内）的很多学者都认为，“在阅读或写作时，

---

① Sibscota 1670: 70.

② Smith 2017: 135; Wolfe 2017: 152.

③ Sibscota 1670: 80.

④ Davis 1995: 61.

听力健全的人和聋哑人之间并没有什么区别”[1]。读写能力的地位得到提升，人们普遍相信言语和阅读并不是相互关联的学习能力，这使得专门针对聋哑人的规律的制度化教育得以开展。早期的教育学家和语言学家对语言本质及其与知识的关联更感兴趣，比如标准化的手语字母，对读写能力的习得，甚至在特定情况下掌握说话的能力等。他们认为所有人类都被上帝赋予了独特的语言，而作为其原始形式，手语比巴别塔时期更早，这就使得手语成为“完美的”创始者语言[2]。西伯斯科塔否定了这种观念，他指出，没有所谓的原始语言，这些各种各样的语言，包括手语，都是上帝的设计。但西伯斯科塔及其他哲学家对于亚里士多德提出的“声音是语言的基础，口语才能反映心灵，且是‘灵魂之源’”的观点表示质疑[3]。西伯斯科塔认为，无论是人类还是动物，所有生物都可以通过“手势”进行交流，如果解剖结构允许，他们还会发出语音或声响，而有些动物（比如鹦鹉）甚至可以仿效人类的语言[4]。然而，智能、理性的语言必然离不开不朽的灵魂以及专门的教导，西伯斯科塔及后世学者认为，聋哑人就像无辜的婴儿，需要时间和耐心来学习如何交流，这就否定了上帝只对那些能听会说的人显圣的说法。所有的语言都属于神，因此，无论是否拥有语言能力，所有人都是神圣计划的产物[5]。

---

① Davis 1995: 59.

② Branson & Miller 2002: 71 – 2.

③ Branson & Miller 2002: 72.

④ 参见 Smith 2017。

⑤ Sibscota 1670: 37.

西伯斯科塔认为，人类和动物都拥有读写与交流能力并不是一件大事，这种相似性不应该在人类/动物等级制度的滑坡中引起任何"对人类主权与独特性的贬低"[1]，因为这只是上帝创造的所有物种具有共性的结果。不能说话不再是非自然的、有罪的或动物性的征象[2]，上帝的计划是要实现人类的多样化与健康，就像生活在他们周围的野兽一样[3]。基于这样的哲学，聋哑人和他们身边的健全人都被归类为动物，他们在许多方面是相似的，但在理性灵魂层面有根本的不同。聋哑人只是人类的一种形式，与健全人一样具有理性，正如1701年约翰·邓顿（John Dunton）在《天使邮报》（*Post Angel*）中得出的，像羊毛商人查尔斯·利恩（Charles Leane）的四个孩子那样生来就"聋哑"的人应该"感谢上帝，是他创造了这种差异"[4]。

18世纪，关于有感官或身体"缺陷"的人的存在是上帝神圣计划的一部分的说法逐渐消失，"最好将这一时段视为过渡时期"[5]，人们逐渐放弃对上帝计划的古老信仰，取而代之的是对缺陷或畸形身体的医疗化与制度化倾向。人们更加相信，相对于自己来说，这些人绝对是"他者"[6]，西伯斯科塔则遵循了这种缺陷身体建构的总体转变，因为他的研究是设定在更为古老的宗教思想背景之上的。和圣奥古斯丁（St

① Wolfe 2017: 151.

② Turner 2012: 36.

③ Branson & Miller 2002: 82.

④ 引自 Turner 2012: 37。

⑤ Gabbard 2011: 83 – 4.

⑥ Turner 2012; Branson & Miller 2002: 92.

Augustine）以及可敬的贝德（Bede）一样，他们都认为聋哑人可以通过书写、手语等方式获得救赎[1]。然而，西伯斯科塔也助推了启蒙运动中残疾的医学化进程，他坚定地把听说能力障碍归因于解剖学上的“缺陷”或疾病导致的结果。到这一时期，有缺陷的人不再是任何神圣计划的一部分，相反，他们成了医疗干预的理想人选，医学可以把他们从自我及其异常身体中解救出来，并证明理性科学和医学对人体的优势。对于那些被认为是聋哑的人来说，这种理性化表现在日益健全的专门语言学校，而对有些人来说，他们成为新文化社会的缩影[2]。然而，那些有明显身体差异、被归类为“畸形”“奇异”或者“怪物”的人在18世纪的遭遇和聋哑人大相径庭。

怪异的“畸形人”

18世纪对于怪物和畸形的界定并无统一标准，这两个词可以经常互换，意指某人或某物的行为因意外或其他原因而违背了自然法则[3]。怪异通常和某些道德败坏有关，暴露了畸形和缺陷的问题，而怪物则“显现出人类在生物上和/或道德上隐秘的现状与未来”[4]。芭芭拉·本

① Branson & Miller 2002: 67 – 8.

② Turner 2012: 37.

③ Deutsch & Nussbaum 2000: 2.

④ Benedict 2000: 127.

尼迪克特（Babara Benedict）认为它们是一种“警告”；莱纳德·戴维斯觉得它们是破坏观看者稳定自我意识的创伤性因素；伊丽莎白·格罗斯（Elizabeth Grosz）则觉得它们“让人既着迷又厌恶，既诱人又恶心”[①]。健全人会觉得怪物也是动物，也是人们借以观看并构建自我的镜子。丹尼斯·陶德（Dennis Todd）解释道：“那些不确定的合成物、怪物（就像动物一样）会让我们感觉到身份的剥离。它们是边缘生物，横跨在我们本希望明晰并保持独立的类属之间，它们模糊了差异，让这些类属也变得模糊，相互渗透，从而困扰着我们。”[②]他们是令人不安的生物，但无论阶层与性别，人们都被他们的边缘性所吸引，也对围观和自己如此相似的“他者”深感兴趣。这一切都在于，“当人们看到怪异与正常、人类和日常生活关联如此密切时会感到兴奋不已[③]。

泰勒明确指出，虽然残疾远比“畸形秀”的历史悠久，“我们却不能将身体畸形的历史抽离出这一奇观的架构”[④]，即便存在种族主义和资本主义制度的压迫，“他者”身体秀在18世纪出现并不令人意外，毕竟这是个“怪物”出没、对反常样貌深深着迷的世界[⑤]。正像安妮塔·格里尼（Anita Guerrini）和保罗·塞莫宁（Paul Semonin）所言[⑥]，无论普罗大众、皇室成员、贵族、自然哲学家、皇家学会成员［如约翰·伊夫林（John Evelyn）和罗伯特·胡克（Robert Hooke）］、医生

---

① Benedict 2000: 127; Davis 1995: 132; Grosz 1993: 56.

② Todd 1995: 156.

③ Todd 1995: 157.

④ Taylor 2011: 196; Stewart 1993: 108.

⑤ Guerrini 2010:110 – 11.

⑥ Guerrini 2010; Semonin 1996.

(如皇家医学院院长汉斯·斯隆爵士)还是私人收藏家，全都被伦敦各地展出的奇妙怪物所吸引了。事实上，18世纪的许多公共场所经常举办怪物公开展览，从以最著名的巴塞洛缪博览会[①]为首的地方及全国性的博览会，到考文特花园和干草市场周边的私人住所和知名机构，从各种各样的咖啡馆、非法剧院到第一批马戏团，整个18世纪的流行娱乐经济全靠畸形身体的支撑[②]。因此，这么多有关他者身体的展览有太多值得探究的地方，通过这些展览，我们就能看到怪物是怎样被建构的。

在这一时期，大量“怪物”与“奇异”秀潜移默化地影响了那些身体不健全的人的生活[③]。根据罗斯玛丽·加兰·汤姆森（Rosemarie Garland Thomson)的论述，那些展览的“畸形”人并没有和其他残疾人切断联系，而是成为某种不同的延续体[④]，他们成了其他“畸形”人肉眼可见的回响，比如亚历山大·蒲柏、塞缪尔·约翰逊、霍拉斯·瓦尔波尔(Horace Walpole)以及威廉·海(William Hay)[⑤]。畸形秀使反常身体文化与医学建构清晰可见，从而影响了那些异于正常身体与文化规约的人的生活。女性被当作是异形的男人，而阉人以及双性人则不符合愈渐严苛的性别二元论对性别与生殖器官的明确界定[⑥]。花花公

① Morley 1859.

② 有关举例参见 Moody 2000; Mattfeld 2017。

③ Deutsch & Nussbaum 2000: 1 – 2.

④ Thomson 1996: 11.

⑤ 例证参见 Turner 2012。

⑥ 例证参见 McCormick 1997; Thompson 2016。

子们偏离了为一般人所接受的消费方式与水平，和理想的男性气质渐行渐远，而那些有着异常身高、体重、肤色、身形等“反常”生理特征的人则偏离了理想、健康身体（的定义），甚至那些被贴上了“丑八怪”标签的人，以及那些有伤疤或者类似大鼻子这种异常特征的人，也常常因为他们的畸形而遭到排斥。由此，在18世纪，在身体、精神、文化、社会等任何方面有异常的人都会被归类为“他者”、怪异、危险和怪物。在这一时期，人类有强大的驾驭多种面孔的能力，尤其是阿甘本的动物形象，人们越来越关注对明确等级制度与二元差异的建立与监管，使得任何有失理想化的人都可能沦为动物[①]。每个人的内在都潜藏着动物性，但对于那些畸形人来说，他们的存在本身就是有问题的，尤其是当他们现身商业展览之后。

“怪物胃袋（Monstrous Craws）”是一个十分著名的畸形身体秀案例，它引发了有关动物性的广泛讨论（图4.2）。当时的大都市有展出“奇怪”“有趣”的人和动物的风俗[②]，在这种风俗的影响下，三个没有名字的人（包括一个男人和两个女人）开始举办胃袋展。从1786年12月22日（星期五）开始，胃袋们在“位于干草市场31号行李箱制造商佩克特先生的店里”展出，他们吸引了伦敦精英们的目光与想象。当时的报纸这样描述道：“刚从国外运来的三个奇异的人类野生物种……身材非常矮小，大概只有5英尺高，每个人的喉咙下面都有一只可怕的胃袋，分别有3个、4个或5个不等的球体或腺体，每个球体或腺体

① Wahrman 2004.

② Pender 2000.

PRICE REDUCED.

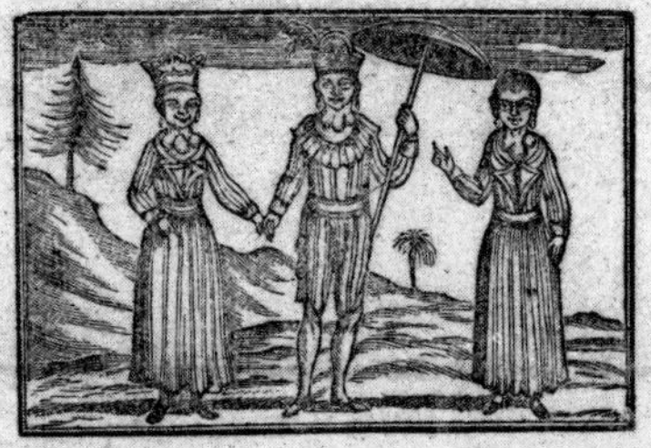

To the Nobility, Gentry, and the Curious for inſpecting moſt Extraordinary Human Beings, of the wild Species born.

Juſt Arrived from Abroad,

And to be Seen at Mr. Becket's, *Trunk Maker*, No. 31,
HAY-MARKET,
From Ten o'Clock in the Morning, till Nine in the Evening,

Three Wonderful Phœnomena,

Wild Born, of the Human Species :

THESE are Two Females and a Male, of a very SMALL STATURE, being little leſs or more than *Four Feet High*;

Each with a Monſtrous CRAW

under the Throat, containing within, ſome Three, ſome Four, ſome Five BALLS or GLANDS, more or leſs big than an Egg each of them, and which play upwards and downwards, and all ways in their *Craws*, according as incited and forced, either by their Speaking, or Laughing. Theſe Three

Moſt wonderful wild born Human Beings,

whoſe Country, Language, and Native Cuſtoms are yet unknown to all Mankind, it is ſuppoſed ſtarted in ſome Canoes from their Native Place (believed to be ſome ſtill unknown remote Land of South America) and being after Wrecked, were picked up by a Spaniſh Veſſel, which in a violent Storm, was alſo loſt off Trieſte, in Italy, when theſe Three People, and another of the ſame kind, ſince Dead, were providentially ſaved from periſhing; though, it is imagined, there were more on board of their Species.—At that period they were of a dark Olive Complexion, but which has aſtoniſhingly, by degrees, changed to the colour of that of Europeans.

Theſe Three *truly-ſurpriſing* Beings, have attracted to themſelves the moſt minute Attention, and great Admiration of all the Princes, celebrated Anatomiſts, and Naturaliſts, to whom they have been preſented in Europe, for their Rare, and yet Unknown Species; and not leſs indeed, for their moſt apparent and ſurpriſing Happineſs, and Content among themſelves; moſt endearing Tractableneſs and reſpectful demeanour towards all Strangers, as well for their unparallel'd and natural, chearful, lively, and merry Diſpoſition, Singing and Dancing (in their moſt extraordinary Way,) at the will and pleaſure of the Company

Admittance, One Shilling Each:—

图 4.2　写有“干草市场 31 号，行李箱制造商佩克特先生的店里”的展览广告传单。来源：The Trustees of the British Museum, London。

都有鸡蛋那么大，他们说话或者笑时，胃袋里的球就会上下左右地颤动。这三个人的身份和语言不详，也许来自南美洲的某个地方，经过意大利的里雅斯特来到英国。”[①] 最终，“怪物胃袋”在菲利普·阿斯特利（Philip Astley）经管的“皇家格罗夫（Royal Grove）”（从1787年8月6日大概至1787年9月2日）以及查尔斯·休斯（Charles Hughes）经管的“皇家马戏团（Royal Circus）”（从1787年9月3日大概至1787年12月22日）展出，取得了极大成功，“胃袋们”迅速成为一个家喻户晓的名字，他们因其异国情调、种族化以及兽化人类等特征大受欢迎。

胃袋们的动物性畸形使他们成了“令人惊异的奇物”，人们觉得他们既“奇妙”“惊人”，又“非凡”“精彩”[②]，普通大众、博学的医学研究者以及好奇心强的自然哲学家都对他们深感兴趣。随着异常身体在18世纪得到合理化与医学化，人们关于奇异的观念也发生了变化，从原先的相信奇迹与上帝威严转向了科学的探索。17世纪，怪物所具有的全新的“知识性的魅力”成了它们进入为人们所接纳的哲学探究领域的敲门砖，这样一来，那些为了科学探索而对怪物感兴趣的人就和那些仅仅对怪物之奇异着迷而未经思考的愚民分道扬镳了[③]。在这样一个痴迷于“禁忌话题”的年代，怪兽慢慢地成了流行娱乐的主角和奇异探索的重点对象[④]。18世纪又是一个痴迷自然的世纪，大自然曾是上

---

① 《广告和通知》，《公共广告商》（*Public Advertiser*），1786年12月26日。

② 《新闻》，《公报与新广告日报》（*Gazetteer and New Daily Advertiser*），1787年1月24日；《新闻》，《晨报》（*Morning Chronicle* [1770]），1787年4月16日。

③ Semonin 1996: 71; Daston & Park 2001: chapter 9.

④ Benedict 2001: 2.

帝的特权，但理性的探索者对它产生了愈渐浓厚的兴趣，并做了许多像林奈等人那样的分类研究[①]。在这一时期，大家都对神奇事物感到痴迷，因而无论是粗人还是医学、科学界的"杰出人物"，看到胃袋的时候都一样兴奋，这些杰出人物还提出了各种"挑战现状的问题"来满足自己的好奇心[②]。

胃袋的身体引发了一些问题，包括人类与动物的本质、能让人接受的性的本质等。由于胃袋们是"畸形的"怪物，所以就其本质来看，他们总是身处人与动物的边缘地带。人种秀（畸形、奇异人体展）和动物秀共同占据了整个现代早期到19世纪的时尚圈。萨迪亚·库雷希(Sadiah Qureshi)提出，动物和人类展览一直没有明确划分，他们都是通过展示"异类"来迎合人们的兴致[③]，虽然有各种"奇异"人类以及黑猩猩、北极熊、狮子、袋鼠和其他异域珍兽[④]的展览，但那些反常的生物更受欢迎。的确，那些与众不同甚至形同魔鬼的人类并不与司空见惯的"哑巴"以及没有理性的"野人"为伍，他们多具有惊人的特技，始终为观众们青睐。受训的马、猪、鹅，各种跳舞的狗，能唱歌的猫，会弹钢琴的老鼠以及其他令人惊叹、好奇、追捧的动物们，经常和胃袋同台演出、相提并论[⑤]。胃袋们总是和动物表演同框，因而也经常被人们当成动物。

---

① 参见 Thomas 1991。

② 《广告和通知》,《先驱晨报》(*Morning Herald* [1770]), 1787年5月10日; Benedict 2001: 2。

③ Qureshi 2004: 237 – 8.

④ Grigson 2016.

⑤ Mattfeld 2015;《新闻》,《公报与新广告日报》(*Gazetteer and New Daily Advertiser*), 1787年1月24日。

事实上，驯养者深知胃袋和其他畸形人以及动物在行为上的关联性，这些驯养者和18世纪大多数奇异物种的主人或者管理员一样，一直在过度夸大他们的展品所具有的双重属性，这些展品（在付费的报纸广告中）被吹嘘成既是“野人”“野生动物”“畸形的怪物”，又是确凿无疑的“人”“人类”，和我们属于“同一物种”[①]。这类语言暗示了一种对动物性的有意识的焦虑，这种动物性潜藏在他们自己、舞台上的其他动物和观众之中，但正是这种潜藏于畸形中的混杂性令人感到惊奇而向往。

陶德认为，这种对他者的渴望是“畸形”本身所固有的，虽然怪物们经常令人感到恐惧、焦虑或者厌恶，但并不是所有怪物都是危险的，有的甚至可能是美丽的。18世纪经常有美丽怪物的说法，许多有身体“畸形”或者“缺陷”的人被描述为怪物，但他们也和蔼可亲、性情可爱、美丽动人[②]。在陶德看来，危险甚或邪恶与“温顺”和“有魅力”交错而成的空间正是畸形的一个典型特征，也最为明确地解释了怪物大流行的现象。展品的“监护人”明白这种怪物和“正常人”之间不可思议的相似性所蕴含的力量，他们夸大地强调展品和观众之间异同界限的模糊性，从而向公众宣传他们的展览[③]。因此，就胃袋来说，怪兽既是恐怖的，又是一种审美享受。

---

① 《广告和通知》，《世界报》（*World*），1787年1月16日；《广告和通知》，《公共广告商》（*Public Advertiser*），1786年12月22日；《新闻》，《晨报》（*Morning Chronicle* [1770]），1787年4月16日。

② Todd 1995: 156 – 9.

③ Todd 1995: 157 – 8.

解剖学差异在18世纪被视为内在精神的外显征象，这样一来，畸形或缺陷的存在就会被解释为灵魂堕落的表征。威廉·海和其他学者对这一假设提出了质疑，这见于他的论文《畸形》(*Deformity: An Essay*, 1754)中[①]，但他们对怪兽真实身体的表情研究及怪兽缺少人类自然情感的说法，给胃袋的"监护人"带来了潜在问题，他们意识到了潜藏在怪物中的消极一面，特别是胃袋可能引起的道德与社会恐慌，因此，他们通过夸大胃袋的温顺与亲和来掩盖这些潜在问题的"警报"或者"危险"感(特别是那些"淑女"更容易有这样的感觉)[②]。胃袋的负面怪物形象淡化了，而他们的身体美以及亲和力从一开始就被加以美化。《公共广告商》(*Public Advertiser*)这样写道："这三个令人惊奇的生物引起了人们的密切关注和大加赞赏……因为他们让人又惊喜又满足，他们可爱温顺，待人恭敬谦和，而且拥有无与伦比而自然的欢快活泼的性格——会迎合人们的意愿唱歌跳舞"[③]。确实，他们"温顺、和蔼、愉悦"，甚至"有吸引力"[④]，他们是令人惊奇的生物，牢牢抓住了观众的眼球，并且让人们一度稳定的自我类属摇摆不定。

怪物的吸引力让他们更为确实地偏离了自然的身体，给他们贴上了完全不同的标签，而对他们身体的其他解读则模糊了"畸形"与完美、诋毁与欣赏、他者与人类之间的界限。他们的"可爱而温顺"以及发自内心的欢乐性格使他们成为理想化的生物，具有人们所期望的所

---

① Pender 2000: 115.

② 《新闻》，《先驱晨报》(*Morning Herald*)，1787年3月6日。

③ 《广告和通知》，《公共广告商》(*Public Advertiser*)，1786年12月22日。

④ 《新闻》，《先驱晨报》(*Morning Herald*)，1787年3月6日。

有（女性）特质，但也使他们在急切取悦别人的时候慢慢有了任人摆布的奴性，他们就像跳舞的狗一样，被置于一个森严的物种等级划分中，令人/动物感到焦虑。像“胃袋”这样的生物本身就是在质疑权力体系，质疑看似稳定的社会等级制度和结构以及人类的基本界定。

怪物展览还导致人们向欲望的本质发问。残疾与欲望的关系充满矛盾，很多学者和残疾人都提出，长期以来，残疾的身体没有性吸引力，人们认为残疾是孤立而“恶心的”，这样一来，残疾人本身及那些观众们就与情色无缘了[①]，就像戴维斯所说，残疾人“大体上……被去情色化了”[②]，这加深了健全人与残疾人身体之间的对立。然而，那些被认为是“怪物”的人的经历打破了此类话语，拆毁了“完整与不完整、健全与残疾、正常与反常、功能与失能”[③]、被渴望与被厌恶之类固化的二元结构。18世纪的怪物实现了残疾的审美取悦与色情性质，打破了他们不受社会欢迎的认知，从而引起人们对“我们对性的描画”[④]以及人性的质疑。怪物们受制于“渴望/厌恶的对立”，用艾莉森·凯弗（Alison Kafer）的话说[⑤]，他们既是被诋毁、危险、颠覆、失控的，又是美丽、诱人、性感的。

对胃袋们来说，这种渴望/厌恶的二元对立通常和女性有关，并且深深影响着他们作为畸形标本的人生。1787年5月10日，《先驱晨报》（*Morning Herald*）发出声明，“胃袋”的“监护人”将放宽原先严

---

① Davis 1995; McRuer & Mollow 2012.

② Davis 1995: 128.

③ Davis 1995: 129.

④ Todd 1995: 156.

⑤ Kafer 2012: 336.

格的营业时间，即上午10点至晚上9点[1]，以满足人们的特殊需求。《先驱晨报》如此写道："监护人充满敬意地通知那些经常申请在晚上9点之后参观的优秀人士，在那个时间段，他们会脱掉公开秀时穿的衣服。只要在晚上7点前到展览地点提前通知，就可以让他们在参观者家里待命。"[2] 胃袋们遭遇了完全非人化的待遇，他们被剥夺了所有隐私和主权，当他们被剥夺了穿衣服的人权，被当作裸体的动物在伦敦上层人士渴望的目光中游街时，他们的身体就已经被物化。

这样的展览伴随着对胃袋们公然的性行为及色情抚摸（尤其是女性胃袋）。正如1787年3月17日的《世界报》（*World*）所言，"老女人"胃袋"倍受倾慕，不仅仅是因为她突出的奇异特征以及身材的吸引力"，更重要的是因为她"最活泼，喋喋不休，供人娱乐"，这种娱乐当然是不可理喻的，因为人们并不能听懂胃袋们交流的语言（可能是一种假装的表演）。如果她真像人类一样，用可以理解的语言说话，那么报纸就会讽刺道："许多男士宣称，他们绝对抗拒和她密切交谈，就像他们抗拒和有一头秀发、更有吸引力的年轻美女交谈一样。"男性胃袋的魅力在于他的舞蹈——只可远观，不可亵玩，正适于女性观众的礼仪要求[3]。然而，该报纸写道，女性胃袋经常与她们的（可能是）男顾客发生亲密性接触——可能也是下班后脱衣舞表演的一部分。

观众和胃袋们（令人担忧的是，他们是另一个物种，或者至少是人类的一个亚种）之间的这种互动引发了这样的问题：欲望、厌恶、人

---

① Collectanea, f. 90 v.

② 《广告和通知》，《先驱晨报》（*Morning Herald*），1787年5月10日。

③ 《新闻》，《世界报》（*World*），1787年3月17日。

类、动物和语言是怎样交融于畸形的身体之中的？那些被怪物激起情欲的观看者又是如何自洽的？其后，胃袋们在阿斯特利（Astley）的皇家格罗夫又掀起了一阵风浪，这足以阐明18世纪怪物展览色情化的复杂本质，以及他们对激起情感反应的观看者的影响。1787年11月6日，《晨报》（*Morning Post*）发表了《对现代风潮的戏谑》一文，作为对约克公爵和威尔士王子的政治批判，这篇嘲讽性文章将矛头指向了那些追随并坚信年老的女性胃袋表演既“精彩”又迷惑的人们，胃袋的品性被推上风口浪尖，人们认为她们有着绝对的动物本性，试图逾越女性仪德的边界。该文章还指出，那些邀请她提供服务并对这种服务信以为真的男人，其实也已经脱离了人性，拜倒在了她那畸形身体所映现的动物性之下。这两位皇室成员被贬损地贴上了“跟屁虫”和“奴才牛”的标签，而马戏团和报纸的流行操纵则一贯将胃袋们描绘成独特、越轨、令人兴奋而道德纯洁的样子。文章指出，尤其是威尔士王子，简直就像一个没脑子的动物——甚至比女胃袋还要像动物，文章使用了当时流行的负面讽刺话语：

这个奇异的生物在皇家大剧院向众人表演之后，黑森（Hesse）先生传达了威尔士王子和约克公爵殿下的信息，表示如果怪物女胃袋能为他们带来她的一套标准表演，那他们将感到不胜荣幸。

应于这一请求，怪物女胃袋觉得拒绝是不礼貌的，因此，她陪同黑森先生来到昆士柏利宫。

她的表演包含了以下几种模仿：

有学识的猪。

唱歌的鸭子。

卡特塞尔托（Katterselto）的猫。

打鼓的野兔。

杰库（Jackoo）将军（猴子）。

跳舞的狗。

打喷嚏的（马）奇勒比（Chillaby）。

还有她自己自然发出的嚎叫。

在展览期间，王子给予了最大的关注，他对这一奇妙生物的贞洁与（档案损坏）能力表示高度赞誉。

约克公爵对大部分表演信以为真；但他觉得这一表演超乎他想象的伟大。

女胃袋由此获得了人们的敬意，大家普遍认为，在那个星期四晚上之前，她的模仿艺术完全不为人知，只有她的那种模仿才会令人无以描摹，并且彻底强化了她的动物属性，尽管公众对这一话题致以敬意，但也并非真的如此。

人猿泰山。①

这篇模仿性的吹捧文章在真实与虚构、透明与模糊、有意伤害与拯救之间走了一条微妙的路径。作为一篇嘲讽的吹捧，它正是基于人们熟知的关于胃袋“奇异”行为的广告而写成的，特别是他们的私人表演以及混杂的动物性。然而，文章的措辞却对他们形成了反证。就

① *Collectanea*, Vol. 1, pt. 1.

像当时热议的有关动物福利以及废止奴役的主题，文章将胃袋人性化（又在一定程度上关照了她的动物性），以显示王子也作为同谋参与了健全者和人类中心主义的权力体系，而这些体系始终把那些身体异常者非人化、物化、商品化，进而损害了国家。从本质上看，这篇文章与当时社会政治运动同样都是废奴主义文本，它（在某种程度上）移除了那些沦为受害者的怪物身体中的动物性，并把这种动物性放置于那些为了满足自己的色情乐趣而维持这种道德败坏的私房演艺的好奇男人身上。

文章暗示，女胃袋和她的老板实际上绝对无法拒绝王子的“要求”，只能“恭敬”前访。他是一个王子，而她是一个半兽半人，只是为阶级、性别和健全主义权力不对等所裹挟的奴隶般的财产，她应征他的要求并不是出于对他地位的尊重，纯粹是因为她无法拒绝。对于王子的“谄媚关注”，胃袋并不吃这一套，这在本质上甚至可能是被迫而有性意味的——就像胃袋那令人质疑的女性声誉一样。女胃袋并不像文章所吹嘘的那样因其“贞洁”而闻名，反而是因为殖民社会，她的“监护人”和“观众”能够做出这些行为。这位匿名作者认为，明显的兽性以及因畸形而沦落的非人地位让她备受伤害与压迫，变成了堕落的女人，她有着失败的女性形象，同时有着普通的怪物形象，这当然并不“美好”。作为一个受害的人类，她完全能够理解并理性地表达，但她对动物的“模仿”以及自己发出的“嚎叫”，让人对她的“确凿的动物身份”没有产生质疑。她在马戏团里演绎的动物形象并不“自然”，相反，她的模仿是通过“艺术”来做作的，或者就像人们熟悉的戏剧和动物表演一样，模糊了物种界限。

文章揭示了与怪物展览长久相伴的江湖骗术[①]，而人们讽刺那些被怪物蒙骗的有识之士已经固化成了一种传统[②]。1787年6月16日，费利克斯·法利（Felix Farley）的《布里斯托杂志》（*Bristol Journal*）指出，胃袋们被驯化模仿却不能说话，这正是为西伯斯科塔所驳斥的非人地位的最重要特征。他们并非“野人”，但“被驯化使用可笑的手势”和“更可笑的不自然的交谈，而没有丝毫声音或音节的变化”，还穿着“怪异的服饰”。即便经过精心的训练与表演，胃袋们也没有那种能够理解、类似人类的语言[③]，这并不代表真相，也不意味着他们属于另一物种。女胃袋的动物模仿并不“令人困惑……的描述”，而且她们和她们的私下表演都没有引起任何“公众的尊重”（原文强调），但这倒是反映出了观众并不能分辨怪物的真假，而且这些人对他者的欲望有着不加批判的放纵[④]。

此外，废奴主义者的嘲讽正合于18世纪末的话语。在同情心的普遍影响下，人们颠覆了对异己和被剥夺权利者的负面化与动物性，西伯斯科塔倡导用动物来定义人类，而18世纪末的学者则拒绝接受每个人身上的动物性，无论是什么种族的人抑或明显畸形的人，从而巩固人类的地位。废奴主义者和动物福利倡导者想唤醒人们的同情心，呼吁结束奴隶贸易，并宣称那些在奴隶制桎梏下备受压迫的人们与我们并无异处。受尽折磨的奴隶、受到残酷虐待的马以及痛苦的畸形人的

---

① Pender 2000: 106 – 9.

② Semonin 1996; Benedict 2001: chapter 1.

③ Green 1783: 59.

④ Pender 2000: 109.

图像成为社会改革者的筹码[①]。越来越多的人觉得伤害动物或他者是不道德的，这些人灵魂堕落，有对周围人造成类似伤害的潜质[②]。18世纪末，很多人都认为所有的人和动物都是上帝的造物，都应该被爱[③]，这样一来，作为一个介于人与动物之间的畸形女人，女胃袋就应该得到更好的待遇，从废奴主义者和人道主义的立场看，她应该保有她的尊严、自由与自主权，她和她的同类们不应该成为满足上流精英色欲的公开展品。

一种融合了人与动物并认为动物同样值得关怀的哲学思潮至少在表面上迅速终结了胃袋们的私下表演。在第一则邀请富有的顾客放纵他们对怪物身体欲望的广告登出两周后，5月28日的《世界报》(*World*) 刊出，这些人"频繁要求"展览时间结束后观看胃袋，而这种要求"不可能被满足"。原因有二：一是"胃袋们从早上10点到晚上9点持续展览，已然极度疲劳，需要立即在那个时间段得到休息"[④]，精疲力竭的胃袋们正在遭受痛苦，因此需要休息以保持健康（以便继续让人们观看）。

这种关怀对年幼的胃袋来说尤其关键。有个身材娇小的年轻胃袋，她在伦敦的大部分时间都在生病——批评者声称这都是饲养员让她晚餐吃"生食"造成的（公然用动物性的话语来描述她的生活状况），她健康状况的恶化应该引起人们的"仁慈"和"同情"，让她得以被与

① Abruzzo 2011; Boddice 2008; Perkins 2003; Preece 2002.

② Perkins 2003: 3.

③ Thomas 1983: 173.

④《广告和通知》,《世界报》(*World*)，1787年5月28日。

她同样“高贵”的灵魂看见，包括胃袋和那些同情她的观众们[①]。然而，即使减少了工作时间，取消了大部分私场展览，后面几个月她仍然在生病，在胃袋们划归皇家格罗夫的菲利普·阿斯特利旗下之后，报纸再次发表了担忧论述。1787年8月21日，《公报与新广告日报》（*The Gazetteer and New Daily Advertiser*）把幼小胃袋描述成一个在阿斯特利照看下没人管的生物：年幼的胃袋亟须受到主人的关照，她的“食物并不适合她的天然体质”。因此，报纸通讯员发出恳求，认为阿斯特利应该（也是“合适的”）“努力找出她在家乡习惯吃的东西”，这种慈善情怀并不一定是为了胃袋本身的利益，尽管她可能通过改善饮食而“得救”，但她必须继续当她主人的赚钱机器，供好奇者围观，人们“渴望看到这些令人讶异的生物来满足自己的好奇心”。这种减轻其他生物痛苦的动机仍然是以人类为中心的，这在18世纪并不罕见。然而，尽管改善小胃袋境遇的呼声四起，但在1787年9月5日前后，人们在三只“怪物胃袋”的广告中再也看不到她了。自此，三个人悄无声息地变成了两个人。

从小胃袋的经历不难看出，人道主义和废奴主义者的立场显然不是终止胃袋们私下色情表演的主要原因。小胃袋痛苦不堪，这对那些靠她的展览营生的人来说虽然有影响，但成不了结束额外展览的理由。我认为，真正终结私下展览的是当时展览叫停的第二个原因：它触碰了体面限域的边缘以及人类欲望的界限。5月28日的一则广告暴露出人们对畸形他者的欲望及其尝试极度后怕，作者全盘否认了原有的宣传广告及其与胃袋的持续情欲互动。报纸宣称：“他们还请求允许发出

---

① 《新闻》,《世界报》（*World*），1787年5月7日。

这个公开通知，他们将始终坚持……他们将坚守他们的第一项决议，即不管给多少钱，都不允许任何人到公认的不雅之地参观，无论男人还是女人，公开还是私下。”[①]“他们用第一项决议”来划清体面与“不雅”行为之间的界限，对能接受的和不能接受的情欲互动进行界定，对兽化怪物以及异常身体的情欲根本无法容忍，至少从表面上看是这样的。当然，从11月6日嘲讽王子的文章中能看出5月28日的报道就是为了安抚公众的情绪，而这种“交谈”私底下仍在秘密发生。

展览方对于观众想要近距离观看胃袋们的要求表现出明显的抵触情绪，他们不仅拒绝这种要求，还坚称从未发生过任何类似的互动。这一现象值得深思，它反映了18世纪的禁忌观念、性取向，以及当时人们正探索“猎奇”边界的过程中，对具有人兽混合特征者的定位。当时的社会对畸形现象持有“厌恶”与“欲望”并存的矛盾态度。一方面，社会礼仪要求观众保持适当距离；另一方面，又要压制观众想要一睹畸形者身体隐私部位的本能冲动。这种压制源于一种普遍的担忧，人们害怕这种行为会导致畸形特征的传播，而且据笔者推测，这种担忧还隐含着对人兽杂交的恐惧。

18世纪，畸形或者有缺陷的人的性行为常常被视为兽性，即使在18世纪这个最令人瞠目结舌的世纪，这种性行为恐怕也是最“离谱”的[②]。卡罗琳·威廉姆斯（Carolyn Williams）表示，18世纪充满了对兽奸的暗示与明示，无论在晦涩难懂的文学作品还是经典作品中，这一主题都贯穿其中，无论面向何种教育程度，这些文本对兽奸的描述

---

① 《广告和通知》,《世界报》（*World*），1787年5月28日。

② Gabbard 2008: 377.

都“充满了焦虑、厌恶、不确定性与危险，而且…… 与人类性行为密切相关”[①]。我认为，正是这种担忧让人们迅速取缔了胃袋们的夜间表演，并对约克公爵进行反讽地批判，王子对胃袋产生了不该有的好奇与渴望，使他理性的男子气概岌岌可危。花花公子、浪荡子、小丑和雌雄同体的性别、性行为以及肉体使他们变得畸形，因而无法成为有用的公民。王子的这种欲望让人们对他产生了难负重任的印象，而更糟糕的是，在这一事件中，禁忌的欲望也让王子变得和那些因极度好奇而堕落的人一样，他们自己也变成了“怪物‘怪胎’和奇葩，甚至成了…… 自己物种的叛徒”[②]，他的行为违反了事物的秩序，违背了世界上所有神圣与自然的东西。最后，好奇心让王子和他喜爱的胃袋一起变成了动物，他隐蔽的兽性癖好让他难以成为国家未来的统治者，并深陷种族错乱的罗网之中。

人们都会从残疾联想到可遗传的“缺陷”，并害怕这种后代的降生[③]。然而，怪物具有动物性，他们和任何被认为是动物的人或物种交配都可能生出另一个怪物（即便在启蒙时代也有许多人担心）[④]。事实上，我认为正像威廉姆斯所言，对于兽奸以及怪物的欲望，“像动物一样交配，和与动物交配，两者之间的界限似乎暧昧不明”[⑤]。因此，王子的不道德欲望以及对理想的男性气质和他自己种族的背叛说明他才是真正的动物，是给动物带来“绝对身份”的人[⑥]。那些“野生或人为

---

① Williams 2006: 271.

② Benedict 2001: 2.

③ McRuer & Mollow 2012.

④ Todd 1995.

⑤ Williams 2006: 275.

⑥ *Collectanea*, Vol. 1, pt. 1.

的绝妙生物的真正鉴赏家”遭到了无情的讽刺[①]，而王子和他们一样，偷偷地付费去参观胃袋展，在其不羁的好奇心与情欲的催助下，不得不借由非人类/兽人来获得满足。因此，王子是“真正的”动物，真正的猩猩，或是“人猿泰山”[②]—— 一个近似人类或人类始祖的物种[③]。人猿呈现了人类如果坚持非理性思维和野蛮行为，会堕落到什么程度，它警示人们如果屈服于自己的本能欲望，最终会变成什么样。王子对怪物躯体无节制的热望覆灭了他的文明性、教化理性与人性，这种渴望怪物和非人类他者的兽化并不局限于11月6日那篇有针对性的嘲讽文章中，在对热衷于非凡（人类和动物）身体展览的观众的批判里也常常出现[④]，在讽刺胃袋们的文章里也很常见。查尔斯·休斯讽刺道，女胃袋不是嫁给了“黑王子，就是嫁给了C–C–n”[⑤]。对兽奸杂交的恐惧如此强烈而令人忧虑，但这又是激发观众好奇心的主要动力。

动物，人类，遗产

胃袋们在伦敦生活的时间很短，最后一次提到他们是在1787年

---

① Pender 2000: 109 – 10, 111 – 12 ;《新闻》,《先驱晨报》(*Morning Herald*)，1787年2月2日。

② *Collectanea*, Vol. 1, pt. 1.

③ Thomas 1983: 132.

④ Mattfeld 2015.

⑤ 《艺术与文化》,《世界报》(*World*)，1787年10月15日。

12月22日。虽然他们在伦敦待的时间不长，但他们却留下了一份“怪物”的遗产。胃袋们的名字和形象成了描摹社会或政治过剩的标准象征，就像詹姆斯·吉雷（James Gillray）在他1787年的作品《怪物胃袋：新联盟宴会》（*Monstrous Craws, at a New Coalition Feast*）（图4.3）中阐明的那样。同时，他们有缺陷的形象特征激起了一股佩戴超大型阔领带的时尚风潮，在托马斯·罗兰森（Thomas Rowlandson）1802年的漫画中就能看到，他认为，戴阔领带的人显然过分追逐时尚，野心勃勃，他们的男性气质存在问题，与怪物无异（图4.4），他们也成了动物，罗兰森在他的漫画标题里有所暗示：《怪物胃袋：或一种新发

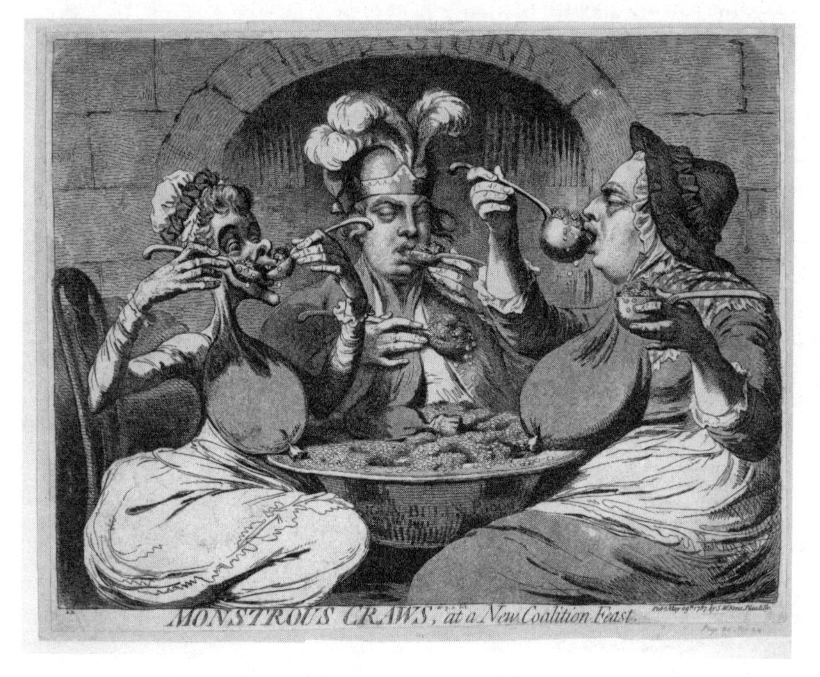

图4.3　詹姆斯·吉雷，《怪物胃袋：新联盟宴会》，1787年。来源：The Trustees of the British Museum, London。

Pub.d March 1st 1802 by R. Ackermann No 101 Strand.
Woodward Del
Etch'd by Rowlandson
The Monſtrous Craw; or a New Diſcovered Animal.
These trifling inſignificant Beings generally make their Appearance at the Theatres about Half-price, their approach is uſually made known by a continued opening and ſhutting of the Box Doors and an Interruption of the Performance, to the Annoyance of Men of Senſe, and the Terror of modeſt Women. It has been long known to the Curious, that the cocked Hats have been borrowed for the Evening; that the Watch-ſtring has been pinned to the Fob without the Encumbrance of a Time-piece, and other Etceteras relative to their Dreſs; but the high Collars, Monſtrous Craws, and clean Linen, has, till lately, eluded the Vigilance of the Box-Lobby Diſſectors; it has, however, recently been proved, that the Shirt conſiſt ſimply of a Bib without Sleeves, very Airy and Convenient for an Evening's Exhibition. The above is an exact Delineation for the Benefit of Gentlemen reſiding in the Country, and as a Hint to the Proprietors of ready-made Linen Warehouſes.
PRINTED BY E. SPRAGG, NO. 27, BOW-STREET, COVENT-GARDEN.

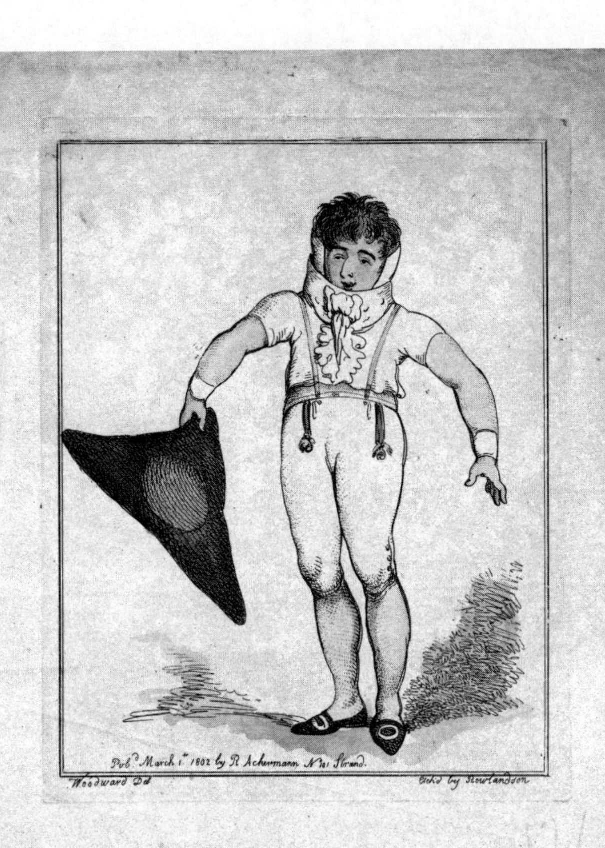

图4.4　托马斯·罗兰森，《怪物胃袋：或一种新发现的动物》，1802年。来源：The Trustees of the British Museum, London。

现的动物》(*The Monstrous Craw; or a New Discovered Animal*)。怪物诞生怪物,怪物诞生非人;过剩、缺乏、畸形、缺陷、怪异、另类和任何异类,他们都曾是人,但更主要是动物。

结论

本章对有缺陷和畸形的人进行了回顾,考量了在一个崇尚健全的社会中,他者的地位如何缺失或卑微。研究发现,动物无处不在,畸形、变形与缺陷显然是认识论和本体论的范畴,它们最终破坏了"人"的概念的稳定性,并以同样的方式抵制或欢迎动物。事实上,"将不同的物种混在一起是理解怪物的关键"[①],这种混合产生的不适感为理性时代(*the Age of Reason*)所特有。18 世纪,林奈等自然哲学家提出了新的分类体系,划清了人与动物之间的差异[②],而借助动物取得的医学进步则一直试图阐明,人虽然和动物在身体上有明显的亲缘关系,但仍然是独特的。这是一个充满危机的时代,人类一边努力确保自己在自然界的独特性,一边又在给自己挖坑。在这个时代,经验科学和帝国主义全球扩张向我们展现了这样的图景:黑猩猩和红毛猩猩是原始人类,大象可以读写,人类与猴子和蝙蝠有共同的物种特征,人与

---

① Deutsch & Nussbaum 2000: 8.

② Wahrman 2004: 132 – 3.

动物的身体常以相同的方式运作。伴随着接二连三的不确定性，以及为了反驳它们而进行的种种焦虑的研究，残疾人与怪物成了活生生的例子，显现了人与动物之间的界限有多么脆弱。怪物和残疾人对人类来说是一种预言性的存在，他们提醒人们，从前所有令人舒适的物种划分都可能（愈加具体地）重新界定然后被抹去，他们畸形的身体迫使人们不安地发问，并艰难地给出答案。无论自然研究者、科学家和医疗工作者如何努力去维系人类的稳定，社会评论家如何不辞辛苦地监管人类的道德，有缺陷的人和怪物的存在都让他们的努力功亏一篑。自然历史学家、分类学家布丰伯爵（Georges-Louis Leclerc Compte de Buffon）感叹道："也许这对人类来说是一种羞辱：我们必须把自己归类到动物中。"[1] 无论是有缺陷还是畸形，无论人们喜欢与否，无论人们如何努力地否认它的存在，动物都在我们每个人当中。

---

① 引自 Guerrini 2010：143。

第五章

物　品

玛丽克·亨德里克森

（Marieke M. A. Hendriksen）

玛丽克·亨德里克森（Marieke M.A. Hendriksen），荷兰皇家艺术与科学院人文学科组 NL 实验室研究员，知识史学家，主要研究兴趣为18世纪医学及化学中的物质和感官（尤其是味觉）。著有《优雅的解剖学》（*Elegant Anatomy*, 2015）。

来看看下面这些东西：

一个波兰的药罐，一本英国的药剂师手册，一具意大利的手持镰刀的骷髅，四个印度尼西亚岛屿的头骨，一个荷兰的湿式解剖制剂和产科模型。

它们有什么共同之处？它们又能给我们讲述启蒙运动时期医学的哪些方面呢？我会在这一章中分析一种特定物品（比如人骨）不同却相关的种种用途，让我们对医学史有一个更全面而立体的理解。医学史长期以来为知识分子的思想史所主导，其次被医学家传记所左右，但在过去的几十年中，人们逐渐认识到医学是由男人和女人、由社会各阶层的人在各类机构内外进行实践、运用并发展出来的，在这一过程中，他们对大量物品与文本材料进行创造、交换、使用、收集和销毁。不可否认，人类是历史舞台的重要角色，但近年来，人们也越来越清楚地看到，物品在历史的形成以及我们对历史的理解中也发挥着重要作用 —— 物品也在历史中扮演着自己的角色。

启蒙运动时期的医学史上有一类非常奇特的东西，它们是部分或全部用人骨制作的，本章将对它们的作用及意义进行探究。这些物品有着诡异的意涵，它们往往既是骨头，又是骨头的代表，还有着既源于物质又超越物质性的意味[①]。本章将探索一些看似毫无关联的物品之间的关系，诸如人类脊柱、一本书和产科娃娃等，但在此之前，让我们先回顾一下近几十年来物品是如何在医学史中占据核心地位的。

---

① Rheinberger 2012: 233 – 234; Brown 2001: 4 – 5.

有人认为，谈论“转向”是一种历史学上的近视，但许多领域的历史学家都使用这一概念来表明趋势的转变[①]。文化史的“物质转向”可说是自20世纪80年代以来的一系列重要成果，如艺术史家迈克尔·巴克斯丹德尔（Michael Baxandall）1980年和斯维特拉娜·阿尔珀斯（Svetlana Alpers）1983年的著作激发了人们去关注艺术品的诞生环境与文化，以及这些环境与文化如何影响艺术的生产、意义和物质性。阿尔君·阿帕杜莱（Arjun Appadurai）在其主编的《物品的社会生活》（*The Social Life of Things*, 1986）中提出，人与物并不是完全不同的范畴，围绕物品的交易也被赋予了社会关系的属性，虽然从形式上看，除非人类及其行为赋予物品意义，否则物品没有其他意义，但这并不能阐明物品具体的历史流通。因此，我们需要研究流转中的物品，以显现它们的历史、人类和社会背景，这种物质转向产生的一个更极端的路径是哲学家和人类学家布鲁诺·拉图尔（Bruno Latour）的“行动者网络理论（Actor–Network–Theory，缩写为 ANT, 2005）”，它将事物置于存在研究的中心。在最激进的ANT研究中，没有任何东西具有特殊的地位，一切事物，无论是人、物还是现象，都是平等存在的，能公平地影响其他行为者和事件。这些新方法使得人文学者对物质性的重要性有了更深刻的认识。

在过去十年里，物品及其流通在近世科学史、医学史中也被赋予了重要的作用，历史学家灵活借用了其他领域的方法与径路，包括哲学、物质文化研究、人类学和（技术）艺术史等。历史学家转向对物的

---

① Marr 2016: 1000.

研究，部分原因在于他们对基于思想与文本的科学知识史感到失望[①]。撒切尔·乌里希（Thatcher Ulrich）等和格里尼（Guerrini）都谈到[②]，相比之下，物的历史学促使感官参与到历史之中，激发了一种跨越时间、地点与文化的全球流通史，而且还关联了越来越受关注的社会与文化史。然而，必须明确的是，历史学家并不太关注物品或人工制品及其物理性质，而是对物质的文化层面更感兴趣，也就是物如何获得、维系以及丧失它的意义，他们会探索这一过程丰富而异动的背景[③]。现在，很多人都意识到物品能让我们触碰到无法通过其他方式察觉的生活，比如社会中弱势群体的生活。由少数群体（通常是男性精英）书写的文献资料，很难提供关于大多数人日常生活的境况，而物质文化则让我们有可能深入这些日常生活之中，去追踪、了解文本材料所没有记载的情况，如手工技艺、家庭生活、交易进行等[④]。

虽然医学物质文化研究既吸引人又能说清问题，但我们还是要正确看待这种物质转向的利弊。首先，尽管今天留存下来的启蒙医学物质文化丰富多样，但我们必须明白，消失是物质的常态，保存是例外，这种不平衡的保存率会导致对过去的误解[⑤]。物品和其他类型的史料一样，留存至今只代表它们曾经是世界的一部分，收藏机构或私人收藏者都更偏爱那些特殊的、保存完美的或者经过清洗与修复的物品，或

---

① Hannan & Longair 2017: 15 – 42.

② Ulrich et al. 2015; Guerrini 2016.

③ Harvey 2009: 3.

④ Ulrich et al. 2015: 3 – 4.

⑤ Adamson 2009.

者是那些有文化的白人使用的物品，尽管这种情况正在慢慢扭转。对研究者来说，如果是一位不识字的有色女性制造的一件有磨损且肮脏的日用品，它所能讲述的故事应该和那些受过高等教育的白人男子制作的、完美无缺的、经过清洗与修复的同类物品一样丰富。然而，不幸的是，前者往往已然随风而逝，后者却得以在博物馆中展出，这就是我们应该注意的不平衡现象。

此外，尽管我们希望保存至今的大多数物品都是经过精心设计、特意存留下来的，但实际上，这往往只是运气、个人喜好、偶然性与巧合所致，而非人们的特别对待。这样看来，历史遗留的物质虽然有些杂乱无章，但这并不妨碍我们研究它们，或者把物品作为研究的出发点。不过能意识到这一点就是很好的，我们还要反问自己怎样用遗留下来的物品去了解已然失去的一切及其原因，有些时候，物品失踪、被毁或者以其他方式不复存在，这可能正是微妙理解往昔的关键。

其次，过去几十年的研究提示我们，在研究知识的流通时，任何一个核心部分都不能脱离其他部分加以理解，包括人类行为者、文本、物品、网络以及非物质对象或者思想。科学史的物质转向为我们提供了宝贵的新观点，让我们了解到物品与感官知觉在知识的制造与流通过程中的重要性。然而，用史蒂文·夏平（Steven Shapin）的话来说[①]，对科学和医学的历史研究，尤其是对其中物品的研究，永远不会是“纯粹的”，它的研究对象永远是由具有肉身的人收集或制造出来的物品，要把它放置在时间、空间、文化与社会之中，其可信度与权威性饱受

① Shapin 2010.

质疑。因此，当我们研究医学物质文化时，我们要试图理解它与人类行为者的关系变化。卢德米拉·佐丹诺娃（Ludmilla Jordanova）指出[①]，物品制作者和他们的亲友通常是物品的第一受众，而了解受众是分析这些人工制品必不可少的一环。

这些思考衍生出了一些优秀的历史研究，这些研究不只关注物品与物质本身，也关注人、思想、文本与实践在早期现代认识论网络中的作用。当下许多科学史家把这种整体方法运用得炉火纯青，对物品的作用有了相当细致的观察，这让人想到哈金（Hacking）在《历史本体论》（*Historical Ontology*）中的研究方法[②]，哈金并不像拉图尔那样凸显物品的权威，也不主张人与非人差别不大，相反，他认为尽管自然和物品影响了信仰的建构，但它们的作用终究有限。

基于上述考量，我选择以物品为驱动而非中心的路径[③]，从骨头和（之前的）以骨头为材料的物品入手。但我也充分意识到，它们也只不过是历史断层中独立而偶然的幸存者，所以我希望不仅能对这些物质文化遗存及其历时变化有更好的理解，而且能了解到骨头在启蒙医学里的多种用途与解读方式。因此，虽然我研究的出发点是这一时期的人骨及其相关物品、文本与图像，但相关材料远不止于此。比如，漫长的18世纪留下了大量的解剖藏品录以及解剖学教授和医学家所著文本，这样就能看到18世纪解剖收藏的观念是怎样变化的。此外，基于信件、日记、图画、印刷品和书籍等各种书面与图像资料，我将对启

① Jordanova 2012: 157.

② Hacking 2002: 17.

③ Prown 1982; Herman 1992: 3 – 14.

蒙医学中人体骨骼的使用与理解变化进行阐述。

本章的讨论重点是17—18世纪欧洲机构化教育环境中的骨头及其相关物品的来源。在其他相关背景下，比如流行的非欧洲启蒙医学，以及当时超自然信仰和宗教中，有关人骨的记录数不胜数，因此，这绝不是全面的叙事，但对这些材料的分析将表明，在启蒙医学中，骨头辗转于损毁、存留、使用和展览的命运中，而且始终是争论的对象。

损毁的骨头

图5.1中的药罐藏于波兰克拉科夫药剂师博物馆（Apothecary Museum in Kraków）[①]，它的确切来历目前不得而知，研究罐子本身的材质或许能找到线索。它是用白色不透明玻璃制成的，这种玻璃生产于16世纪的威尼斯，而这个罐子拥有底座和繁复的装饰，这种风格流行于17—18世纪的法国[②]。它是约50个一套的罐子之一，也可能生产于欧洲东北部或波罗的海地区，那里当时是玻璃工业量产地[③]。罐子的木盖可能是后来加上去的，在18世纪，这样的药罐广见于欧洲药店，主要用来储存本草或单方（药物的基本成分）。而这个药罐最有趣的地方在于它的功用："CRAN. HUMN.PPT"，即人类头骨制备

① Bela 2013.

② Drey 1978: 82 - 101.

③ Roosma 1969; Seela 1974.

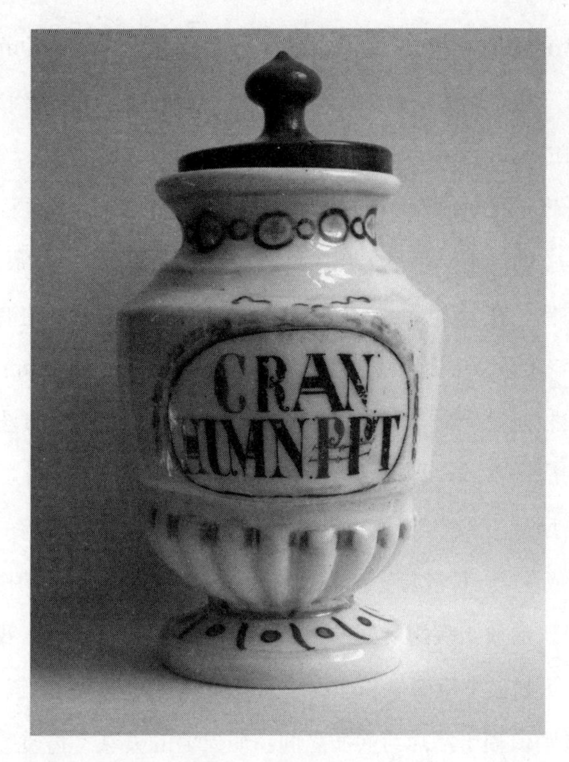

图 5.1　用于制备人类头骨的不透明玻璃罐。来源：The Museum of Pharmacy at Jagiellonian University Medical College, Kraków, Poland。

（*cranium humanium preparatorio*）的缩写。

在启蒙医学对人骨的诸多神奇用途中，这种用法在18世纪已经基本看不到了。路易丝·诺贝尔（Louise Noble）2011年和理查德·塞格（Richard Sugg）2015年最近的研究表明，虽然“尸体药学”（即用尸体作为药材）在18世纪已经消失，但它在17世纪末还相当普遍，18世纪初的药剂师手册仍然将人血、脂肪、木乃伊肉、骨骼和头骨等列为药物成分。在1721年的英格兰《皇家医学院药典》（*Dispensatory of the Royal College of Physicians*）中，约翰·昆西（John Quincy）颇为自豪地将一份含有人头骨的抗癫痫粉配方描述为"一种现代方剂"[①]，这部药典的基础是《伦敦药典》（*London Pharmacopoeia*），1720年版的改编者之一正是汉斯·斯隆爵士，他保存了一份"处方药：滴剂（pulv. Gutta.）"的样本，至今仍在大英博物馆的启蒙运动展厅展出。

同样，在18世纪早期，欧洲大陆出版的药物手册也有需要用到人头骨碎末的处方，比如法兰克福出版的《药典》（*Dispensatorium*）[②]。用人骨治疗是感应医学（sympathetic medicine）的典型方法，这是一种过去的医学实践，即治法与所治的疾病有"感应"上的关联（相感）。此类治疗与"感应"相关，依靠感应产生作用，或受感应的影响，这里的"感应"是一种或真实或假想的相对关系或者超自然的影响。在感应医学中，治愈与疾病之间的关联可以有多种不同形式，我们可以粗略地划分为物质感应医学和非物质感应医学，后者包括念诵咒语等做法，而前者则依赖于治疗与疾病之间物质层面的关联。物质感应医学可以分为三种[③]：第一种是在颜色、形状或成分上相似，比如，红色的物质被认为有补血或净血作用，如红宝石、铁氧化物等；第二种是将病因作为治疗的方法；第三种则是"用局部治疗全身"，即旨在治疗病人身体中的物质（如排泄物）或引起疾病的物品或成分，而非病人本身。

使用人骨作为药物成分是基于这些物质与受损身体或部位有相似性的基本假设，也就是说物质所蕴含的能量也将渗透到患病的身体或

---

① *Dispensatory of the Royal College of Physicians* 1721: 86.

② Triller 1764: 538.

③ Hendriksen 2015 b.

10. The finger of a mummy w. some of the leaves the body was wrapd in. Un doigt d'une ancienne Momie d'Egipte. Biron p. 277.

11. Hair cut out of the ovarium?

12. Lapilli e vesicula bilis humana — — 0.2.6.

13. The monstrous head of a child.

14. The skeleton of a man made by Mr. Verier of the body of a Highwayman executed at Tiburn & bought by me — — 3.4.6.

15. The skeleton of a youth made at Paris by Dr. Adair.

16. The arteries of the arm of a man injected with red wax given me by Mr. Bussiere.

17. The skull of an Irishman brought from Ireland for medicall use.

18. The skull of an Indian taken from one of the Caves in Jamaica where they used to be interred.

19. A Jaw bone of the under side of an of the same?

图 5.2　汉斯·斯隆的化石目录中的一页，“化石”，第 1 卷，“珊瑚、海绵、甲壳类、人类”。第 17 项是药用人类头骨碎片。其他条目则包括各种骨骼的保存。来源：The Natural History Museum, London。

部位，从而治愈病人，这就是为什么许多这种配方要用暴死的青壮年的骨骼和其他身体部位。暴力死亡不是重点，关键是源材料要保持健康，饱含这些非自愿捐赠者的活力，它不能因为疾病或意外而变质[①]。

这里的"活力（vital）"一词应更广泛地理解为动植物身体内外的物质具有活跃、灵动的特性，可对生命能量造成影响，进而影响其他动植物身体的运作。尽管"活力论（vitalism）"通常用在敏感的无机灵魂的存在或者浪漫主义上，但这是对该术语狭义而过时的理解，张（Chang）强调了活力论在炼金术及"机械主义"哲学家和医生的研究中发挥的不可否认的作用[②]，毕竟将能动属性赋予物质就引出了一种特定的活力论：生命是通过物质中某种特定的非机械性力量或能量产生和维持的。然而，到了18世纪末，这些药物成分几乎都从药物手册中消失了。

如果把18世纪感应医学的消失归因于培根法（Baconian method，也称"排除归纳法"）的普及和启蒙进步理想与还原主义方法论（methodological reductionism）的兴起，那就过于简单了。伊萨莱（Israel）和维米伊（Vermij）的研究显示[③]，我们现在描述为启蒙运动的时期，有着一系列如此复杂、不断变化的思想与进展，因而特定现象的消失不能简单地用"启蒙运动（Enlightenment）"来概括。曾经广为接受的思想与实践的衰落往往是多种因素相互作用造成的，我们不能对本草观念的深远变革进行单一而直接的解释，比如归因为化学学科的兴起甚或化学革命，它是认识论、科学和社会经济等因素的复杂互

① Sugg 2015: 184 – 8.

② Chang 2011.

③ Israel 2006; Vermij 2014.

动导致的[1]。

保存下来的骨头

在18世纪，骨头几乎不再作为药物配方，但它的用途在医学的另一个领域发生了深刻的变化，并将在某种意义上长久而稳定地持续下去。从16世纪开始，解剖学实践愈渐被纳入医学学术研究之中[2]，这意味着医学教授在讲授人体解剖学时，其助手解剖师会对尸体进行解剖，以示意他们讲授的内容。在随后的几个世纪里，解剖学教授在讲课时亲自解剖尸体的行为越来越普遍，学生们也试着对尸体进行解剖。此外，大学内外的医学家都试图为他们的私人藏品或机构收藏保留有趣的标本，但刚开始时步履维艰。人的骨头或者一整副骨架可能看上去没什么大不了，但在某种意义上，它们背后几乎都需要一堆准备工作，它们不只是某种物件（*objets trouvées*）而已[3]。显然，从古墓盗出来的骨头是个例外，但这些骨头也需要清洗和拣选，也要经过加工、商品化的程序。解剖学家不太喜欢挖出来的骨头，因为它们往往损毁严重，没有任何用途，但资源的稀缺又让解剖学家无法太挑剔[4]。

---

① Hendriksen 2018a.

② Cunningham 2010: 8 - 16.

③ Santing 2008: 59.

④ Rosner 2010.

此处，骨头构建了一个特别有趣的本体论问题，因为它最初似乎只是普通的骨头而已，但在经历了收集、制备、使用、保存和展览等程序后，它的物质性已然不同，它摇身一变成了一件工艺品，被赋予了新的意义。哈勒姆（Hallam）指出[①]，骨头是关系性实体，它在与人的互动中显现成形。出于解剖学研究目的而保存人骨、头骨或整副骨架的历史，至少可以追溯到希腊医生盖伦（Galen，约129—216年）时期，但在18世纪，骨骼材料的保存方式及其原因都发生了深刻变化[②]。

关于骨头的制备方法，最早的骨头制备品要么是从坟墓挖出来的，要么是借由自然腐蚀效果进行制备的。比如，湿法浸泡是将骨骼放入穿孔的自来水箱中洗去残余软组织，或者让它在经常更换的水里腐烂。安德雷亚斯·维萨里（Andreas Vesalius, 1514–1564）在其1543年的解剖图册中建议用熟石灰和水反复清洗尸体。其他经过试验的骨骼清洗保存法包括用蛆虫去除软组织以及煮沸尸体和身体部位[③]。

迈克尔·莱泽（Michael Lyser, 1624–1660）的著作是最早详细记录如何清洗、保存人体骨骼和整副骨架的一部书，已经翻译成了白话文。著作《解剖学家的刀》（*Culter anatomicus*）于1653年首度以拉丁文出版，在1740年之前已经有许多重印本，还有德语和英语的译本。由于17世纪中叶几乎不存在湿法保存，所以该书的大部分内容都是关于人体的精细解剖，只有第5部分，也就是最后一部分[④]，侧重于“制

① Hallam 2010.

② Guerrini 2003; Hendriksen 2015a: 178 – 9.

③ Sturm 2007.

④ Lyser 1740: 225 – 76.

作骨架的方法”，带领着读者走完了清洗、分离和衔接（重新组合）骨骼的步骤。尽管制作骨架的技巧可能更需要实践以及一对一指导，而非照着手册学习（比如莱泽的书），但我还是会对该书的这一部分进行详尽探讨，因为它的多次重印可以说明，直到18世纪，它还是在医学家及其学生中大为流行，而且它还能显示制备过程的肮脏细节，并且需要亲手操作的真相。

莱泽主张使用健康的、发育完全的成年人身体[1]，因为他觉得儿童骨骼的比例与成年人的差别太大，不适于解剖学研究，而且年轻的骨骼比年长的骨骼更软，更容易变质。在选择了合适的标本后，必须分五个步骤对骨头进行清洗：首先，需要将身体分成小块，使其能放进坩埚里，然后必须用针、穿孔器和铁丝提取骨髓和髓油。莱泽提醒读者不要扔掉骨髓和髓油，而要“小心翼翼地把它放在玻璃杯里，放在温暖的地方融化，直到残渣沉淀，然后把澄清的部分倒出来”[2]。对于它的“多种用途”，他提到了“希兰德斯（Hilandus）”，可能是指德国外科医生海尔登的威廉·法布里（Wilhelm Fabry of Hilden / Guilelmus Fabricius Hildanus，1560–1634），他推荐使用人髓油来治疗烧伤[3]，这显现出骨骼的不同部分是怎样在医学各领域间流通的——在这个事例中，解剖与保存技术直接造就了本草的一种成分。

莱泽继续谈到，移除有用的骨髓和油之后，必须把骨头在水中浸

① Lyser 1740: 227.

② Lyser 1740: 236.

③ Jones 1960.

泡三四天，以去掉血肉，要注意每天换水一到两次，这道程序在夏天的效果比冬天要好，所以应该把坩埚尽可能放在温暖的地方。这对解剖学家来说是个有趣的悖论，因为公开解剖最好是在冬天进行，这可以减少尸体腐烂的臭味，但冬天不适合煮沸，因为它会使骨头变黄。莱泽提到，他的老师西蒙·保利（Simon Paulli, 1603–1680）发明了“一种让骨头像极品象牙一样白的方法”[①]。

对17—18世纪的解剖学家来说，保持人骨的白净非常重要，其他资料也印证了这一点。比如，阿姆斯特丹解剖学家弗雷德里克·鲁伊什（Frederik Ruysch, 1638–1731）就多次提到白色是骨头制备的一个理想标志（他对“极白的鼹鼠骨架”就是这样描述的）[②]。而苏格兰解剖学家威廉·亨特（William Hunter, 1718–1783）则认为，煮沸骨头会使其呈现褐色[③]，虽然骨头原本就不是白的，但白色在传统意义上与纯洁、干净、死亡有关[④]。要想让骨头变白，需要彻底清除髓油，所以白色的骨头很可能比黄色的保存得更加持久完好。

莱泽提到，需要煮沸骨头以去掉残余的肉和韧带，但不包括胸骨等软骨部分，因为这些部分会变色溶解，手骨和脚骨要用一块亚麻布包裹捆绑起来，不然软骨溶解后，解剖学家就得面对一个几乎没法复原的拼图了。煮沸过程中，要把脂肪从水中撇出，当所有残留的肉都变成白色时，就可以对骨头进行最后的清洗了。烹煮的时长取决于

---

① Lyser 1740: 227.

② Ruysch 1744: 722.

③ Guerrini 2012b.

④ Gage 1993: 117 – 18; Zuffi 2012: 224 – 33.

骨头的年龄，莱泽引用了厨师都知道的常识，“因为他们平时就发现，煮老肉的时间要比嫩肉更久”[①]，而格里尼（Guerrini）表示[②]，厨房和解剖室在近世常常相提并论。关于清洗骨头的最后阶段，莱泽再度强调了技艺甚至一般常识的重要性，他写道：

> 现在我们来讨论清洗骨头的问题，这个问题不用说太多，因为每个有实践经验的医师、每个会切食物的人，都知道如何从骨头上取肉，因此我不会就这一问题多言。[③]

无论莱泽认为制备保存人骨所需的技能有多么简单，但看起来17世纪只有少数解剖学家掌握了这一技能。虽然经过清洗、干燥、重组的完整成人骨架仍然是流行的教学用具，但伴随着18世纪新的医学和解剖分支学科的兴起，人们亟需新的人体骨骼藏品。

比如，在18世纪上半叶，解剖学家对保存不同发育阶段的人体骨骼产生了兴趣。虽然在莱泽时代，人们认为婴儿和儿童的骨骼是不完美的，只把它们当作奇异的装饰品，但在18世纪，它们慢慢成了一种重要的解剖学藏品。再比如，为了迎合莱顿解剖学家对成骨学（osteogenesis，骨骼生成过程）的兴趣，他们开发了能让骨骼变得透明的制备技术，以便清晰呈现肌腱和骨骼的结构。成骨学的兴起与18

---

① Lyser 1740: 240.

② Guerrini 2016a.

③ Lyser 1740: 234.

世纪生理学认识的转变有关，这也扭转了骨头保存的意义。

古典医学认为，疾病是体液失衡导致的，需要纠正以恢复平衡，但这种观点在18世纪越来越遭摒弃，人们倾向于认为疾病只会影响某个特定器官或身体部位，所以可以只针对受影响部位而不是整个身体进行治疗[①]。鉴于这种对疾病更加局部的理解，人们重新认识了病理学的重要性，解剖学家不再只收集那些规规矩矩的骨头或是能当解剖课示例的骨骼，他们开始系统地收集患有某种疾病或畸形的骨骼，其中既有人类，也有动物。此外，解剖学家对世界各地人种的异同兴趣渐增，从而开始对人类头骨和骨骼材料进行人种学搜罗[②]。

这些变化在1790年托马斯·波尔（Thomas Pole）的《解剖学指导》（*The Anatomical Instructor*）中有所体现，这本手册不仅包含制备、保存人体不同部位的方法，还纳入了更广泛的四足动物。在浸泡技术的部分，波尔编写了有关人骨与骨架制备的文章，在占据9页篇幅的4个部分中[③]，他谈到了一般骨骼的清洗与制备、“自然人体骨架”的制作、人类头骨的清洗和分离，以及病骨的清洗与制备，另外5页则专门讨论了所有其他动物骨骼的制备，包括四足动物、鱼类和鸟类[④]。

波尔的文章让我们发现人的髓油和骨髓不再抢手，但他没有做过多说明，只是告诉读者要尽可能地去掉肉质部分，只需将尸体切到能放进浸渍容器的大小即可。尸体必须在干净的水中浸泡至少一周，每

---

① Hendriksen 2015a: 191 – 8.

② Hendriksen 2015a: 198 – 204.

③ Pole 1790: 148 – 57.

④ Pole 1790: 158 – 62.

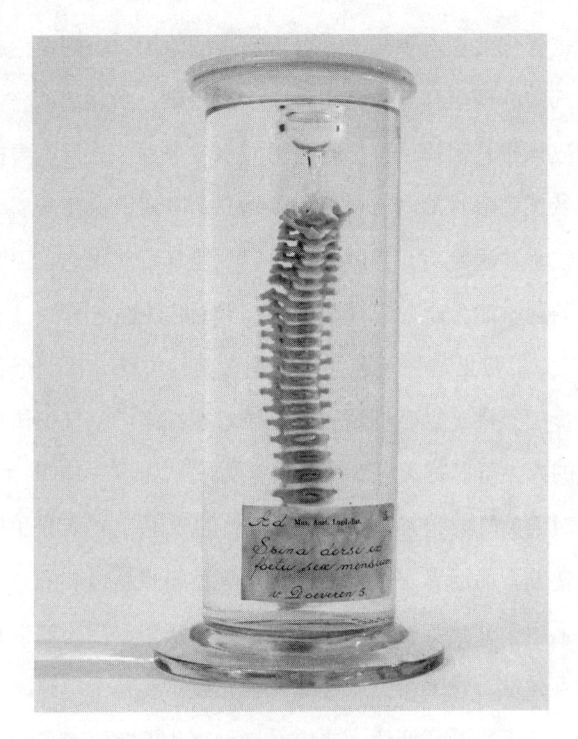

图 5.3　一个 6 个月胎儿的脊椎骨湿法制备，用以说明脊柱的生长。来源：Arno Massee/LuMC Anatomical Museum, 2012。

天都要换水，直到不再有血液让它变色，之后，应该把尸体泡到所有的肉和韧带都腐烂。根据波尔的记录，在不同天气下，这一过程可能要3到6个月，在此期间的某一时刻，必须在较大的骨头上钻出天鹅羽毛笔大小的孔，以便水把“髓质”冲出来，但也没有提到要留下它们。

这里再次提到了骨头洁白的重要性，这也是波尔建议[1]在整个浸

① Pole 1790: 150.

泡过程中把骨头泡在水中并把容器盖起来的原因，否则像伦敦这样的城市，空气中的烟尘和其他杂质会造成水污染。当软质部分得到充分浸泡后，应该将其刮掉，再把骨头用清水洗一遍。之后，要把骨头放在水和石灰或者珍珠岩（一种强碱性溶剂）溶液中保存一周。最后必须再次用清水冲洗骨头，然后晾干，但不能暴晒或火烤，因为这样一来，残留的髓质油会让它们有着“令人不悦的油性透明”，“有损它们的美感”。为了防止这种情况发生，还有其他方法，比如把骨头放在珍珠岩溶液中煮沸，以破坏髓质油，或者在纯净的空气中漂白（特别是在海边的人，可以每天用盐水清洗骨头）。

波尔对天然骨架和人造骨架进行了新的界定[①]：前者是用原有的天然韧带制备的，而后者是用钩子和钢丝等材料重新组装的。天然骨架制备法更适用于非常年轻的骨架，它相当不实用，因为韧带在干燥后会变得没有弹性，骨架会因此变僵变硬。波尔在一个单独的章节中专门论述了制备人头骨，他认为要做好这种制备非常困难，和骨架的其他部分一样，头骨制备过程也要从浸泡和手工清洗开始。当进入干燥环节时，波尔建议用干豌豆填满头骨并充分摇晃，这样豌豆就能把残余的水分都吸收掉，由此造成的肿胀还会对头骨内部形成均匀压力，从而使头骨的主要骨骼轻轻分离。他建议使用20岁左右的人头来制备，因为他们的头骨会更白，而且他们的牙齿一般会比老年人的更好，“对整个制备工作有极大的美观意义”。最后，病骨和正常骨头的清洗制备方法基本一样，但在处理时要特别小心，因为它们可能有奇怪的

---

① Pole 1790: 151 – 7.

形状，而且很容易碎裂。在完成制备后，要把它们储存在玻璃器皿里，避免暴力损坏和落灰。

总的来说，波尔比莱泽写得更细，而且完全没有提到要留存髓质油，这一点令人震惊。尽管莱泽和波尔描述的方法和目的明显不同，但我们可以发现某些共同点以及持续受到关注的问题，比如整个过程都进行得很隐蔽，并且要亲手操刀，最后产出的成品洁净、白色、有序而令人喜爱，对比十分鲜明。因而，此类资料显现出人类身体的商品化，无论是作为制备品还是本草，甚或从令人厌恶和看似混乱的尸体中抽提出秩序甚至美感，这些都是近世解剖学家自我塑造（self-fashioning）的重要方面[①]。此外，解剖和厨房里的切割、雕琢、煮沸、风干等过程的相似性仍然很重要，不论在18世纪末还是近150年前，气候与环境的影响都同样备受关注。如此种种，解剖学家和其他娴熟工匠（比如厨师）的活计联络愈加密切，彰显了他们对周身物质世界的依赖与互动。

如前所述，这些书被反复重印，说明它们很流行，但问题在于，这些文本是如何落实到实践中的。大学里的解剖学家和他们的助手之间很可能是手把手传授保存骨质材料的技能和知识的，但鉴于莱泽和波尔的这两本书都有诸多版本，所以很有可能是那些业余爱好者或者技术较差的专业人士把此类书籍当作参考书和指导手册，尤其是当他们和那些拥有专业知识的人相差甚远时。当时的一些著名解剖学图鉴都会印成大型对开本，但这些手册不同，它们多是袖珍的8开

① Hendriksen 2014, 2015a: 15 – 20.

小本，更加说明了它们是用来随身携带的，而不是让藏书者束之高阁的。自然哲学和旅行探险爱好者也有可能在野外使用它们，比如雅各布·范·德·施泰格（Jacob van der Steege, 1746–1811），他是VOC（Verenigde Oostindische Compagnie，荷兰联合东印度公司）的医生，是巴达维亚协会（Batavian Society）的指导成员，曾经是格罗宁根解剖学家佩特鲁斯·坎普尔（Petrus Camper, 1722–1789）的学生。1766年，他从巴达维亚给他的老师寄去了一副人体骨骼、4个人头骨以及一头爪哇犀牛的舌头和阴茎[①]，虽然不清楚范·德·施泰格是否参阅了莱泽的书或者其他类似书籍，但基于这些域外的骨骼和头骨，坎普尔提出了有关人体解剖地域差异的理论[②]。从这样的赠予来看，保存下来的骨头也是一种用于维系和本国同事、熟人关系的商品。

展览的骨头

制备保存人骨的工作时常令人不快，其主要目的在于研究与展示，尽可能把它们漂亮地展现出来也是为了吸引观众、维持人们对它的关注[③]。展览骨头备品的模式让我们看到启蒙运动中解剖学研究的追求一直在变化。在近世欧洲，艺术、图像学与一般人体解剖学，特别

① Tulbagh，致阿诺特·沃斯迈尔（Arnout Vosmaer）的信，1766年。

② Camper 1791.

③ Hendriksen 2015a: 20 – 2.

是骨骼，存在着密切互惠的关系[1]。自中世纪以来，人骨、头骨和骷髅在葬仪艺术中一直象征着虚空（vanitas），即死亡，以及尘世的虚无与短暂，即便在近世绘画作品中，这一现象还持续存在，尤其是静物画。那些打造象牙纪念品[2]、蜡像[3]和虚空派版画[4]的工匠们往往也会制作用于解剖学的象牙人体模型、解剖蜡像模型以及解剖学图谱版画。自17世纪以来，公有或私人的解剖学藏品数量大大增加，主要也是因为前文论及的制备储存技术的提升，而虚空派观念亦隐现于这些藏品中。

到了18世纪，虽然视觉艺术与解剖收藏中已经基本看不到虚空派主题了，但在18世纪初，人类头骨和骨骼仍被用来解释世界与叙说道德，其中一个最著名的案例大概就是17、18世纪莱顿解剖学剧院的一组装饰——一具男性和一具女性的人类骨架，饰有一个苹果和一条蛇，代表人类的原罪[5]，这样借用《圣经》与道德的方式非常普遍、广为人知。与之相类似的，18世纪40年代，埃尔科莱·莱利（Ercole Lelli）在博洛尼亚为教皇解剖博物馆（the papal anatomy museum）制作了手持镰刀的男女骨架[6]（见图5.4）。

里娜·克诺夫（Rina Knoeff）是一位对这类作品有广泛研究和生动描绘的研究者，她举了一个前面提到过的解剖学家鲁伊什的例子：

---

① Wallace & Kemp 2000; Hallam & Hockey 2001.

② Buckley 2014.

③ Messbarger 2010; Maerker 2011.

④ Knoeff 2007.

⑤ Huisman 2009: 17, 48 – 54.

⑥ Messbarger 2010: 40 – 6.

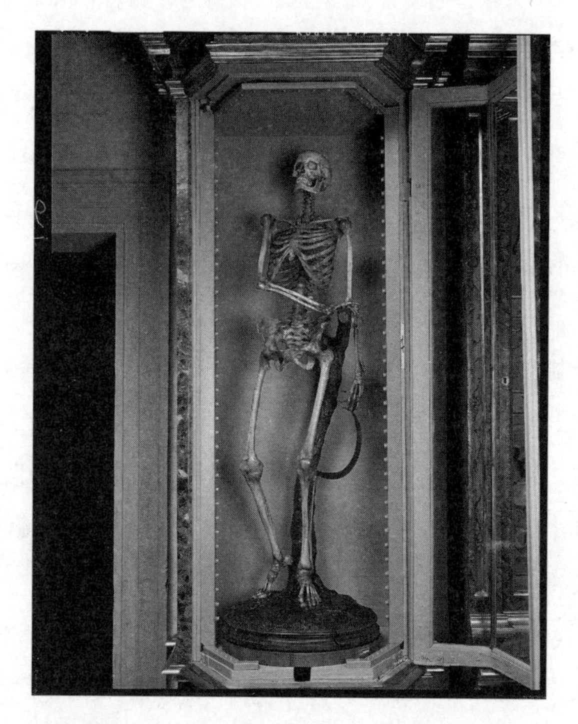

图 5.4　埃尔科莱 · 莱利，女性骨架。来源：Alma Mater Studiorum Università di Bologna - Sistema Museala di Ateneo - Museo di Palazzo Poggi. (Copyright: università di Bologna/fulvia simoni)。

鲁伊什得到了妓女安娜 · 范 · 霍恩（Anna van Hoorne）的颅骨，这个颅骨有明显的性病损伤，鲁伊什经常把它从展示柜里拿出来，向参观者阐述性道德败坏的危险性，还把它放在蜡烛旁边，以显现在疾病的腐蚀下，颅骨有些地方几近透明，但这也许是因为使用过于频繁。有一天，这颗颅骨意外碎了，我们之所以能得知，是因为多年之后，在鲁伊什列出的清单上，写着范 · 霍恩的颅骨，或者说是它的残骸，那时的它已经被一个孩子不小心"踩踏"了，只剩下碎片躺在一只玻璃瓶的底部。克诺夫指出[①]，这样就意味着它不可能再用来阐释性病的医学后果，但它传递的道德信息还在，甚至被新的话语强化了。

18世纪下半叶，这种用解剖学备品来进行道德说教的做法越来越少，取而代之的是研究生理、病理与人种学的用途，但它们的制作仍然是解剖学家的一项技能证明，这不仅是为了阐明某种医学观点，也是为了展显其手艺的灵巧与高超[②]。在这种藏品的公开展览中，能看出解剖制备的目的在不断变化，比如莱顿的解剖学藏品长久以来一直是旅游热点，但在18世纪，参观它们变得越来越难。最开始，游客会通过贿赂剧院看管或者他们的孩子来参观这些备品，听听它们背后的故事，但到了1770年前后，令人尊敬的伯纳德·西格弗里德·阿尔比努斯（Bernard Siegfried Albinus, 1697–1770）教授制作的精致制备品被放在一个单独的房间里，只有在新上任的解剖学教授的监督下才能进入[③]。丹尼尔·马戈奇（Dániel Margócsy）提出了令人信服的观点[④]，他认为成功的制备品应该是能长久保有价值的商品，然而在另一极端下，曾经倍受赞誉的制备品有时也会被重新启用、切开，用以开展新的研究[⑤]。最终，1800年左右，老莱顿解剖剧院对外关闭，藏品被转移到一个专门建造的有研究与教学实验室的地方，这个新建筑离市中心更

① Knoeff 2015.

② Hendriksen 2015a: 210.

③ Hendriksen 2017.

④ Margócsy 2011.

⑤ Hendriksen et al. 2013.

远，并且禁止普通公众进去参观[1]。

隐藏的骨头

埃尔科莱·莱利制作的手持镰刀的骷髅（见图5.4）是描绘人体各组织层次的骨蜡模型系列之一，该系列的另一边是蜡制亚当和夏娃，其中用了真的人类骨骼作为框架。由于这是一系列的蜡像作品，毫无疑问，在全身模型里也含有人类骨骼，但有的骨头隐藏在其他材料之下，并不明显。

最近，在莱顿科学史博物馆——布尔哈夫博物馆（Rijksmuseum Boerhaave）的藏品中发现了一个人骨用于医学模型基础结构的绝佳案例[2]。虽然不能完全确定这件物品制于18世纪末还是19世纪初，但它非常吸引人，而且和我们的主题相关，所以必须提一提。这是一个所谓的"分娩幻影（birthing phantom）"模型，用于帮助医学生练习难产操作，这种模型做成了妇女骨盆和腹部的样子，里面有一个婴儿娃娃和织物做的胎盘（见图5.5）。尽管在整个18世纪，使用已故孕妇和婴儿进行这种训练的行为也很常见，但腐烂的尸体显然让人不太愉快，只能临时用用[3]，而分娩幻影在任何时候都能使用，而且保存的时间长多了。

---

① Huistra 2019: 57, 125.

② 引自 Calmthout 2016。

③ Schillace 2013.

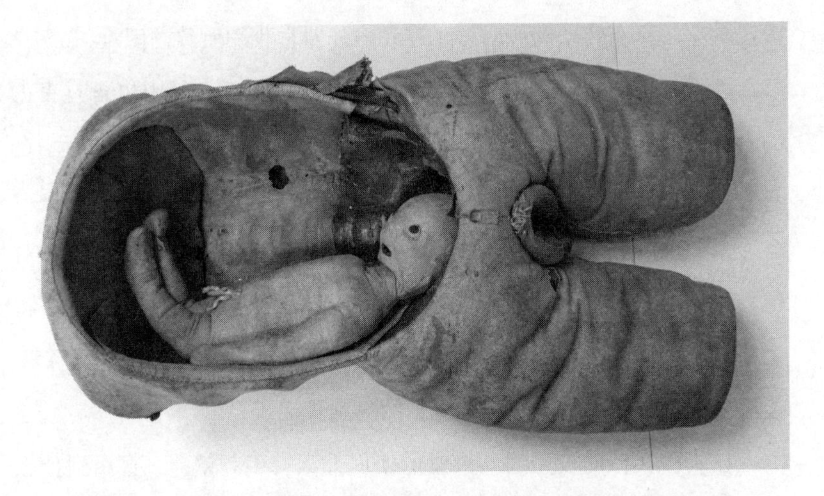

图 5.5　布尔哈夫博物馆的分娩幻影。摄影师：汤姆 · 哈特森（Tom Haartsen）。来源：The Rijksmuseum Boerhaave, Leiden。

早期的分娩模型中，最有名的一个是由法国国王路易十五的助产士安吉丽克·玛格丽特·杜·库德雷（Angélique Marguerite du Coudray, 1712–1794）制作的，这是她的作品中唯一一个留下来的，收藏在鲁昂福楼拜医学史博物馆（Musée Flaubert d'Histoire de la Médecine）。卡莱尔（Carlyle）这样描述道[①]，它里面含有真的女性骨盆，而且婴儿娃娃里也有真的脊椎骨。巴黎产科医生格雷戈尔（Grégoire）和他的学生——苏格兰外科医生兼药剂师威廉·斯密尔（William Smellie, 1697–1763）也在教学中使用分娩模型[②]。斯密尔在1740年前后见证了格雷戈尔的“模拟器”，他这样描述道：“他的机器只不过是一个编织篮，里面有个真人的骨盆，上面覆盖着黑皮子，他

① Carlyle 2018.

② Owen 2016: 75 – 8, 95 – 101.

没法拿它解释在转动胎位时，子宫和内外器官收缩所致的困难。”[①]

因此，斯密尔在回国后开始亲自制作分娩机器，其中也含有真正的人体骨骼和组织结构，使得模拟过程更加真实[②]。尽管资料显示，在18世纪的分娩模型中，真人骨的使用并不罕见，但存留至今的数量很少，人们很难分辨那些模型里面到底是什么。布尔哈夫博物馆馆员对他们收藏的特别“分娩幻影”进行了更加深入的研究，他们发现织物上粘有类似骨头的材料，莱顿大学医学中心的CT扫描显示，这个模型里含有一个人类骨盆和一个完整的婴儿骨架。

在制作类似的模型时，人骨的使用究竟有多频繁、一直用到什么时候，我们不得而知，但在1804年的一篇文章中，莱顿的产科医生戈特利布·萨洛蒙（Gotllieb Salomon, 1774–1864）仍在主张这种做法，他谈到自己给丹锡大学（University of Danzig）的学生教授实用产科学时，第一次制作了一个这样的模型。

莱顿产科模型的事例说明，在医学模型里藏有人类骨骼的行为至少要延续到19世纪，特别是这一时期的其他模型里也用到了骨头。法国韦里奥兄弟朱尔斯·皮埃尔·韦里奥（Jules Pierre Verreaux, 1807–1837）和让–巴蒂斯特·埃杜阿德·韦里奥（Jean-Baptiste Édouard Verreaux, 1810–1868）为他们父亲经营的巴黎自然历史物品销售店“梅森·韦里奥”制作了异国动物标本。他们至少有两次用人骨制作了模型，其中一个是直到最近才被人们认为含有真人牙的

① Smellie 1876: 250 – 1.

② Owen 2016: 99.

人体模型，一个标本叫作“黑人（*el negro*）”，或者“班约尔斯的黑人(the negro of Banyoles)”[1]。他是一个年轻的非洲萨恩人(*San man*)的遗体，19世纪30年代，韦里奥兄弟把他做成了标本，在1997年以前一直在西班牙班约尔斯当地的达尔德博物馆（Darder Museum）展出，直到2000年，遗体才被送往博茨瓦纳埋葬。2016年，人们在一个人体模型里发现了一个人类头骨，它是韦里奥兄弟制作的一个组合模型的一部分[2]，以前被叫作“被狮子攻击的阿拉伯信使(Arab Courier Attacked by Lions)”，在修复以后又以“袭击单峰驼的狮子（Lion Attacking a Dromedary)”为名，重新回到了匹兹堡卡内基自然历史博物馆(Carnegie Museum of Natural History)展出。

隐藏的人骨说明这些制造者觉得真实的东西会让幻影与模型更有说服力，虽然这并不那么优雅。毕竟，把它们安装在人造骨骼结构上要容易得多，就像现在的标本制作[3]。值得注意的是，在我们谈论的所有物品和物质中，和骨头一样隐藏起来的，是它们原主的人生和话语。在启蒙医学时代，这些人的骨骼被制成各种材料与物品，他们的骨头有的隐藏起来，有的显露在外。在19世纪以前，死后将遗体捐献给医学的想法简直闻所未闻，因为普遍的宗教信仰都要求将遗体完整地埋葬在神圣的土地中，以确保赎罪和最终的复活[4]。本章提到的各种物质和物品所来源的尸体多属于近世欧洲社会的边缘群体，包括以解剖

---

① Westerman 2004.

② Gilligand 2017.

③ Hendriksen 2019.

④ Bennett 2017.

惩戒的罪犯、穷人、妓女、奴隶和欧洲殖民地的原住民①。

尽管我们研究了那些用他们的身体制作的物品，但他们自身的故事大多仍不为人知。不过这些遗体的物质性确实发挥了某些作用，毕竟这些物品使我们更好地理解了他们生活和死亡的时代，它们还将继续引发学界与社会的论争，比如是否应在博物馆保存、展览历史上的人类遗骸②。虽然现在看来，本章所讨论的诸多人骨的用途可能既诡异又罕见，甚至残酷且不道德，但理解这些物品与做法必须回归它们发生、制作的时代语境中。作为历史学家，我们有责任对它们进行研究和反思，从而更好地理解像人骨这样看似无可争议的东西为何会有如此多样的历史。

结论与后记

人骨，有的为了做成药物而被粉碎，有的为了探索道德、解剖、生理、病理或异域而被保存、装饰，用于湿法制备成解剖藏品，有的只被当成一个架子，在上面雕琢用其他材料制成的模型。这一章节的种种事例揭示了以下两个关键问题。

第一点也是最重要的问题是，人骨在启蒙医学用途之多样令人震

---

① Richardson 2001.

② Knoeff & Zwijnenberg 2015; Devlin 2018.

惊。在骨头用于药物制剂的案例中，我们可以看到，在理解物质的意义时，它的缺失、损毁和保存同等重要。这个事例还显现出在一个世纪的时间里，这种把人骨作为医治原料的特殊观念有所变化，并最终消失。不过迄今为止少有论及，其间不乏社会、科学与实践因素的相互作用，但即便在两部研究精深的著作中也未能明确给予解释[①]，这就说明事后厘清促成这些变化的因素是多么困难。此外，药剂师的罐子以及手册是这种用途的唯一物质证明，但真正的骨头制备品往往就像莱泽建议读者保存的髓油一样消失得无影无踪。

莱泽和波尔在他们的书里讲述怎样保存骨头时，用文字把骨头描摹得栩栩如生，这些书让人们了解到想要成功保存人骨所需的实用流程和技巧，并呈现出启蒙时代医学家（和其他人）在保存骨头时面临的挑战。根据文献和骨头制备藏品，我们能看到人们对骨头的医学认识与用途在18世纪发生了变化，骨头不再是药物的成分，新的解剖学领域出现了，比如骨学、病理学和观相学。虽然出现了这些变化，但在如何保存骨头以及骨骼用于解剖学研究等方面也有所延续。书籍亦是物品，莱泽著作的译本以及这两部著作的多次再版和小小的开本都告诉我们，这些书是为了实践而编写的，并非是束之高阁的藏书。

18世纪骨骼保存与展览方法的变化，表明科学、艺术与宗教之间有了新的关联，而大学里解剖藏品的公开性愈渐缩减却凸现出专业骨骼保存与流行解剖展览之间产生了裂隙，这种展览在19世纪变得更加普遍。人骨也可以藏在诸如“分娩幻影”及韦里奥兄弟制作的备品中，

① Noble 2011; Sugg 2015.

这表明在启蒙运动之后，对人骨的使用和理解也在不断变化。

人骨是一种天然存在的物质，贯穿在本章的各种物品之中，它们有原始的主人，他们的故事和声音大多不为人知，但我们仍然可以通过遗留的物质文化更好地了解他们所生活的时代原貌。然而，这些人的遗骸已经商品化，被做成了各种器物，所有这一切都是工艺品，不管它们是部分还是全部用人骨做的，比如莱泽的髓油和波尔附着天然韧带的自然骨骼。它们是人类有意而为的，服务于实践、科学或者意识形态，往往三种目的兼而有之，物品和物质文化史同时也是艺术史、科学史、社会史、经济和政治史，而且更多属于制造史。

虽然站在历史背景中尚能理解，但这些遗存物如今颇具争议[①]。如《国际博物馆理事会博物馆伦理准则》[ICOM（International Council of Museums）Code of Ethics for Museums，2013]之类的国际伦理标准指出，博物馆收藏的历史人类遗骸，如未经当事人或其后代同意而得，应送回其来源地埋葬。然而，这些物品往往来历不明，经过了彻底的清洗和保存程序，现代技术已无法确定它们的家乡。最后，我们应该认识到，即便在今天，人骨仍然是一种商品[②]，正因为如此，它们的意义仍然多元而不定。物质与物品的意义与用途始终因地制宜，并非一成不变，今后也依然如此。

---

① Sysling 2010.

② Noble 2011: 161 - 4.

第六章

经　验

米舍利娜·路易－库瓦西耶[1]

（Micheline Louis-Courvoisier）

米舍利娜·路易－库瓦西耶（Micheline Louis-Courvoisier），历史学家，瑞士日内瓦大学副校长、医学院教授，研究方向为书信咨询、痛楚体验和18世纪的躯体及心理表达。曾发表有关抑郁症及患者身心世界的论文，最新文章为《不安：介于心理情绪和生理感觉之间（18—20世纪）》[*Inquiétude/Uneasiness: Between Mental Emotion and Bodily Sensation*（*18th–20th centuries*）, 2019]。

福尔女士在1776年寄给蒂索医生的一封长达4页的信中表达了她的深切痛楚（suffering），在几行字之中，她提到了焦虑、噩梦和对几乎所有事物的恐惧。在正文部分，她细致地描述了身体感觉与痛苦的交织：大脑颤抖，“脑部受惊”，牙齿咯吱作响，胃部悸动，头晕，肾脏出汗[①]。她耳鸣不止，感觉到沿着肾脏、颈部以及头部的“跳动”。她描述了一种天地颠倒的感觉，感到被大地抬起，身处一条颠簸的船中。

她用语抒情，几乎没有标点，没有设计架构，拼写也谈不上完全正确，她文字生动，几乎能让人对她的症状感同身受。但是，她所说的脑部“受惊”到底是什么意思？她是否能分清脑部和头部呢？医生需要调用自己的感官以及专业知识来理解她的叙述。即使我们无法将“脑部受惊”这一术语翻译成今天的身体感觉，她的叙述还是极具表现力，能让现代读者产生共鸣（见图6.1）。像许多给医生的书信咨询一样，这封信表明，在研究18世纪人们的痛楚时，心身二分法并不适宜。该信也突显了患者对内部、外部感知的自觉，以及为传达特定感觉而选择的灵活语言。

在启蒙运动时期，医患关系的文化语境集中反映在感觉的运作方式上[②]，正如乔治·维加雷洛（Georges Vigarello）所说，知识先始自感官，后源于思想[③]。在18世纪，任何形式的紊乱都曾经是痛楚体验的

---

① 现代医学有“肾脏出汗征（kidney sweatsign）”，指肾周围包膜下出现裂隙样的无回声渗出，可能与急性或慢性肾功能不全有关。—— 译注

② Vila 2014: 12 – 20.

③ Vigarello 2014: 21.

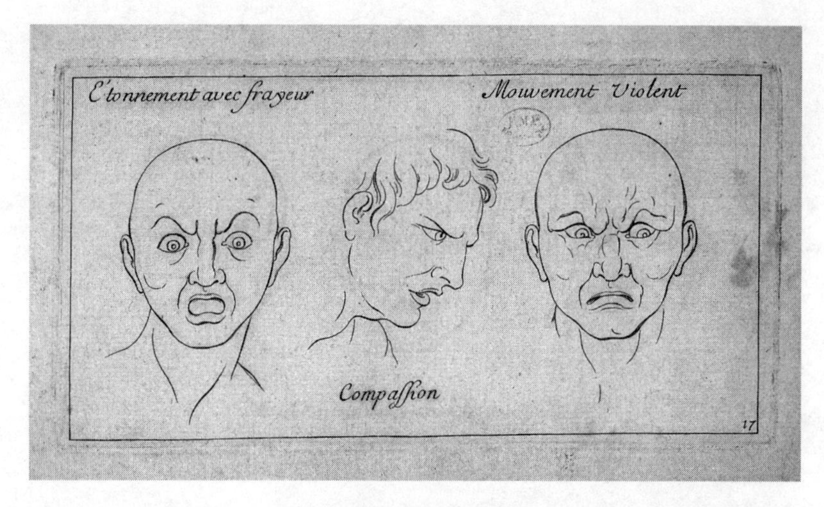

图 6.1　带有惊吓、同情和暴力动作的惊讶。运动可以指内部激情和情绪，也可以指身体运动。引自塞巴斯蒂安·勒克莱尔（S. le Clerc），《激情人物形象》（*Caractères des passions*），根据杰出的勒布伦先生的设计而蚀刻，巴黎：Chez N. Langlios 出版，日期不详（18 世纪）。来源：Blu Santé, Paris。

一部分，它们必须传达给医生的感官，患者体内外的感觉必须传达出来，这样一来，医生不仅可以理解它们，还可以感受它们，这也就是为什么语境亦是由抒情语言来界定的，至少患者描述其症状的部分是抒情语言。在这部分内容中，患者运用了许多比喻及形象画面来激活医生的知觉和体验，正如我们在福尔女士的例子中看到的那样，痛楚体验大多数时候都与肉体有关，也就是主要与患者在身体纤维、体液和神经内感受到的运动有关。

在这一时期，有三种耳熟能详的医学理论并存。第一种是在西方思想界已延续数个世纪的体液学说，即四种体液（血液、黄胆汁、黏液和黑胆汁）组成了人体的主要部分，负责滋养人体器官。为确保健康，体液要在器官之间合理分布，要在体内畅通无阻地流动，要确保身体内部对外部环境部分开放，特别是要顺利排泄[1]。第二种理论是动物灵学说（animal spirits theory），不仅医生们探讨它，神学家和哲学家对它的讨论也延续了几个世纪。动物灵被看作是极小、肉眼不可见、微妙、“空气一样”（由空气组成，非常轻）的粒子，在整个人体中高速运动。它们连接着身体和灵魂，传达每一个被感知的体内外感觉，然后转化为大脑或思想中的印象。它们可能通过动静脉在体内循环，也可能是通过神经系统，不同的作者对此看法各异。它们必须保证数量众多、质地透明、一起快速循环，才能确保人的健康[2]。动物灵理论在19世纪初遭到了废弃，但在18世纪的法国和英国文献中仍然很常见[3]。第三种理论是18世纪广受争论的神经理论，该理论区分了应激性（*irritability*）和敏感性（sensibility）（见图6.2的神经解剖图）。阿尔布雷希特·冯·哈勒描述了应激性纤维和敏感性纤维，前者作用于肌肉，后者将印象传递至大脑。正如安妮·维拉指出的，敏感性概念的关键在于“连接身体、心灵和环境”[4]。敏感性可以是神经的独特属性，在活力论派看来，敏感性是确保身/心连续的重要基础。敏感性纤维连接了感官刺激、情感和观念，敏感性身体由无数相互连接的神经纤维组成，它们受到振动和震荡等微观运动的影响[5]。为确保健康，必须要用有规则的微观运动合理分配生命能量。这三种理论为患者所

① Pilloud & Louis - Courvoisier 2003.

② Kleiman - Lafon & Louis - Courvoisier 2018; Smith et al. 2012; Sutton 1998.

③ Armand 2018; Bolens 2018.

④ Vila 2015: 204.

⑤ Wenger 2007: 39 - 49.

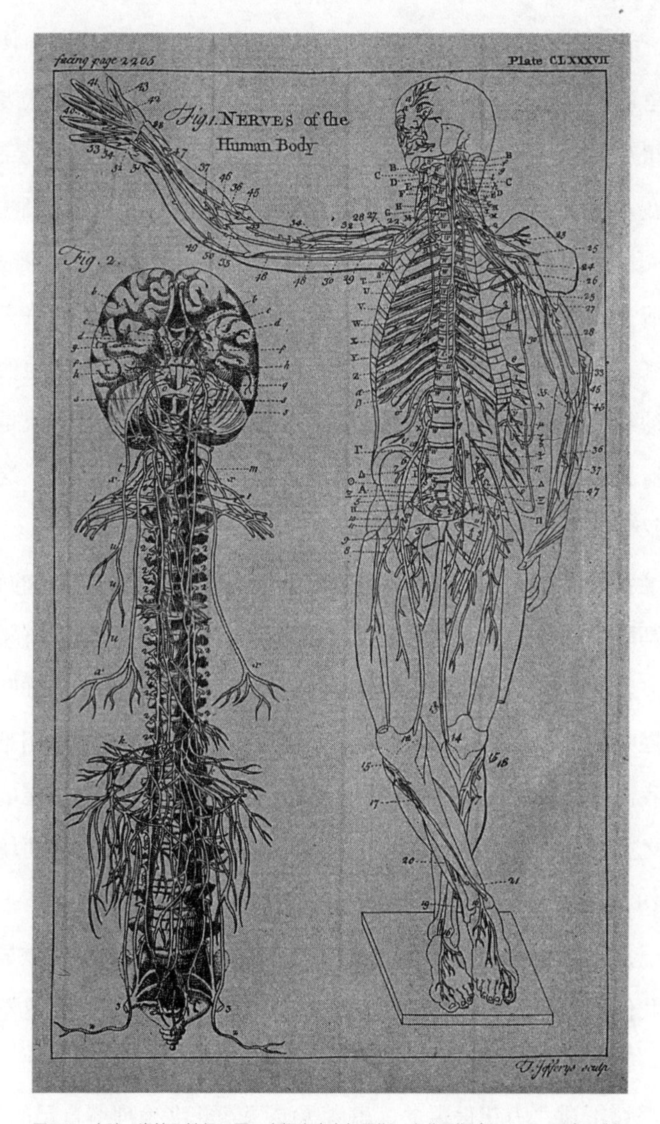

图 6.2　大脑、脊柱和神经二图。大概率来自托马斯 · 杰弗里斯（T. Jefferys），《新艺术与科学大词典：理解有用知识的所有分支》（*A New and Complete Dictionary of Arts and Sciences: Comprehending All Branches of Useful Knowledge*），伦敦：W.Owen 委托印刷，1763—1764 年，来源：Wellcome Collection, London/Public Domain。

熟知，有时会被明确引用，患者可以根据其痛楚的症状，从中选择最适合自己感觉和症状的理论。这些医学理论模型与疾病的症状表现之间是相互契合（resonance）的，这意味着经验很容易与理论联系起来。

在本章中，笔者将根据患者的书面叙述，探究18世纪欧洲法语世界中人们患病和痛楚的体验。当时，书信是中产阶级和上层阶级常见的交流方式，人们用书信与朋友、亲戚和医生保持联系。对许多写信的人来说，一页白纸并不令人畏惧，反而是一种邀约，邀请他们记录自己的经历，拼凑日常生活的片段，或是为了与他人分享，或是为了强化自我认知。痛楚作为日常生活的一部分被详细记录下来，这使得个人叙事成了当下历史学家宝贵的研究资料。

笔者将专注于患者使用的语言，仔细而精确地阅读患者的叙述，在此基础上展开分析，进而记录身体的历史性（the historicity of the body）。语言是让我们接近过去体验的绝佳材料，但是不仔细阅读就很难探究这些体验对18世纪书写者的意义。历史学家面临的困难就在于，我们可能很快且无意识地把自己的理解投射到18世纪患者的痛楚体验之上，我们要避免产生这种混淆，体验深受其所处文化语境的影响。18世纪患者的一些描述似乎在今天仍能引起我们的共鸣，但我们需谨记，我们对疾病的感知和解释方式与18世纪的患者存在差异。

我们将看到，书面叙述这一行为对患者来说十分重要，这不仅让他们与蒂索医生保持联系，也让他们有机会宣泄自己体内无法独自处理的深切不适。为获得帮助，患者需要探索并准确理解自己的体验，以便将它们表达出来。我们还将看到，18世纪的病痛体验常常影响患者的感官，特别是视觉和听觉。然而，即使是最常见的、患者共有的病痛体验，仍然被限定在肉体的各种小恙，表现为身体稳定性（bodily consistency）的众多微观运动和微妙变化，18世纪的人似乎把自己理解为一个脆弱而混乱、需要重新平衡和强化的环境。

阅读身体体验

用第一人称叙事的史料来研究18世纪的痛楚体验极具挑战性，首先我们必须明确“体验（experience）”一词的确切含义。历史学家塞维琳·皮卢德（Séverine Pilloud）认为，患病体验与叙事及表述密切相关[①]，笔者则提出了一种不同的研究路径，即一方面尝试考察文字之间的关系，一方面试图了解当时的患者实际体验到的感知和感觉。《牛津英语词典》（*The Oxford English Dictionary*）将“experience（体验）”定义为“有意识地成为某种状态或状况的主体，或有意识地受到某种事件的影响，或指这种情况的一个实例；对某种状态或状况的主观感受；使一个人受到影响的事件”，可见这一概念关乎自我意识以及自我对外部事件的反应。在本章中，笔者将18世纪的痛楚体验定义为患者的自我意识，他们通过身体感觉来描述这种意识，这也涉及主体的生理心理状况。历史学家乔安娜·伯克（Joanna Bourke）指出，感知（aesthesis）这一概念能够帮助我们用一个词来理解知觉、感觉和情

① Pilloud 2013:4 - 6.

感[1]，在思考18世纪的体验时，感知也能帮助我们避免心身二分。

因此，痛楚（suffering）这一概念应在最广泛的意义上使用，并应与个人经历关联，它是个人感知被扰乱的结果。根据伯克的观点，区别疼痛（pain）和痛楚（suffering）有助于勾勒出心 / 身区别[2]。哈维尔·莫斯科索（Javier Moscoso）将疼痛的历史与患病体验的历史联系起来，他不认同身 / 心二分，因而不加区别地使用"疼痛"和"痛楚"两个词[3]。在本章中，我有意选择"痛楚"一词，以确保涵盖18世纪患者所意识到的、向蒂索医生详细描述的、程度各异的众多感觉（不仅仅是身体疼痛）和不适。

研究这种自我意识的历史，需要分析患者对身体和心理事件的书面叙述，这些叙述表明他们认为某些身体和精神状况的变化很重要，值得记录下来与人分享，尽管我们只能接触到凝固在时间里的书写片段，但它们仍因患者使用的语言而充满活力。对前文所定义的痛楚体验感兴趣的历史学家可以获得几类资料，包括个人日记、书信和咨询信[4]，本章将重点关注咨询信，原因有以下几点：首先，这类信件是对患者艰辛经历的总结，可以类比实验室的自我观察笔记，我们将在后面看到这一点；第二，它们写给某个特定的人，词语用心挑选，句子书写精确，便于阅读者充分理解；第三，它们集中记录了患者的身体感觉，并将其转化成了文字。

---

① Bourke 2003.

② Bourke 2014: 21.

③ Moscoso 2012: 2.

④ Digby 1994; Lyon - Caen 2016; Lane 1985; Rieder 2010.

琳达·波拉克（Linda Pollock）通过阅读资料来思考生活体验中的情感[①]，借鉴这一方法，笔者将患者的叙述视为他们真实经历的一种表达，甚至是一种感知，而不是把他们的信件视为传达内容或解释痛楚的工具。书面咨询是文化脚本的一种形式，旨在与蒂索医生交流和分享患者的体验，医生阅读这些信时，不仅需要调用科学知识，也要调用自己的感觉来解读患者的痛楚。患者需要分享自己的体验，这为今天的历史学家提供了一个接近“问题核心”的机会 [借用杰科特·格拉巴（Jacot Grapa）2009年的标题]。咨询信揭示了患者在经历痛楚的过程中试图理解自己的痛楚，痛楚存在于他们的思想和身体中，并与所处的环境有关。

此处需要注意的是，这个“问题核心”涉及18世纪欧洲一个特定人群：那些负担得起知名医生咨询费的富人。这些患者有时间关注自己的症状，也有文化和经济手段来交流症状、寻求缓解之法。然而，这并不意味着其他人没有经历过类似的痛楚，只是由于缺乏资料来源而很难找到他们。写信人描述的体验揭示了社会更大范围存在的深刻不适，例如，希瑟·比蒂在她对18世纪末医院档案的分析中指出，神经疾病不仅影响精英阶层[②]。多米妮可·戈比诺（Dominique Godineau）在她关于18世纪法国自杀现象的著作中指出，工人阶层也经历并表达了一种深切的痛楚，那种痛楚甚至让他们结束了自己的生命[③]。伯克提出了“感知”这一概念以及可能的感知扰乱，影响着每一

① Pollock 2004.

② Beatty 2012: 91.

③ Godineau 2012: 157 – 8.

个人。尽管我们必须意识到写信人和收信人的身份可能会影响到患者叙述痛楚的方式，但这些叙述能代表的不仅仅是欧洲精英阶层（不管是精英还是非精英阶层），18世纪的这些信件都展示了那个时代写信人的认知、精神和感官世界与我们当代人之间的差别。

在当时的欧洲，书面咨询相当多见，因为咨询信是与医生联系的常见方式①，汉斯·斯隆爵士（Sir Hans Sloane）②、威廉·库伦（William Cullen）③和欧洲的许多医生都是通过信件与患者打交道的。从1750年到1797年，瑞士医生塞缪尔·蒂索收到了来自欧洲各地的患者1300多封咨询信和文章，这些文件现已归档成为本作的文献基础，其中大多数写信人都来自中产阶级和上层阶级，他们已经尝试了数种治疗方法，但都没有成功④。他们的信长短不等，有的只是一页短笺，有的则长达30页，包含了患者认为必要且相关的所有病情细节，以便医生了解其所患疾病的特殊性质。一些患者推测了自己痛楚的原因，描述了个人情况，阐释了痛楚对生活造成的影响；另一些患者则非常简明扼要。正如多位历史学家指出的，信件是“混乱的文献”⑤，不存在“典型”信件，每封信的内容取决于作者彼时认为最需要沟通的内容，研究者有多种方式来阅读这些文献。为理解痛楚体验，笔者研究了有关信件，重点关注了患者症状体验的描述以及分享患病体验的用语。

---

① Brockliss 1994; Wild 2006; Stolberg 2011; Smith 2008; Coste 2014.

② Smith 2003; The Sloane Letters Project.

③ Risse 1974; Shuttleton N. D..

④ Pilloud 2013: 52 – 7.

⑤ Boon 2016: 37 – 9.

语言以及体验的历史性

语言是历史学家了解患者体验的唯一资料。正如让·斯塔罗宾斯基（Jean Starobinski）所指出的，在研究情感体验时，历史学家只能接触到患者在叙述中所描述的内容[①]。琼·斯科特（Joan Scott）进一步将体验还原为语言，她提出，"'主体'是由话语所构建的，体验是个语言事件"[②]。我们且不论体验和语言之间是否存在差异，语言显然仍是理解患者过往真实体验最可靠的手段。考虑到患者使用的语言风格，患者本人的叙事是对其体验最忠实的书写，患者描述其体验时对表达方式的选择、对修辞的斟酌，可以使读者窥见患者本人所处、所感受和感知到的世界。

受文本细读理论的影响，本章仔细研究了患者在叙述体验时使用的语言。在当时，从体验中获得的知识和理论知识并不互斥[③]，医生们在实践和学术研究中都非常重视体验，正如苏菲·瓦塞（Sophie Vasset）指出的，医生的学术研究也包括对自己的体验和感觉的讨论[④]。对18世纪的人来说，个人体验是医学和大众文化的重要组成部分，它

① Starobinski 2012: 257.

② Scott 1991: 793.

③ Cook 2000.

④ Vasset 2013: 115 – 17, 124.

与推理、分析、分类和演绎一样，都是知识构建的一环，体验和理论的话语在医学期刊中并行不悖。体验认识论价值的历史还有待研究，但只要看一下它在词典中的定义，就会发现直到1932年，《法兰西学院词典》（*Dictionnaire de l'Académie Française*）才明确提出“理性和推理”是体验的反面。

医生和患者都认可个人叙事是交流信息的有效媒介，而这些信息正是开展医疗实践的基础，18世纪的诊疗基础就是患者对其症状的文字描述[①]。正如菲利普·里德（Philip Rieder）所提出的，患者用语言表达的主观感受被其朋友、家人和医生视为客观事实[②]。语言被公认为医患关系的根本性要素（fundamental essence），患者经常使用比喻和比较来描述其病情的身体和精神表现，以尽可能准确地反映实际情况，当然，误解也时有发生并见诸记载[③]。18世纪的医生认为修辞是可信的，因为他们还没有开始寻找隐藏在患者身体里的“无声的真相”（无论是在患者的言语中还是言语外寻找）[④]。直到19世纪，医生才开始以怀疑的态度看待修辞，甚至将其看作病理异常的迹象[⑤]。

由于几个18世纪和当下都使用的词（幽默、情感、敏感、尴尬、挫败等）内在语义的模糊性，我们有必要跳出自己的心理范式和现代分类方法的范畴，这种模糊性反映了思想、情感和身体感觉之间

---

① Fissell 1995.

② Rieder 2010: 361.

③ Louis – Courvoisier & Mauron 2002.

④ Foucault 2011: 33.

⑤ Rigoli 2001: 91 – 244.

密切且混乱的关系[1]，它不该被视为有关患者思想和体验的不完整表达，而应被视为容纳其经验复杂性的灵活手段。正如朱莉·内沃（Julie Neveux）在她对约翰·多恩（John Donne）作品的研究中所指出的，身心一元论（身心不分）根植于感觉和感觉的语言中[2]，我们在18世纪一些患者的话语中也可以看到这种一元论。体验仍与生理学、情绪、环境和语言紧密联系在一起，看起来含糊不清，却适配于启蒙运动的理性。

正如芭芭拉·杜登所描述的那样[3]，身体的历史性可以被看作个人肉体和话语之间的关系。没人知道18世纪的信件作者“真正”体验到了什么，但我们知道他们经过深思熟虑后选择了哪些表达方式来叙述自己的感受，我们也知道这些文字是他们眼中描述这些体验的最好方式。正如理查德·塞格所说，尽管这些体验后来“消失了（*vanished*）”（他的原词），而且对今天的我们来说是陌生的，我们也必须接受这些体验是真实的[4]。人类学家劳伦斯·基尔迈尔（Laurence Kirmayer）认为，这是患者的身体和书面叙事之间的辩证关系[5]，只有识别这种辩证关系的本质，历史学家才能超越患者的身体形象（如基尔迈尔所说），接触患者的具身体验。笔者将通过研究18世纪患者的表达方式和词汇关联（或解构患者的叙述），把患者的语言与他们的患病体验联系起来。

---

① Sugg 2013: 316.

② Neveux 2013: 15.

③ Duden 1992; Rieder 2010: 300.

④ Sugg 2013: 20.

⑤ Kirmayer 1992: 324.

历史学家和既往对痛楚体验的研究

解构患者的叙述，通过语言和身体之间的联系来识别患者体验，这个过程也需要回顾已有的有关咨询信件的研究。塞维琳·皮卢德、菲利普·里德、迈克尔·斯托尔伯格、罗伯特·韦斯顿（Robert Weston）、索尼娅·布恩（Sonja Boon）、乔尔·科斯特（Joel Coste）、纳赫马·哈纳菲（Nahema Hanafi）、帕特里克·辛格（Patrick Singy）、丹尼尔·泰塞尔（Daniel Teysseire）、韦恩·维尔德（Wayne Wild）和丽莎·史密斯为患病和痛楚体验的研究提供了一个坚实框架①。他们的工作阐明了一些疾病在18世纪的流行情况以及表现，勾画了朋友和家人在帮助患者应对疾病方面的重要性，突出了痛楚的表现形式，关注了性别状况，描画了男性和女性的性行为，强调了18世纪医学背景下某些诊断的影响，附带讲述了患者的个体故事，并确定了叙述模式。患病和痛楚体验的历史研究是一项耗时的工作，包含许多部分，需要一步步地进行。

---

① Pilloud 2013; Pilloud & Louis – Courvoisier 2003; Rieder 2010; Stolberg 2011; Weston 2013; Boon 2016; Coste 2014; Hanafi 2017; Singy 2014; Teysseire 1993, 1995; Wild 2000; Smith 2008.

混淆的危险

若不深入阅读，历史学家很容易将患者的叙述与自己的体验相提并论，甚至被诱导着将自己的体验投射到过往患者的语言中去，毕竟谁没有体会过痛楚呢？然而，过于简单化地共情18世纪的患者极具误导性，忽略了历史和现代经验之间的分野，即使患者描述的事件迥然不同，历史学家也总是可能将现代的分类投射到患者的叙述中。

除非我们在阅读咨询信时能放下自己的经验和现代的心理范式，否则自身情绪、经验和分类方法的投射将阻碍我们做出正确的解读。齐格弗里德·克拉考尔（Siegfried Kracauer）在“历史学家的旅行”一章中提出了所谓自我消解的过程。他建议学者在阅读文献时采取一种“主动的被动”，这有助于拓宽视野、抵抗自己的心理惯性[①]，这个建议对于与身体、痛楚和日常经验有关的话题尤其重要。根据克拉考尔的说法，历史学家属于两个时代，一个是他们生活的时代，一个是他们研究的时代。即使是在研究一些看起来符合现代经验的东西时，通过细读故意与之“疏离”开来，也可以使学者更好地将语言和思想与历史经验联系起来[②]。

然而，要接受这种疏离，也需要我们识别一种超越理性和认知的学术经验，这种经验并不完全可控。首先，这种疏离更像是一种

① Kracauer 2005: 131 – 66; Ginzburg 2013.

② Herrstein Smith 2016: 70.

感觉，而非分析的结果，从这个角度来看，研究者的主体性可能会受到威胁并影响研究。当然，我们无须像安德鲁·约翰斯顿（Andrew Johnston）和拉塞尔·韦斯特－巴甫洛夫（Russell West-Pavlov）那样极端，断言“学者的中立和客观与其说是事实，不如说是虚夸的表象”①，但研究者自身的经验确实以多种方式影响着历史分析，首先便是他们对档案的选择和对资料的解读。

在阅读这些信件的过程中，第一步便是克拉考尔所建议的“主动的被动”，它可以使学者逐渐意识到“疏离”的感觉。第二步是识别这种感觉的组成部分并对其进行分析，对资料进行细读能够使学者从感觉转向分析，并尽可能地重建18世纪患者体验的精神和感知结构。

寻找合适的距离

矛盾的是，细读法又有助于让我们的体验尽可能接近18世纪的患者体验，这个过程始于抄写患者的信件，然后多次阅读，以确定与研究相关的段落，这种缓慢而有条不紊的方法使得笔者能够逐字逐句地消化信件中的语言，发现其中不寻常的词汇和语法结构，如果读得太快，这些词汇和语法结构就可能被忽略。笔者对患病体验的最早研究是对1750年至1798年间寄给蒂索医生的100封信件的分析，这些信是笔者为了研究忧郁症的患病体验专门选择的②。随后，笔者将关于忧郁

① Johnston & West – Pavlov 2015: 4.

② Louis – Courvoisier 2015; 2017.

症患者的研究结果与另外370封写给蒂索医生的患者来信进行了比较。

由于这些信件并不遵循严格的规范，且长度和结构各异，因此不可能确定一套分析标准。此外，每封信都反映了某个患者的特殊情况，很难对其做出比较或一概论之[①]。再者，信中每一个句子和表达方式都会引发一些问题，这些问题不但不利于我们形成描述性或说明性的总结，反而会引发更多疑问。面对如此多的变化，我们有必要在研究中确定某种形式的坚实基础，笔者确定了两个共通性要素：写信行为和患者语言。在下文第一节中，笔者将阐明患者写信是为了描述体内已经难以忍受的不稳定状况，而且写信的对象影响了他们叙述个体体验的方式。接下来的第二节将讨论敏感体验（sensible/sensitive experience）的组成，笔者将展示许多患者把痛楚体验定义为影响其感官的外部干扰（主要是视觉和听觉问题），但痛楚体验最常见的特点是普通感觉（cenesthesic chaos）的混乱（或微妙的内部感觉），比如身体一致性（bodily consistency）的深刻变化或影响身体每一部分的剧烈微动。

丨 写信行为

对一些患者来说，给蒂索医生写信就像现在给医生打电话一样，

① Grassi 1998: 5 – 6.

在那一刻，这个人决定成为患者[①]，患者生活中发生的一些关键事件使其决定求医。是什么促使他们在那个时间点提笔写信？他们选择哪些细节来展示患病体验的独特性？关注这些问题意味着关注某一特定时刻的体验及其发生的背景，这能帮助我们捕捉书信里的具体现实，正如患者写信时感知和传达的一样。

患者“机体整体（animal economy）”中的混乱迹象

写信这一行为是由一个或多个事件引发的，书写者经历的这些事件促使他把观察、想法和反应记录下来。在18世纪，患者撰写咨询信的行为有时是想要在面对面问诊后向医生汇报最新病情，告知医生治疗效果，在病愈后表示感谢，或是征求医生答复。在这些情况下，信件行文通常遵循既定惯例，患者写信不是因为有不适的症状，而是出于当时的社会惯例（上流社会尤为如此）。

在另一些情况下，患者是因为过度的疼痛或不适而写信的，仿佛患者对某种疾病（已经确诊或可能患有）的忍耐达到了极限。更常见的情况是患者身上一组各不相同的症状已经持续了太久，令其难以忍受，他感到身体机能和内部运动受到了干扰，或者换句话说，机体整体受到了干扰。1774年4月2日，伍里·德·雷米雷蒙伯爵夫人（La Comtesse de Vury de Remiremont）向蒂索医生咨询，说自己感觉到“无数的微小疼痛，它们叠加在一起，使生活变得很痛苦”。[2]（图6.3

① Zola 1973: 679.

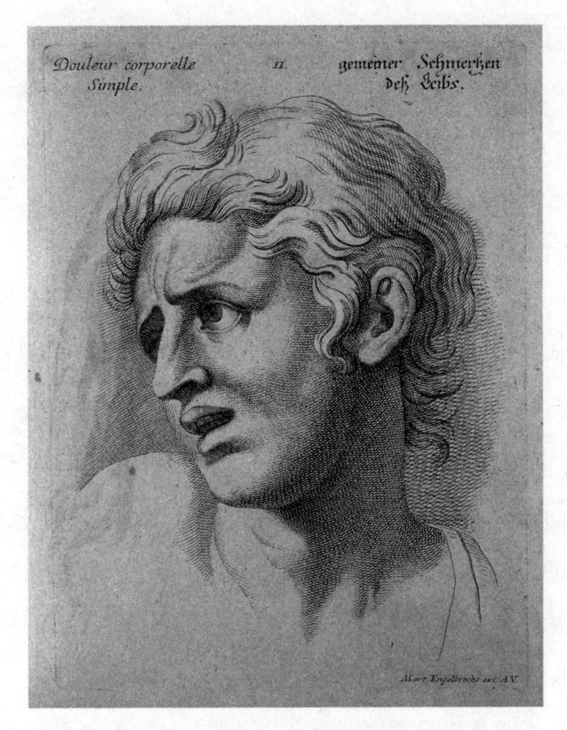

图 6.3　男性面容，表达了单纯的身体疼痛。马丁 · 恩格尔布莱希特 [M. Engelbrecht(?)] 参照查尔斯 · 勒布伦的作品蚀刻，1732 年。来源：Wellcome Collection, London/ Public Domain。

描述了单纯身体疼痛的面部表情，这似乎适用于本病例。）她感到“脆弱”，但不一定是生病了。虽然有些患者使用了医学术语，讨论了症状和诊断，但总的来说，他们写信并不是在说自己“得了”诸如干斑或风湿病等，患者的叙述最多只有说明价值。丽莎 · 史密斯认为这些叙述并非来自经过充分解读的体验，笔者赞同她的观点[①]，患者写信

① Smith 2008: 460.

是为了向蒂索医生呈现（而不是再现）他们的感受：他们“机体整体”的混乱，他们情绪的变化，他们的忧虑，他们的不适，他们的苦痛。1776年11月17日，哈尔古埃伯爵（Le Comte d'Halgouet）给医生写信，将自己的各种症状归咎于脾脏栓塞，说他的病造成的心理忧虑多于身体疼痛，因为它让他“产生黑暗的想法，仿佛天生忧郁一般”。[3]不同症状的累积、症状的迁延不散或症状强度的增加，往往会将患者推向一个临界点，促使他们致信医生，寻求缓解、安慰或治愈之法。

有时候，患者咨询医生的主要原因是疼痛（但并非总是如此）。德·罗塔利耶骑士（Le Chevalier de Rotalier）写道：“这并不完全是疼痛，在我肋骨下有一些无声（mute）的东西在困扰着我。”他还说：“感觉肋骨下的肌肉和神经有重量或缺乏弹性；但是，当我用手按压该区域时，感觉不到任何疼痛。”[4]患者的身体会体验到各种不舒服的感觉，而“疼痛”一词远不足以涵盖它们。

一些患者声称自己健康状况良好，但还是写信向蒂索医生征求意见。在8月10日的信中，德博尔德先生（Mr. Desbordes）列举了一大堆症状，又在同一封信（该页未标注日期）中说：“除此之外，我感觉不错，吃得好，睡得香，没有做任何过度的事；我气色很棒，就像一个完全健康的人。”[5]对德·夏斯特内女士（Ms de Chastenay）来说，1784年11月8日，她的健康状况和她的焦虑状态形成了鲜明的对比：“我几乎总是处于痛苦的状态，但我相信自己的健康状况良好；在接下来的一刻钟内，我甚至不能确定自己是否存在，因为我总是担心自己的想法、思想或一次谈话会使我经历一场变革，置自己于死地。”[6]德·夏斯特内女士在同一个句子中使用了“痛苦（agony）”和“健康”

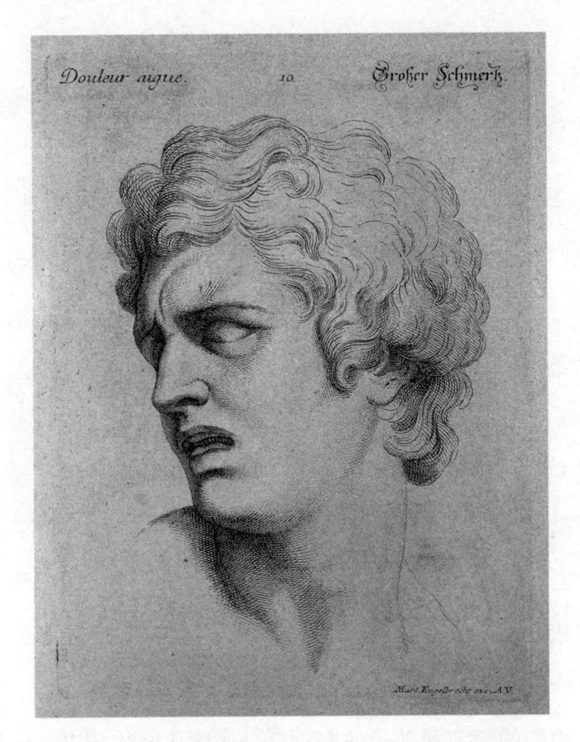

图 6.4　一个身患急性疼痛的男性。马丁 · 恩格尔布莱希特 [M. Engelbrecht(?)] 参照查尔斯 · 勒布伦的作品蚀刻，1732 年。来源：Wellcome Collection, London/Public Domain.EXPERIENCES 139。

这两个词，似乎痛楚 / 安好（wellbeing）这组词语并不等同于疾病 / 健康。一些写信人可能在遭受痛苦，同时认为自己健康状态良好。

对于许多通过信件咨询蒂索医生但先前和他没有关系的患者（和他没有私交，也并非老患者）来说，他们最终决定给医生写信，往往是因为日常生活已经变得难以忍受，即使是身患慢性病的患者在写信的那一刻也似乎经历着一种急性痛楚，这驱使他们写下自己的疾痛（ailments）。

细节的重要性

一般来说，细节对于描述某种体验的独特性十分重要。在18世纪，“细节”一词有时被用于显示一段叙述的质量，也指“与有关事项的情况和特殊性相关的任何东西”①。[7]一些患者在给蒂索医生写信时使用了“细节”一词，例如，1772年1月24日，荣肯上校（Colonel Jungkenn）问蒂索医生：“先生，我可以冒着让您不快的风险，写下有关细节吗？”[8]他给蒂索医生写了一封咨询信和一份回忆录，总共有十几页，提供了有关症状的各种细节。患者的信中充满了各种“情况”和“特殊性”，他们认为这些都很重要，因为它们揭示了疾病的不同方面，而这些方面在患者看来是“奇特”或“独特”的。因此，他们希望为医生描绘出尽可能完整的画面。

患者信中的细节涵盖了他们对自己病情和既往病史的评估以及疾病对日常生活和家人朋友的影响。患者也会详细说明其家庭治疗方法及以前咨询过的医生的意见或处方，他们会提供自己对疾病的诊断意见以及可能的病因，但最引人注目的细节（特别是对患者体验研究来说）还是关于他们可感知的现实（sensible reality）以及身体和精神状况的细节。

这些细节并不只是为了供蒂索医生阅读和分析，有些患者明确要求医生调用自己的感官。1772年2月15日，穆罗斯·德·拉伯德先生

① *Dictionnaire de l'Académie Française* 1762.

(Mr Muros de Laborde) 写道："请听我说，先生，请听我讲述一个绝望之人的痛苦"，然后他继续写了7页纸，就好像要把口头叙述都诉诸笔端。[9] 有些人试图勾勒他们的病痛"画像（tracer un tableau）"，明确希望医生能够看见，1793年7月14日去信的德·拉沃先生（Mr De Lavau）和修道院院长坦索（Tinseau）① 就是如此。1776年11月17日，哈尔古埃伯爵要求医生做一个特定的动作，以帮他定位疼痛部位："请您注意，我的疼痛集中在身体左侧，在肋骨下部；当站起来时，弯曲左臂，就像要穿外套一样，那就是疼痛所在的地方，它几乎一直延伸到我的肾脏"（原文强调）。[10] 尽管患者以书面形式讲述了自己的患病体验，但除了写下这种体验，他们还明确地调用了医生的身体和感官，以便用语言激活医生的整个自我，因为患者需要医生竭尽全力去"听到""看到"并理解他们。

作为一种不适感觉集合的痛楚体验

患者的痛楚体验是由一系列感觉组成的，这些感觉有时同时发生，有时则相互交织，复杂而不稳定。通过详细地写下这些感觉，患者试图拆分自己体验的敏感成分，并通过斟酌措辞将其重新组合，正如史

---

① no date, 144.03.03.25.

密斯和里德所指出的[①]，这个过程本身就有治疗作用。患者需要写下大量细节，表明写信过程耗时颇久，这一过程帮助他们找到了体验和语言之间的精确联系，它的目的是为了给痛楚找到一个合适的书写形式，然后传达给读信的医生。

感官的紊乱

痛楚体验有时是外部因素引发的感官不适（disease）。在患者的症状描述中，最常提到的感觉是听觉和视觉，眼睛是最常受累的器官，要么是病因累及，要么是伴随于其他症状，或者只是因为眼睛比较敏感。患者认为与视力有关的不适特别令人担忧。例如，患有头痛的多克萨·德·尚旺女士（Ms Doxat de Champvent）1790年完全失去了视觉："我的视线突然变得模糊不清，以至于面前的物体渐渐消失，眼睛似乎一直覆盖着一层黑纱"[②]。[11] 另一位患者杜波依斯女士（Ms Dubois）1792年1月29日觉得她的视力有时会被"剧烈的悲痛来袭"所掩盖，她看到黑色的苍蝇在面前飞舞，感觉仿佛有层面纱遮住了眼睛。[12] 德·拉波特伯爵（Le Comte de la Porte）1782年5月27日也认为自己生病了，因为他视力模糊，仿佛在"透过闪烁的光"看物体。[13] 福尔女士（Ms Fol）在1766年8月26日的报告中表示，她再也无法忍

① Smith 2008: 466; Rieder 2010: 54 – 7.

② no date, 144.05.02.23.

受“黄昏的光线，这荒谬的日子令人焦躁不适，仿佛是自己在经历抽搐一般”。更糟糕的是，她发现“当用手托起头时，大地和天空好像交换了位置，身体也有这种颠倒的感觉”。[14] 患者体验到了视觉的改变，比如模糊、阴影、被闪光打断或被苍蝇遮住。

还有些患者偶尔会听到耳朵里嗡嗡作响，一些患者只是简要地提到了这一点，而其他人则试图让医生了解这种体验。1774年10月10日，修道院院长德邦（Debonne）听到了一种“类似于河水流过磨坊边的水坝时发出的声音，但没有那么响”。[15] 德·韦尔森伯爵夫人(La Comtesse de Werthern) 听到了“啪啪的声音，就像壁炉里的树枝噼啪作响”（1793年5月3日）。[16] 福尔女士听到的喧闹声使她整个身体都受到影响：“我的脑子里听到了爆炸声、呼啸声和可怕的嗡嗡声，这使我四肢颤抖”（1766年8月26日）。[17] 勒梅勒先生（Mr Le Meilleur) 在1770年3月26日写道，他听到了源自大脑的声音：“但在午夜时分醒来后，我惊讶地听到大脑中出现了一种特殊的声音，有点像绷紧的渔网被撕裂时发出的声音；此外，我还听到了一种杂音，最合适的描述是水刚刚浇过被烈日晒干的土地的声音”。[18] 哈特曼先生(Mr Hartman) 在1792年5月22日写道，他每天早上都会听到腹部不断地“呱呱叫”，伴随着肠子里一种令人烦扰但算不上疼痛的感觉。[19]

由于这些声音难以描述，患者常将它们与医生会听到的熟悉声音进行比较，例如燃烧的树枝或干土的噼啪声、河流的潺潺声或乌鸦的叫声。他们认为，既然医生熟悉这些声音，他们自己也就能被医生“听到”。同时，这些例子揭示了病痛的“运作机制（operative machinery)"[1]。患者还试图激活感知模拟[2]，以分享自身体验。咨询信中的隐喻或比较的数量表明写信人将这些隐喻和比较作为一种驱动力，以促进蒂索医生通过想象提高判断力。

肉体的麻烦

患者亲自写信给医生，是因为他们比别人更清楚自身的痛楚[3]。"感觉（feel）"和"感受（feeling）"这两个词反映了启蒙运动中"敏感"概念的流行，它们不断被患者使用，例如"我感觉""这感觉是"或"一种…… 的感觉"。根据一些语言学家的说法，"感受"一词可关联到"合成事件（synthetic event）"[4]，包括身体和心理两种状态[5]。在阅读这类信件时，对这个词的双重理解十分重要，因为这使我们能够认识并接受18世纪患者所描述的身体感觉，而这些感觉有时十分奇怪。

纤维的痛楚 18世纪的医学理论关注掌管身体内部的液体循环和神经通路，而患者的咨询信则展现了更为复杂的内部感知，这些感知可能存在于患者身体的任何固体、气体或液体部分。有些人受到大脑内各种感知的困扰，如勒梅勒先生和福尔女士；有些人则抱怨皮肉之间有气流，肠子里有风，季肋部有蒸汽，肾脏跳动或出汗，以

① Herrstein Smith 2016: 60.

② Bolens 2014.

③ Pilloud 2013: 94 – 6.

④ Neveux 2013: 11 – 12.

⑤ Polguère 2013.

及心脏和胃的悸动。他们的感觉并不总是遵循人体解剖学的既定轨道，他们提到的器官也不一定符合科学定义下的器官，正如历史学家杰基·皮戈德（Jackie Pigeaud）在讨论古代解剖学时指出的，“形状(forms)”是更为合适的描述用词①。与当时的医学理论相比，患者体验揭示了更复杂的感知，一些患者则明确提到了纤维：戈代·杜·佩雷特先生（Mr Godet du Peret）1789年6月3日提到了他的纤维“干燥、敏感、易怒，难以描述”；[20] 在1785年4月16日，诺米斯女士(Ms Nomis) 希望能找到一些东西来加强她的神经，并将力量传递给纤维。[21]

这些感觉的复杂性也通过其他论述技巧得以显现。托琼·德富尔切特先生（Torchon Defourchet）(他有“迟钝无力”的纤维) 补充说，他感到“肩膀里有一种颤抖的感觉，好像皮肤变得不结实了，好像有人在皮肤和肉之间吹进了风一般”②。[22] 贝尔托罗先生 (Mr Bertolot) 对自己肚脐周围非常担忧，他感觉到有热气冲向脖子③。1771年6月10日，查里尔先生 (Mr Charier) 表示“胃部受到了打击，喉咙里有一种扭曲的感觉”，[23] 他感受到的内部动荡引发了其他动荡。查里尔先生让读信的医生看到他身体内部环境的混乱，身体完整性受损，一些体内的轨迹被扭曲，这些都引发了奇怪的感觉。

患者咨询信中反复出现普通感觉混乱的例子，患者身体的任何部位都会感到疼痛和不适，这些感觉累积起来，传播到其他部位，进而

---

① Pigeaud 1985: 56.

② no date, 144.03.06.19.

③ no date, 144.04.04.02.

影响整个身体，患者通过每一根纤维的敏感性体验身体和自我。正如皮卢德所说[①]，如果患者的身体模型与包裹体液和神经系统的身体外壳相关，那么对他们体验的描述似乎也接近于石塚久雄2012年所说的“纤维的身体”。根据石塚的说法，研究医学理论的历史学家更重视神经而忽视了纤维的概念，而在18世纪中期之前，纤维是身体的最小单位，弹性是纤维的基本属性，牵涉运动、阻力和恢复等特性。普通感觉混乱及其内部分布并不沿神经和体液的通路传递，这与纤维的恢复是一致的[②]。

剧烈的内部运动 患者普通感觉的敏感性关涉各种各样的运动，多位历史学家注意到患者会感到疼痛在体内移动[③]，但患者感受到的运动不只是疼痛，他们用各种与运动有关的词汇来描述令人不适甚至难以忍受的症状，如躁动、颤抖、振动、搅动、颤动、扭动、激动、传播、旋转、战栗、震颤、心悸和跳动[④]。

患者描述这些内部运动的方式以及他们对运动的体验，使得我们能够观察到几个问题。首先，这些是许多人共有的感觉。其次，运动除了涉及神经（患者和医生都有提到），还涉及其他身体部位。有些患者感觉到“旋转的胆汁”[⑤]，“搅动的胆汁”[⑥]，纤维和额部血管的搅动[⑦]，

---

① Pilloud 2013: 177.

② Wenger 2007: 39 – 42; Vila 2014: 4.

③ Rey 2000: 145 – 9.

④ Louis – Courvoisier 2018a.

⑤ 维巴耶·德·朗西夫人（Vibraye de Roncée），1773年2月15日。

⑥ 切洛·杜·马鲁瓦先生（Cherot du Marois），1786年1月16日。

⑦ 德·科西尔先生（de Corsier），1793年8月20日。

血液躁动[①]，血液中的激动[②]，“我的神经和肉体都有疼痛的运动或劳顿”[③]，大脑内的传播[④]，以及皮肉之间的沸腾[⑤]。[24]风也是不可忽视的不适来源，波莱特先生在1772年4月20日的信中抱怨：“我被风所困扰，它沿着我的季肋部往上走，直到胸部。”[25]

患者经常在信中描述他们所感受到的运动强度乃至剧烈程度，德·布拉克尔夫人（Mrs De Brackel）在1790年5月9日写道：“正好相反，我的血液空前猛烈地涌向头部。”[26]对雷谢尔先生（Mr Reichert）来说，他的“血液很稠，流得很急”，而沃尔默登先生（Mr Walmöden）则写道：“伴随着有些强烈的热潮，我脑中的流动和躁动增加到了惊人的地步。”[⑥][27]1789年12月10日，德·迪斯巴赫女士（Ms De Diesbach）感到“胃里有疼痛感”。[28]而福尔女士则在1766年8月26日描述道，她没有一个身体部位是平静的：“我处于焦虑状态，神志不清，一睡着就做噩梦，忧郁，头晕，发抖，惊恐，全身颤抖，心悸，胃脘悸动，肾脏跳动。”[29]“旋转（revolution）”一词经常被用来描述这种运动之剧烈。

正如里德所说，身体和心灵在共同的现实中重合[⑦]，这种重合不仅

---

① 维尔姆斯多夫夫人（Wilmsdorff），1783年4月8日。

② 德·波尔齐希男爵夫人（Baronne de Portzig），1776年8月16日。

③ 德·索兰骑士（Chevalier de Soran），1771年10月17—23日。

④ 波莱特先生（Pollet），1772年4月20日。

⑤ no name, no date, 144.05.04.19.

⑥ no date, 144.05.02.40.

⑦ Rieder 2010: 103.

存在于共同现实或某个瞬间体验中，而且被包裹在一些词语之中①，对身体运动的强调揭示了这些术语的模糊性，其中的“激动（emotion）”和“不适”既可以指一种精神状态，也可以指肉体或体液运动②。除了上面提到的血液中的情绪，患者咨询信中还可以找到一些令我们难以理解的表达方式，如“肾脏带给我的激动让我浑身颤抖”③。[30]布勒特先生（Mr Buyrette）的上颚、肛门和耳朵都有“不适”的感觉④，就像沃尔默登先生的皮肤有“不适”感一样⑤。[31]1776年7月24日，德·瓦尔珀格骑士（Le Chevalier de Valpergue）也描述自己感到“不适，特别是在腿上，这似乎来自过度紧绷的纤维”。[32]修道院院长贝尔托罗（Bertolot）在他的“肚脐周围”也有同样的不适⑥。[33]在这些例子中，每个人的不适都与引起疼痛的局部纤维扰动（fibrillar agitation）有关。

仔细阅读这些信件后，我们可以看到，在18世纪，人们的患病体验不仅与疼痛（它四处游走）有关，还与身体每个元素持续所处的混乱状态有关，体内这些痛苦运动的感觉不仅与体液和神经系统有关，还可以被看作气动的（pneumatic）、纤维的“脉动身体运行（pulsing body–machines）”⑦。

---

① Smith 2008: 463 – 5.

② Louis – Courvoisier 2019.

③ 斯奈尔先生（Mr Snell），1793年3月19日。.

④ 1770年2月27日。

⑤ no date, 144.05.02.40.

⑥ no date, 144.04.04.02.

⑦ Sutton 1998: 39.

我们也可以在动物灵理论的框架下理解这些感觉。正如哲学家约翰·萨顿（John Sutton）所说，"于是，人们从现象上感受到了扭动的灵（wriggling spirits, then, were phenomenologically felt）"①。18世纪中叶，一些活力论者在他们的医学著作中仍在使用"灵"和"液体（fluid）"，"液体"有时会被认为是动物灵的同义词②。与讲英语的写信人不同③，讲法语的写信人有时会使用"液体"一词，不过他们在叙述中很少明确提到动物灵。写信人对不受控制的混乱运动的描述与蒸汽、吹气、风以及更普遍的灵气（pneumatics）有关，这也引出了对运动、感知动物灵及其在身体中的功能的类似描述，这些写信人仿佛接纳了动物灵的运动特性，却把理论抛在了一边④。

身体稳定性的变化 患者体内感受到的变化还包括身体稳定性被改变的感觉，患者经常使用法语词"fonte（融化）"来表示病情有所改善。邦维尔·阿奇女士（Ms Bonville d'Achy）在1793年4月7日写道，她经历了两次"胆汁大量融化"，这让她感觉好多了。[34] 在1774年5月14日，沃维莱尔先生（Mr Vauvilliers）也说他经历了一次"大融化"，并在信的空白处指出，他"一夜之间经历了52次排空"⑤。[35] 我们在理解这些"融化"时，要考虑到当时对排出体液和缓解其过剩状态的重视⑥。"融化"通常对患者有益，因为它可以减轻阻塞、缓解饱胀

---

① Sutton 1998: 39 - 42.

② Carnicero de Castro 2014.

③ Beatty 2012: 89 - 98.

④ Louis - Courvoisier 2018b: 92.

⑤ no date, 144.02.04.26.

⑥ Pilloud & Louis - Courvoisier 2003: 461 - 2.

感或调节体液成分不良。

然而，身体稳定性变化的其他感觉却是痛楚的标志。有时，体液的浓度会发生变化，1773年5月18日加斯帕里先生（Mr Gaspary）的情况就是如此：他感到空气与体液混合在一起，“每当我听到令人痛苦的消息，或者将要发生一些会令我痛苦的事情时，我的黏液运行得就仿佛呼吸只有出气一般，感觉空气无法进入肺部。”[36]有时，患者的体液会变得更稠，伯努维尔先生（Mr Bournouville）在1768年10月7日的情况就是：“第四天，我感到身体很重，体液和所有液体都相当浓稠，以至于我都没力气移动，连完成最简单的任务都很困难。”[37]请注意，加斯帕里先生在这里把体液变稠的感觉和他后来缺乏活力联系在了一起，这在今天可能会被称为“缺乏能量”，在当时却与一个人的体液稳定性有关。例如，图6.5描绘了“减轻（abattement）”，这个词在18世纪指的是精神和/或能量的丧失（*Dictionnaires d'Autrefois*）。这张图捕捉到了一种枯萎和衰弱的感觉，这种感觉既是情感上的，也是身体上的，身体上的障碍与心理现象交织在一起。1773年12月5日，多克先生（Mr Dorc）的血液中“充满了黏液和体液，或太浓，或疲惫不堪”。[38]在其他案例中，患者描述了令人烦恼的空虚、压迫、分解或干燥的体验。克莱特先生（Mr Claret）在1790年4月7日写道：“有时我感觉大脑很干燥，很空虚”。[39]里维埃伯爵夫人（La Comtesse de la Rivière）有一种“分解”的感觉，这使她连说话都困难。[40]另一位患者说他的疼痛感“就像有人在挤压右侧的内脏”①。[41]

① no name, no date, 144.03.06.28.

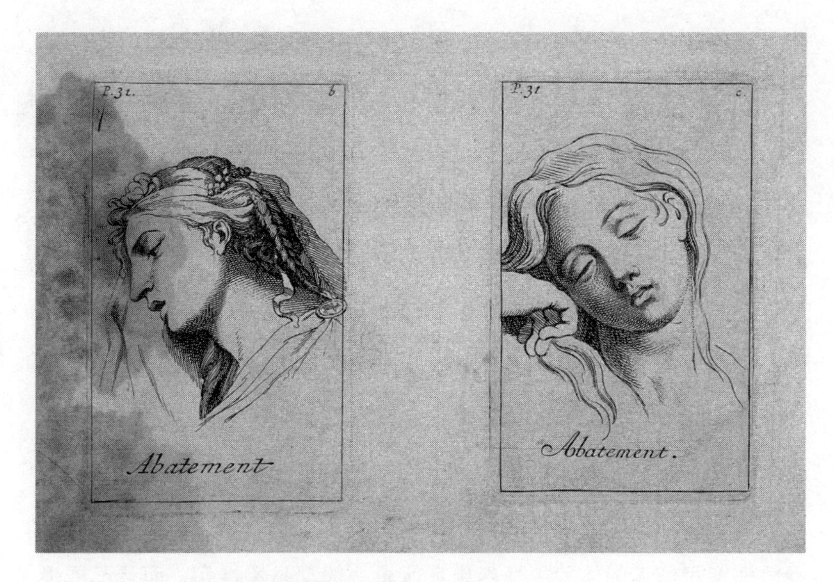

图 6.5　减轻，在惠康博物馆分类中被描述为“两张表现出沮丧的脸”。伯纳德·皮卡特（B. Picart）参照查尔斯·勒布伦的作品蚀刻，1713 年。来源：Wellcome Collection, London/Public domain。

漂浮的内脏、干燥空虚的大脑、变成眼泪的蒸汽、堵塞的肾脏和大脑、干燥的纤维、粘在肾脏上的胃、蒸汽般的身体和灵魂、干涸的体液、浓稠的血液——所有这些表达都描绘了痛苦的体验，它们对写下这些文字的患者来说都是真实的。

结论

患者在咨询信中描述了18世纪的患病和痛楚体验，对它们的研究主要伴随着两大重要偏倚：浓缩和强化。所谓浓缩的偏倚，指的是患者将他们的患病体验集中写进一封信件中，目的是为了帮助医生了解他们的情况并找到缓解之法，对一些人来说，写信的时机是某种临界点，病痛体验已到了无法忍受的地步。所谓强化的偏倚[1]，是指这些信件本身。这些信原本是日常信件，不仅写到了患者的身体体验，还提到了他们生活中的其他事件，无论是关于职业、经济、政治、社会，还是与他们的家人朋友有关的情况：这些都是常常记录在日记里的日常事件，但患者在咨询信中撇开了这些事件，集中叙述了他们的病情，从而造成或提升了强化效果。

我们必须考虑并重视这两种偏倚，尽管正是这些偏倚让我们能更好地理解写信人的体验。虽然患者所患一般都是慢性病，而且已罹患很长时间，但有些患者还是在无法忍受某些症状时提笔给蒂索医生写信。那些促使他们提笔的因素意味着患者经历了一个重构和归纳自己体验的过程，这反过来又使今天的历史学家能够识别和分析18世纪的患者最常用的表达痛楚的要素。

正如我们所看到的，痛楚体验根植于其文化背景中，18世纪这一背景的各种要素都塑造了这些体验，其中有一个背景是当时的人们"乐于写作"：上层和中层阶级的人都习惯于记录日常生活。这种做法推动了欧洲各地书面咨询信的发展。这种咨询模式需要有时间进行自我观察，并能够意识到自己的各种症状，因此，这一模式允许人们在微妙、亲密的感觉与精确、详细、创造性的语言之间建立联系。这种

---

① Veyne 1996.

语言对医生来说十分必要，可以使他们理解并感受患者的症状。在18世纪的医患关系中，患者不仅需要解释自己的痛楚体验，还得让自己的体验具有感染力。此外，18世纪的患者还能够援引不同的医学理论，并将其与患病时的感受结合起来。“旋转的胆汁”“血液躁动”“纤维干燥且易激”或“皮肉之间的风”都是从神经、体液或动物灵理论中“借用”的症状，并在患者身上表现出来。

这些信件揭示的患病体验有两个特点：一是内外部感觉的混合，二是对每种身体物质的自我意识。这意味着身体稳定性的变化，也就是各种气体、液体和固体都处于流动状态——这使得患者感到自己被液化，身上“布满孔洞”，甚至被瓦解。可能涉及身体每一根纤维的激烈而微妙的内部运动也会影响患者。

我们的体验受到对当下世界认知的影响，这与18世纪人们的体验存在区别，要意识到这一点，文本细读是十分必要的。

当然，今天我们不会对医生说，感觉到血液在旋转或是有蒸汽在冲向我们的脖子，我们可以由此清楚地看到体验的历史性。然而，还有一个不太明显的模糊领域隐藏在这些“灵活”的用词中，要识别这些词语，还需要开展更多研究。我们已经意识到其中一些词的语义模糊性，例如“humour（体液）”或“transport（传播）”[①]，而许多其他词则更难识别，例如“astonishments（惊讶）”或“uneasiness（不适）”。为了认识到这些词汇既指一种精神状态，也指一种身体状况，我们需要花时间进行重复和精确的阅读，需要去感受它们所引发的“疏离”。

---

① Pigeaud 1985; Nahoum－Grappe 1994.

这些步骤都是必要的，仓促的阅读可能会导致误解，充其量也只能使我们得到受自身心理模式影响的部分理解，而这将使我们错过塑造了18世纪患病体验的复杂性。

注释

[1] 我非常感谢菲利普·里德和丽莎·史密斯提出的建设性意见。

[2] “infinité de petis meaux dont la somme totalle font de ma vie un etat facheux.” 本文引用的所有原始文件均可在 Fonds Tissot: Archives du corps et la santé au 18 e siècle database（http://tissot.unil.ch/fmi/webd/Tissot）中按名称搜索到。

[3] ‘occasionne du noir, etant naturellement melancolique’.

[4] ‘Ce n’etoit point precisement une douleur, mais quelque chose de sourd, qui me genoit sous les côtes . . . C’est comme un poids ou un manque d’elasticité dans les muscles ou nerfs qui sont sous les côtes; cependant, lorsque j’appuye la main dessus, je n’eprouve aucune sensation douloureuse.’

[5] ‘Du reste, je me porte bien, mange bien, dort bien, ne fais aucun excés; j’ai bonne couleur, comme un homme en parfaite santé.’

[6] ‘Je suis presque toujours dans un état d’agonie, et persuadé que ma santé est bonne, je ne suis jamais assuré d’un quart d’heure d’existence, parce que je crains toujours que mes idées, mes réfléxions, une conversation ne me fasse éprouvé une révolution qui me tue.’

[7] ‘signifie tout ce qu’il y a de circonstances et de particularités dans l’affaire dont il est question’.

[8] ‘Pourrois-je craindre à vous déplaire, Monsieur, par un detail si

circonstancié?'

[9] 'Daignez donc, Monsieur, m'ecouter, daignez preter une oreille favorable au recit des maux d'un infortuné.'

[10] 'Je vous prie de faire grand attention que le siege de mon mal est au costé gauche, à la chute des costes; pliéz le bras gauche, lorsque vous seréz debout, comme si vous vouliéz le passer dans vôtre veste, c'est là qu'est mon mal, et qui s'etend plus ou moins au reins.'

[11] 'tout à coup, ma vüe s'obscursit à tel point, que les objets fuyoit de devant moi, une toile noir passoit continuëlement devant mes yeux'.

[12] 'un chagrin violent . . . des mouches noires, un voile devant les yeux'.

[13] 'comme à travers des éclairs'.

[14] 'la lumiere du crespuscule, ce faux jour, me donne une agitation dans mon corp semblable à des convultion . . . soutenant ma tête de ma main, il me semble que le ciel et la terre se renverse, de même que mon corps'.

[15] 'approchant celluy que fait une riviere, mais pas si fort, en franchissant la digue qui la traverse près d'un moulin'.

[16] 'cracs, semblables aux petillemens d'un fagot dans une cheminée'.

[17] 'Il se fait des éclats dans ma tête, des siflements, des bourdonnements afreux, toutes ces choses me donnent de l'agitation dans tous mes members.'

[18] 'mais m'étant réveillé vers la minuit, je fus étonné d'entendre, dans mon cerveau, un bruit extraordinaire, à peu près comme si c'eut été de petits filets fortement tendus qui se feraient rompre; de plus, un murmure

que je ne scaurais mieux comparer qu'à celui que rend une terre desséchée par les ardeurs du soleil, qu'on viendrait à abbreuver'.

[19] 'un croacement continuel'.

[20] 'mes fibres sont sèches, sensibles et irritables au-delà de toute expression'.

[21] 's'il ne se trouve pas un moyen, de fortifier mes nerfs, et de donner plus de force à la fibre'.

[22] 'j'ai ressenti dans les epaules un frissonnement comme si ma peau se décolloit et comme si l'on m'avoit soufflé entre cuir et chair'.

[23] 'j'ay l'estomac abbatu, je veux dire delogé, c'est ce qui me cause des tiraillements au coup et un certain tortillement dans le gosier. Voilà la source de mon mal.'

[24] 'revolutions de bile', 'remüements de bile', 'remuement dans les fibres ou les vaisseaux du front', 'agitations de sang', 'emotions de sang', 'mouvement ou travail avec douleur tant dans les nerfs que dans les chaires', 'transports au cerveau', 'ébullitions entre cuir et chair'.

[25] 'je suis prodigieusement incommodé des vents, qui le long des hypocondres montent dans la poitrine'.

[26] 'Bien loin de ça, mon sang ce porte à la tête avec plus de violence que jamais.'

[27] 'mon sang est épais et court avec impétuosité' ; 'dans les chaleurs un peu vives, l'ecoulement et les agitations du cerveau augmentoient à un point allarmant'.

[28] 'les douleurs se jettent dans l'estomac'.

[29] 'je fus dans l'angoisse, le délire, ne dormant qu'avec des

rèves afreux, la melancholie, des vertiges, des tressauts, des frayeurs, un tremblement dans tout mon corps, des palpitations de coeur et d'estomac, un batement dans les reins'.

[30] 'Un rein me donne de l'émotion et me rend tout tremblant.'

[31] 'inquiétude au palais, au fondement ou à l'oreille' ; 'inquiétudes sur la peau'.

[32] 'une inquiétude et surtout aux jambes, qui me semble venir de la fibre trop tendue'.

[33] 'tout autour du nombril'.

[34] 'une fonte de bile considerable'.

[35] 'une fonte considerable . . . cinquante-deux évacuations en une nuit'.

[36] 'lorsque je viens de recevoir quelque nouvelle affligeante, ou que je prevois avoir quelque occasion de me chagriner. Dans ce cas, ma pituite fait l'effet d'un soufflé, et il me semble que l'air ne peut entrer dans mes poumons.'

[37] 'Le quatrième jour j'ai senti beaucoup de pesanteur et un épaississement considerable dans les humeurs et dans toutes les liqueurs, au point de n'avoir pas le courage d'agir et de m'occuper en la moindre chose.'

[38] 'plein de glaire et d'humeur, ou trop espay ou trop usé'.

[39] 'on diroit quelquefois que mon cerveau est vuide et desseché'.

[40] 'sentiment de décomposition'.

[41] 'comme si lui écrasoit les boÿaux du coté droit'.

第七章

心灵 / 大脑

克劳迪娅 · 斯坦

(Claudia Stein)

罗杰 · 库特

(Roger Cooter)

克劳迪娅 · 斯坦 (Claudia Stein)，英国华威大学副教授，著有《论早期现代德国的法国痘》(*Negotiating the French Pox in Early Modern Germany*, 2009)。在罗杰 · 库特主编的《在生物医学时代书写历史》(*Writing History in the Age of Biomedicine*, 2013) 中，与人合作了多篇文章。目前的研究方向是人性文化史。

从文化层面来讲，启蒙时代并没有脑（brain）的概念。和今天的“大脑时代（Age of the Brain）”不同，当时没有人会把行为、情感和感觉归结为大脑的状态，虽然解剖学家早已知道大脑，他们还经常观察颅骨下的粥状物，但这并不值得骄傲，也没有文化价值，它不能打动公众或带来什么启发。在启蒙时代，重要的不是大脑，而是心灵（mind）与思想（thinking）。一直到18世纪末，大脑皮层才被当作“心灵器官”，这是一个令人叹为观止的生物化进程，是真的“震撼人心”，把“人心”连同与心灵、灵魂有关的一切观念都撼出天际。如今回过头来看，这一进程拆解了心灵的概念，使其脱离了形而上学和精神领域的束缚，变得世俗化，理性的人不再需要依托思想来触及哲学和/或上帝。从此以后，我们有“自然”就够了。

区分心灵与大脑会让许多18世纪的医生感到困惑，对他们来说，二者没有分别，他们习惯了二元论，但他们关注的是心灵/事物（mind/matter）或心灵/身体（mind/ body），更确切地说，是灵魂/心灵（soul/mind）和灵魂/身体（soul/body）。心灵与大脑的区分出于这样一种观念，即我们的心灵以某种方式存在于自然之外，或者至少无法用自然科学开发的各种技术来探究（这就更需要用“身心医学”去研究不可解释的事物），但这是19世纪的难题。18世纪的医学家知道心灵会影响身体，也知道身体会影响心灵，只是不明白为什么大脑会被单拎出来。这不是问题，问题是心灵究竟是什么，它是如何参与调和健康与抵抗疾病的，人们又怎样才能维系健康并减缓病痛的发生——同时还要保持着启蒙时代的认识论标准。

本章分为两部分。第一部分讨论了18世纪出现的有关心灵的核心思想，这些思想主导了整个欧洲对于心灵的认识，笔者将重点讨论英国及其对感官主义（sensationalism）思想的称颂，这是一种关于人类知识生产与心灵的激进思想，在整个18世纪都不乏拥趸。由英国医生和道德哲学家约翰·洛克（John Locke, 1632–1704）提出的感官主义思想，恰适于全新而振奋的启蒙时代，也迎合了关于理性的"人"（"人"在当时是指"人类"）的核心思想。第二部分则将转向对这些思想的文化层面的理解，以及它们如何催生了新的社会等级制度，特别是与女性有关的制度。

18世纪，"人类科学家"想要用一种新的推理（reasoning）方式界定新人类（new human）的定义，"理性"意味着客观思考，没有激情、偏见和迷信，不去参考不可验证的说法，比如宗教启示。新人类不再是从前那个可怜的罪人，而是一个自主的存在，一个以人类自身为造物的顶点，以理性为指导，最重要的是具有探究的本性，包括对人类自身的探究。人们相信，社会由自由人创造——这些人共同建构了一个保护人们的基本权利、自由与财产的政治社会。"人"成了自然的主人[①]。

约翰·洛克在18世纪创造了心灵的观念，构筑了人类作为自然人与社会人的愿景。事实上，对他来说，形而上学和医学的原则应该是一样的，毕竟他是一名医生，在牛津和莱顿接受了教育，并给他的赞助人安东尼·阿什利·库珀勋爵（Lord Anthony Ashley Cooper）

① Outram 2013.

提供医疗服务。在现代人看来，洛克的思想并不陌生，他在1689(1694)年发表了代表作《人类理解论》(*An Essay Concerning Human Understanding*)，成功地阐述了新启蒙时代的新人类模式。受到了道德哲学家托马斯·霍布斯(Thomas Hobbes)《利维坦》(*Leviathan*, 1651)的启发，洛克通过对人类及其激情进行机械论的解读，提出了一种著名的社会理论。虽然洛克在原则上认同霍布斯，但他不同意霍布斯关于人性永远是有罪而野蛮（因此要有严格的政府控制）的负面看法。洛克认为，人类并非生来就有一成不变的道德特征、基本原则与思想，而是要运用推理能力终其一生去获得这些特性，因此，他决定将他的研究建立在对人类如何思考的激进分析上。他认为，破解人类推理的可能性与局限性，将更有可能呈现人类的真实面目，并对其道德与社会性形成认识。

要了解“人”，就要了解人类的推理及其可能与局限。洛克的考察方法是经验性的，是一种探索自然的方式，这种方法的先行倡导者是英国自然哲学家、政治学家弗朗西斯·培根(Francis Bacon, 1561–1626)，这种方法在英国蔚然成风，并在1660年皇家学会(Royal Society)成立之后贯行。洛克选用了这种方法，并坚信人类思想都来源于感觉与反馈（即所有的人类知识都建构在经验之上），这样一来，他就和同时代另一位人气哲学家——法国的勒内·笛卡儿(René Descartes)分庭抗礼了。笛卡儿持人体二元论与机械主义观点，与霍布斯的二元论不同，笛卡儿相信人类天生就有一套固有思想与一般逻辑原则。而洛克的观点认为，人类通过结合感觉和推理来获取思想与知识，这和笛卡儿哲学体系格格不入。

最开始，笛卡儿意在建构人类毋庸置疑的真理原则[1]，他对人类知识中所有被认为是“真实”的东西进行了一番质疑，之后就得出了一个不言自明、无法质疑的真理：他的自我意识，即“我思故我在（*cogito, ergo sum*）”。笛卡儿不赞成将感官知识视为一切推理的基础，而前者正是洛克后来所称颂的。在笛卡儿看来，主观判断的不确定性太大，他将理性置于感官之上，认为二者在本体论上是不同的，因为思想观念先于所有物质，所以必须由意识的头脑（*res cogitans*）构成本我。人由独立于思想的物质构成，在本质上是双重的，理性的灵魂（他认为位于松果体）控制着身体机器，从松果体出发，借由神经和血液中的动物灵气（animal spirits）在整个身体内运作。理性灵魂、动物灵气以及身体传递感觉的诸多机能本身就是肉体的属性[2]，而笛卡儿观点的特殊之处在于，人只有一个灵魂，身体是一台既纯粹又简单的机器。当时仍然流行的古老的盖伦理论（Galenic theories）所言的那种次级灵魂并不存在，动物灵气以及身体传递感觉的诸多能力本身就是肉体的属性。

笛卡儿思想的重要性在于，他大胆地将灵魂划定为一个哲学而非宗教层面的概念，一个非物质的思想性事物[3]。在坚守基督教灵魂的同时，他将其地位转变为“我思”，使其独立于教会的神学与奉职，最重要的是，笛卡儿把“思想”理解为对行为的认识以及衡量行为的道德标准。简而言之，他把自然哲学建立在了道德哲学之上[4]。然而，这

① Porter 2005: 65.

②③ Porter 2005: 68.

④ Hennig 2010.

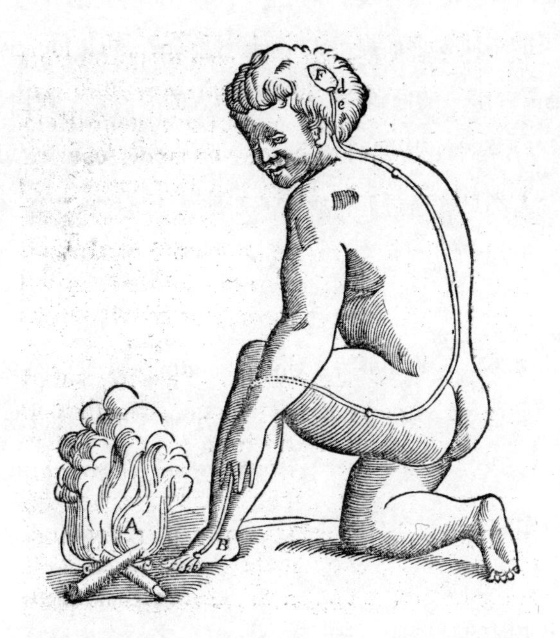

图 7.1 笛卡儿提出的烧灼痛的传导径路。机体的感觉经由身体传导到松果体，因而疼痛首先是一种机体感觉。来源：Wellcome Collection, London/Public Domain。

种机械二元论有一个致命问题，那就是它无法说明身心之间的多种互动关系，而笛卡儿在《论灵魂的激情》（*Passion of the Soul*，1649）等后来的作品中才对此有所触碰。那人类心灵的激情层面又该如何解释呢？比如羞愧时脸红，愤怒时发热，恐惧时发冷，它们难道不是由身体感官直接或间接产生的吗？笛卡儿对此没有给出答案。

这一未解决的问题对当时很多知识分子都造成了困扰，尤其是约翰·洛克，他认为笛卡儿的机械系统没有解答身 / 心的问题，即思考与行动的问题，以及究竟什么是“我”或者自我。他并不认可笛卡儿提出的心灵拥有不可分割的灵魂的直觉知识，甚至怀疑我们是否能够了解心灵的本质，继而提出人格同一性（personal identity）或自我（self）才是需要解决的问题[①]。洛克认为人的心灵是一块白板（*tabula rasa*），不存在笛卡儿所谓的先验（*a priori*）的内在真理或思想，知识是局限的，人类只能通过五种感官不断地、不可控地积累经验来被动获得。

> 我认为，人的理解力（Understanding）就像一个完全遮光的壁橱，只留下一些小小的缝隙，让外部可见的相似物及其思想（Ideas）渗入。如果进入了这个暗室的图像能够留下并有序陈列，以便偶尔翻找，就很像人类的理解力了。[②]

人们出生时的心灵是一块白板（slate），之后经由感官知觉填充了思想，就像封蜡火漆印章。洛克认为，感觉的经验可能带来经验性真理的积累与巩固，从而达成人类的神圣目的。人的内心或头脑中没有绝对的道德标准，只有快乐与痛苦，或者欲望与厌恶的心理机制，而正是这种心理机制，让人们能在社会中实际辨别是非善恶。

> 自我是有意识的思维事物，无论由什么物质组成（不管是精神还是物质的，是单一还是复合的，这都不重要），只要这种意识能够延伸，它就能感知快乐与痛苦，能感受幸福或苦难，而且

① Porter 2005: 72.

② 引自 Porter 2005: 73。

为自己着想。[1]

这一想法也引来了责难。洛克对笛卡儿经验主义的批判让他的批评者们提出了质问：洛克把正直与道德力量的概念置于何处？如果每个人在出生时都是空白的，那么是否存在任何稳定、恒定的个人自我？洛克关于意识的思想，特别是通过意识与记忆实现自我统一的推论，在整个18世纪都毁誉参半。形而上学者进一步探究了思想为何是知识的源泉，但他们又对思想所带来的知识的类型及丰富程度感到担忧[2]，最为突出的就是苏格兰道德哲学家大卫·休谟（David Hume），他认为思想除了本身之外并不能给我们带来任何思想：没有物质世界，没有自我。在《人性论》（*A Treatise of Human Nature*, 1739）中，休谟将洛克关于人类理解和自我的认识论向前推进了一步——他的许多批评者认为这是一种危险而愤世的相对主义。休谟认为，我们完全不是“每时每刻都密切意识到所谓自我（*SELF*）”的、内在统一的生物，相反，我们“只不过是不同感知的集合，它们以难以想象的速度相互延续，并且处于不断变化的运动之中”[3]。统一的自我不过是一种虚构或假象，这让当时更有宗教倾向的道德哲学家们感到愤慨。

当时的历史学家、道德哲学家和政治理论家坚信，感性经验是推理与知识的唯一关键，从孟德斯鸠（Montesquieu）的《论法的精神》

---

① Locke 1694: 185.

② Dyde 2015.

③ Hume 1739: T14.6.1, T1.4.6.4.

(*De l'esprit des lois*, 1748) 到亚当·斯密（Adam Smith）的《国富论》(*The Wealth of Nations*, 1776) 皆持有这一信条。由此，一门在英国称为“人的科学”而在其他地方称为“人类学”的新兴学科理所当然地认为人类都有心灵，其关注点在于是什么激发了人类的激情、人类在不同环境中会有什么样的思想、人类可能成为什么样的全新自我，以及在怎样的个人与社会关系中进行贸易往来。这些都是人类为完善周围社会与政治世界所做的努力。洛克的经验主义认识论将知识经验局限在感官知觉的处理上，这一理论风靡欧洲，并激发了各个地方的人去探索什么是心灵与人类的思维、什么是自我、什么是感觉，以及其中哪个最重要。像瑞士解剖学家阿尔布雷希特·冯·哈勒（Albrecht von Haller, 1708–1777）这样更具实践精神的医学家们开始对动物和人类的神经系统进行解剖学探索，希望能发现感觉通路，确定心灵的居所[①]。其他学者则对感官等级更感兴趣，他们想确定哪种感官最为重要，比如法国的艾蒂安·博诺·德·孔狄亚克（Abbé de Condillac）认为触觉最重要，他在其著作《论感觉》(*Traité des sensations*, 1754) 中对此进行了全面探讨，他还提出了一个著名理论，即感觉不仅是既有的，而且能在每个人身上加以训练。洛克的感官主义是成功的，因为它让人们看到了个人乃至社会都是有可能变革和改善的。

由此，人们对心灵的可驯化性稍具信心，人类变成了不断进步的可塑社会生物了，这就是洛克留给18世纪的遗产。如果人的心灵是可塑的，它就能通过改造变得更好。洛克的“可塑之心（malleable

① Boury 2008.

mind)”反映出18世纪的启蒙精英一个重要信念与最大期盼：我们可以成为更好、更平和的人，人类社会可以由理性的人来治理，他们可以通过训练，使用自己的感觉给所有人带去幸福。然而，启蒙思想家关于人类心灵及其可塑性的讨论也显现出启蒙时代一个最严峻的问题，至少在今天看来如此。虽然启蒙计划（the Enlightenment project）[①]在理论上考虑的是所有人的幸福，但在现实中，某些社会群体是被排除在外的，这自然包括非欧洲族裔群体，毕竟被奴役的人是白人的“财产”，而他们的劳动成果是18世纪英国等各个国家诸多经济产业的支柱[②]。然而，即便在欧洲的白人群体中，普惠的人性、理性、进步、自由、平等和兄弟情谊等目标也以不同的方式“存在”并“实践”着。历史学家们提请注意这一事实，即启蒙精英几乎没有把欧洲的穷人和女性放在眼里。

在欧洲启蒙社会，越来越多的暗示表明，女性有不同的“天性”，她们因而被赋予了特殊的定位。以精英阶层为首的一些女性开始参与到知识的辩论中，特别是在17世纪，一种叫作“沙龙（salon）”的知识分子社会机构开始兴起，这些沙龙的女主人更是辩论的积极参与者。然而，更普遍的是，女性被剥夺了作为完整个体的地位，而男性愈加把自己定义为法律和经济上的自主个体行为者。伴随着男性对权利与

① 启蒙计划不同于“启蒙运动”的概念，而是指：试图借助科学来定义和解释人类困境，并通过使用社会技术（social technology）来驾驭人类困境。这一计划起源于18世纪的法国哲学家，其中最有影响力的有狄德罗、达朗贝尔、拉梅特里、孔狄亚克、伏尔泰等。——译注

② Curran 2011; Schiebinger 1993.

自主性的要求日益增加，而女性仍然有依赖男性的需求，男女之间的差距也就出现了[1]。以早期女权主义者玛丽·沃斯通克拉夫特（Mary Wollstonecraft）为代表的一些女性充分意识到，新自由主义启蒙运动的理想是普遍的人性，而社会以及日常生活仍然遵循父权制结构，这两者是相抵牾的。

具体来说，启蒙思想家努力界定女性气质并将妇女框定在家庭的范围内。当时流行的道德、哲学、医学和科学的建议文本都在暗示女性实际上是一个特殊的人类物种，越来越多的人强调女性在解剖学即心身上的特质，以强化她们与男性的差别。女性的骨架和头骨都较小，女性拥有生育功能和敏感的神经，所以她们的理性推理能力先天不足，许多医学建议书都在鼓吹理性推理根本不适合女性。换句话说，按照洛克或休谟等感官主义者（sensationalists）的说法，女性要进行思考，就必定会带着情绪、偏见和迷信，需要借鉴那些模棱两可的观点（如宗教启示），使传入感官知觉受到控制与约束[2]，这意味着女人天生就和男人“不同”。借用玛丽·沃斯通克拉夫特《女权辩护》（*Vindication of the Rights of Women*）里的话来说：男性在某些时候是男性，但女性终其一生都是女性，永远不能接受教育；男性“至少有机会有尊严地施展自己的能力，通过努力自我提升为理性生物”，但女性的“道德品行只能通过履行（作为女儿、妻子和母亲）简单职责来评估[3]。

① Outram 2013: 85.

② Outram 2013: 100.

③ Wollstonecraft 1792: 48, 122.

性别的冲突集中在“自然（nature）”这一模糊的概念上[①]。天性，作为政治、法律、哲学以及医学和科学思想的主题，成为18世纪启蒙社会的某种伦理准则与权威。当时，人们认为天然的东西就一定是“好的”，让－雅克·卢梭在其广为流传的教育学著作《爱弥儿：或名“论教育”》（*Émile, or On Education*, 1763）中，将女性气质定义为“自然”，从而被奉为圭臬。如此一来，卢梭和他的追随者们就把女性气质与理性推理的思辨和启蒙运动中的一个核心问题——“自然”的本质——关联在一起了。多林达·奥特拉姆（Dorinda Outram）指出，“自然”可以有多种含义，它可以表示“不是社会定义的”“非人为的”或者“基于外部物理世界的”[②]。

绝大多数情况下，“自然”（经常是这些不同含义的混合）会被用于证明合法性，以及用以掌控一些今天看来由社会创造的事件。但“自然性”也经常被用于推助那些尚不完全存在的状态成为现实，换句话说，“自然”是论证观点的绝佳方式，而这些观点其实往往是新奇而极富规约性的。社会分工如果表现为自然的，就可以得到额外的佐证。人们通常认为自然及其法则高于政治，因此，由于术语的模糊性，关于女性角色的天然性论点，既可以得到自然造物的生物学论述的支持，又可以从启蒙运动对社会“人为性（artificiality）”的反复论证中获得支撑，启蒙思想家所说的人为性是指那些有悖“人类本性”真实构造的社会实践。

因此，人们能通过很多方式利用“自然”的极端模糊性去定义这

---

①② Outram 2013: 87.

一时期的女性特征。奥特拉姆阐述道，女性的界定比男性愈发接近自然，同时也更受“自然”所限，即她们的解剖与生理特征。女性比男性更接近自然，一方面是身体本能使女性更敏感、情绪化、轻信而无法进行理性推理，另一方面是女性生殖器官和“更纤细的神经”使得女性成为家庭中新道德的载体。通过女性，可以超越文明的“不自然”与矫饰，创造一个自然、礼貌、现代的社会[①]。尽管非常模棱两可，但有一点很明显：虽然启蒙主义者倾向于将“自然的”界定为好的，但给女性和自然画上等号并没有使她们与男性平等或比男性更优越，相反，它将女性定义为“他者（the Other）”，这个“他者”还是被界定出来的，不像男人，他们的本性就是理所当然的。

自17世纪以来，作为社会“改良”一部分的各种道德、哲学和教育文献以及布道、诗歌、小说、行为文学和教学著作都对女性的天然角色有所探讨。这些著作起源于17世纪法国宫廷文化以及礼仪沙龙社团，在17世纪晚期传到了不列颠群岛。它们在当时提出了新的观点，即女性的内在德行与智识上的差异正体现了“新”社会的所有善与美，女性生而为了控制“不守规矩”的男性。在一个反复讨论自由与民主思潮的世界里，女性以其与生俱来的“贞洁”和“柔弱的心灵”，被赋予了维护社会秩序、防止无政府状态发生的关键作用。卢梭的《爱弥儿》成了全欧洲两性天赋权利探讨的核心，激起了现代有关两性的得体性格以及教育规约文本的滥觞。他强调不是通过培养心灵，而是通过改善身心的相互配合来使灵魂得到成长。

---

① Outram 2013：87.

卢梭认为，自然哲学的目的是在自然之书里找到“适合她（女性）的物种与性别构造的一切，从而找到她在事物和道德秩序中的位置”[①]。因此，人们开始认为是女性在身体、道德与智力方面与男性的固有差异使得她们在社会中扮演的角色与男性大不相同[②]。《爱弥尔》提出，女性天生适合做家务，特别是为孩子提供温暖的母性关怀，为配偶提供爱的陪伴。卢梭认为，女性的天然角色是母亲，人们认为这一理想是自然而然的，所以“正当”而必然。这种观念甚至也蔓延到了艺术领域，当时十分流行描绘母亲抱着孩子，而且通常是在给孩子喂奶的主题作品。母乳喂养既显现出女性与“自然”的关联密切，又反衬了乳母代喂的非自然性，而这在当时富裕的欧洲家庭司空见惯[③]。

启蒙主义者普遍认为家庭是女性“他者”的场域，而彬彬有礼的社交场所也是，因为它的某些特质非常适合女性，包括热爱和平、举止自然优雅，最重要的是，对他人有本能的温柔与同情——所有优秀的基督徒都拥有这些特质，但它们在女性身上表现得尤为突出。英国启蒙思想家一致认同女性是“情感”的主要承载者，不仅包括对家庭和其他亲密友人的爱，还包括让文明进步的“社会同情（social sympathies）”，因为正是在女性的影响下，好战的男人以及他们不太文明的性别群体被“软化”为社会人[④]。道德哲学家与感官的倡导者大卫·休谟曾发出如此诘问：

---

① 引自 Schiebinger 1986: 67。

② Schiebinger 1986: 91.

③ Schiebinger 1993: 66 – 70.

④ Taylor 2005: 42.

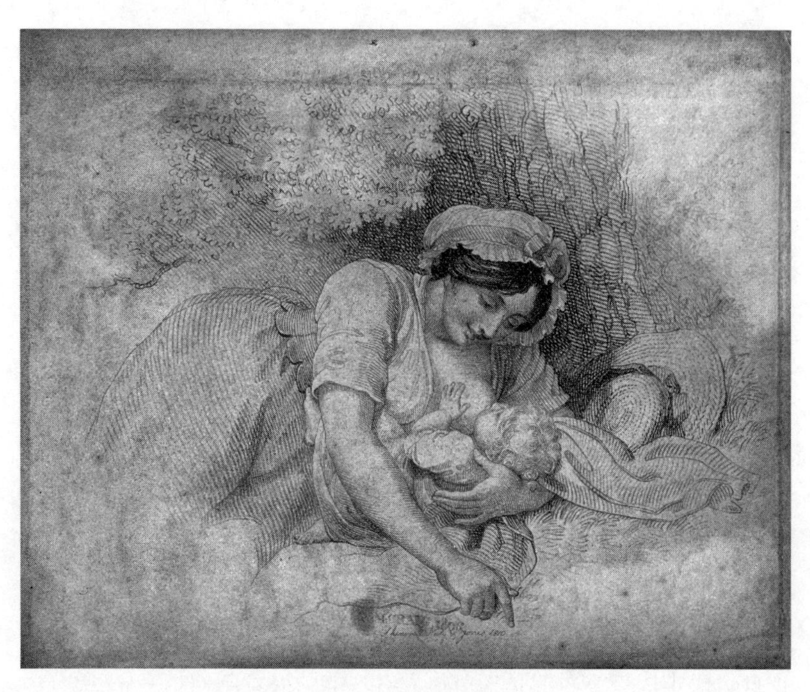

图7.2　一位给自己孩子喂奶的女人，1810年[根据1806年威廉·马歇尔·克雷格（W.M.Craig）作品仿绘]。来源：Wellcome Collection, London/Public Domain。

什么礼仪学校能比优雅女士的相伴更妙呢？伴侣间竭力相互取悦，在不经意间就打磨了心灵。女性的温柔与谦逊也会感染她们的追求者，而且这种性别的细腻使每个人都保持警惕，以免因任何违反礼节的行为而不慎冒犯他人。[1]

① Taylor 2005: 42.

通过回顾历史，休谟还就女性在启蒙社会中所处的自然位置进行了论证。休谟以及其他苏格兰思想家，包括亚当·斯密、亚当·弗格森（Adam Ferguson）和颇具争议的蒙博多勋爵（Lord Monboddo），在推广人类线性“推测史（conjectural history）”或“分期史（stadial history）”方面发挥了重要作用。他们追溯了人类文明从野蛮阶段开始，经过狩猎、畜牧与农业社会，到欧洲商业化启蒙社会的渐进过程，这一思想得到普及并使人信服。在人类从“野蛮”和“奴隶制”发展到先进“商业”社会的“受教化”成员的过程中，诸多文明故事都是以女性为中心的。（事实上，“商业”一词包含了启蒙作者观念中所有“现代”的本质。以前，它只用来指两性关系，但苏格兰人将其扩大到包括金融与智识层面的交流[①]。）大多数苏格兰传统推测史学家都认为人类历史有“女性化”演进的特征，而女性的生存境况被当作一种衡量标准。然而，历史学家西尔维娅·塞巴斯蒂安尼（Silvia Sebastiani）巧妙地指出，这样一来就标定了文明进步的极限。休谟和其他历史学同道认为，一夫一妻制婚姻是两性关系的自然形态，这将女性的视野限定在了私人领域和家庭关系之中，女性的思想就只有一个狭窄的空间可以居处[②]。

女性在社会中的自然角色的基本假设变得根深蒂固，甚至连早期的女权主义者都接受了这一观点，比如对卢梭《爱弥儿》中的女性观点进行激烈批判的沃斯通克拉夫特。一方面，她希望女性作为一个人

---

① Sebastiani 2013; Hirschmann 1997.

② Sebastiani 2013: 134.

能有独立的人格，不用考虑性别差异，但另一方面，她理所当然地认为女性天生就更为隐忍，她觉得“女性的软弱”全都是为了“让男性保持检点”[①]。对此，大多数女权主义者都认同，比如她的一位朋友玛丽·海斯（Mary Hays），她也是一位大胆的哲学与政治思想家，为女性在智识上的平等与理性而奋战。她提出：

> 显然，女性天生就远比男性更为隐忍。各国历史上，人类所有种族，无论是野蛮的还是驯服的，社会化的还是蛮荒的，都认同这个伟大真理。为谨慎起见，可以引出无数论据来支持这一不可否认而又神圣的事实。这对个人与社会幸福来说如此珍贵，对家庭和睦如此重要。与此同时，女性虽然最应得到尊重与赞美，但在许多情况下，她们却被奴役和羞辱着，这也是事实。[②]

和沃斯通克拉夫特与海斯一样，许多18世纪的女权主义者都认为女性比男性更贞洁，而且她们认为这种状态必须保持下去，因为理性与自然法则一向如此。这种想法继续强化，到20世纪成了不言而喻的事实。这很有讽刺意味，因为它实际上强化了性别双标，女性的道德优势会改善男性的礼仪，但这种想法无益于改变她们在智识上有差距的假说[③]。

男性医生是女性身体与智识能力论述的主要作者，他们声称自己具备专业知识，有权就人类的自然法则发表见解、著书立说，这样一

---

①②③ Dabhoiwala 2012: 190.

来，他们就成了女性能力与文明社会中两性关系探讨的最前沿。关于女性身心弱势的医学理论起源于古代，但这一理论在启蒙运动中发生了变化，人们越来越依赖医学“证据”以支撑这些观点，在有关人类起源与发展以及性别差异的道德哲学、历史和教育学文本中引用了大量医学文献。多林达·奥特拉姆强调，18世纪还没有对后天培养（教育、训练和社会期望在人类性格形成中的作用）和先天自然（人类的生物学角色）做出现代这样的区分。相反，许多思想家认为，身体的差异直接决定了不同性别担当的社会角色，比如，基于当时的医学文献，卢梭在《爱弥儿》中颇有权威地指出，女性的职业“根植并受限于她们的生育能力，这也是必然的结果”[①]。必须指出的是，直到19世纪，“先天自然”和“后天培养”才得以明确划分，而科学医学的“审视”也变得客观、中立而没有任何社会文化影响[②]。

阿伯丁医生约翰·格雷戈里（John Gregory, 1724–1773）也倡导两性差异。1764年，他被任命为医学主席，成为皇家医生，移居爱丁堡[③]。格雷戈里的《父亲留给女儿的遗产》（*A Father's Legacy to His Daughters*, 1774）是18世纪下半叶关于女性行为最著名、最畅销的书，“这项研究不仅仅是为了取悦大众、满足好奇，而且是一项依循最崇高的观点来培养和改善人类的研究”。格雷戈里不仅将推测史作为其观点的证据，还借鉴了比较解剖学（comparative anatomy）——一个在18世纪医学中颇有影响的新领域——的发现。现在有人提出，

---

① Jordanova 1989: 29.

② Daston & Galison 2007.

③ Lawrence 2004.

新生历史概念实际是从医学中系统使用比较方法而产生的[1]。

格雷戈里在其早期作品《人与动物的状态和能力比较》(*A Comparative View of the State and Faculties of Man with Those of the Animal World*, 1765)中提出，人和动物身体、行为上的比较，既可以证明人的特殊性，又能将其社会特征置于自然等级的秩序中。由此，对格雷戈里及其诸多同道来说，比较解剖学给男女在精神、身体和社会能力上的差异之争提供了“支柱性”的证据。朗达·席宾格(Londa Schiebinger)表明[2]，只有18世纪的解剖学家才会对女性的骨架及其颅骨感兴趣，相比之下，早期解剖图只描绘理想的男性身体，包括著名的安德雷亚斯·维萨里的解剖图在内——根据经典医学理论，这就是标准的身体。早期图像显现出男女之间两个主要区别：外部身体形态和生殖器官。但是，从1730年至1790年出现在英国、法国和德国的第一批女性骨骼图能看出，人们越来越希望性别差异能得到更精细的刻画，以便发现、描述并定义不同性别的人的每一块骨头、肌肉、神经和静脉的差异。1765年的《百科全书》(*Éncyclopedie*)中有关“骨骼”的篇章用了一半的篇幅比较男性与女性的骨骼，文章详细描述了二者的差异，包括男性和女性的脊柱、锁骨、胸骨、尾骨、骨盆和头骨，得出了这样的结论：“所有这些事实证明，妇女的命运就是生孩子和养孩子。”[3]这种兴趣与日俱增，直到1750年，埃德蒙·托马斯·莫罗(Edmond Thomas Moreau)在巴黎出版了一本小书《一个医学问题：除了生殖

---

① Sebastiani 2013: 136 - 7.

② Schiebinger 1986.

③ 引自 Schiebinger 1986: 68。

器外男女是否有别》(*A Medical Question: Whether Apart from Genitalia There Is a Difference Between the Sexes*),他给出的答案是肯定的。1775年,法国医生皮埃尔·鲁塞尔(Pierre Roussel)对他同事提出的女性除了性器官以外都和男性相似的观点进行了指责,他阐述道:"性的本质并不局限在某一个器官,而是通过或多或少可感知的细微差别延伸到各个部位。"[①]这种观点也见于当时有关疾病的论著中,特别是那些关于神经的著作。

在《英国病症,或各种神经疾病的论述;如易怒、忧郁、精神不振、臆病症和歇斯底里等》(*The English Malady or, a Treatise of Nervous Diseases of all Kinds; as Spleen, Vapours, Lowness of Spirits, Hypochondriacal, and Hysterical Distempers, Etc.*, 1733)中,乔治·切恩(George Cheyne)提出,18世纪的英国蔓延着一种与启蒙运动的理性相悖的慢性病:臆病症(*hypochondria*,见于男性)和歇斯底里症(*hysteria*,见于女性)。油腻的饮食,舒适、久坐的生活方式,以及城市生活导致了神经紊乱的蔓延。历史学家乔治·卢梭(George Rousseau)指出,18世纪,歇斯底里被重构为一种神经问题,逐渐与臆病症相提并论,到处都是紧张兮兮的身体,这和启蒙运动强调行为规矩、言论理性密切相关,与之相反的是不加控制和无法自控的身体反常与病态。神经性疾病有一些特殊表现:晕倒、哭泣、脸红。在白天呈现出可以在公共场合社交的人格,回到家中却可能因为夜晚的黑暗而受惊、梦见鬼魅、梦游而突然行为异常,且反复如此[②]。

---

① 引自Schiebinger 1986: 51。

② Rousseau 1993: 158 – 62.

事实上，神经与理性相辅相成。像约翰·希尔爵士（Sir John Hill）这样受欢迎的医生以及很多启蒙思想家都意识到，有学问的人最容易罹患臆病症，因为脑力工作使人疲劳，让人运动不足，无法保持身心纤维处于最佳状态。然而，对女性来说，歇斯底里的诊断却成了她们天生不理智和软弱的表现，从当时的一些医疗咨询信件中，我们能看出并非所有人都接受这种诊断[①]。比如，从1722年到1734年，凯瑟琳·桑德斯夫人（Lady Catherine Sondes）写信给伦敦知名医生汉斯·斯隆爵士，就她的身体抽搐、单侧面部下垂、神经兴奋、心跳加快、胀气、莫名惊惧、噩梦、绞痛和记忆丧失等问题寻求意见。一开始，桑德斯夫人的私人医生科尔比（Colby）诊断她为歇斯底里，但她并不认同，直到科尔比医生把诊断改成血液失调，她才满意。桑德斯夫人对自己忙碌的生活和亢奋的身体十分得意，因而完全不能接受神经疾病的诊断，因为这种疾病有待着没事干、软弱的污名[②]。

女性也可能以另一种方式受制于自己的激情，比如饥渴。乔治·卢梭认为，历史上的歇斯底里诊断往往与女性汹涌的性欲相关，有时也和相思病（lovesickness）有关。尽管歇斯底里被归入了神经性问题，并且和男人的臆病症相提并论，但这并没有削弱女性身体的兽性[③]，它只是将问题转移到了人们对自慰的恐慌上，这广见于以侵入、生殖性行为优先的社会变革中[④]。流行指导手册《女士诊所》（*The Ladies*

① Beatty 2012.

② Smith 2008: 468 – 71.

③ Rousseau 1993: 105, 112, 180.

④ Laqueur 2003; Hitchcock 2012.

Dispensatory, 1739）的匿名作者讲述了两个关于女性自慰的警示故事：一个年轻女孩从14岁到19岁都在纵欲自慰，这引发了花痴症（*furor uterinus, nymphomania*）。在她的病越来越严重时，这个女孩脱掉了衣服，暴力袭击周围的所有男性。她很快就死了，医生对她进行了解剖，发现她的阴蒂异常肿胀，她的血液有刺激和腐蚀性。在另一个故事里，一个11岁的女孩跟她母亲的女仆学会了自慰，7年后，她的阴蒂发育得很大，她几乎成了雌雄同体人，医生将此归因于阴蒂松弛。因为自慰，这两个年轻女孩变得阳刚、性欲旺盛、身体无法自控[①]。基于这样的逻辑，女性自慰者的身体甚至能生育自己的后代，而不受人类行为的禁锢。因此，道格拉斯医生（G. A. Douglas）在他的著作《男人阳痿和女人不孕的本质及成因》（*The Nature and Causes of Impotence in Men, and Barrenness in Women*, 1758）中认为，错误的受孕可能是放纵自慰造成的，女性需要阴道刺激以使卵子下落，如果女性使用"那些可耻的工具"来刺激自己，她就会产生一个未受精的卵子，长成类似于怀孕的样子，他警告女性"应该对此有所了解并有所畏惧"[②]。鉴于控制身体十分艰难，也就难怪女性自慰会被视为危险。自慰导致了社会和性的等级倒置：男人变成了女人，女人变成了男人。更糟糕的是，不受控制的女性身体没有任何理由、不假思索地追随欲望，这就是对婚姻目的的嘲讽。

如果女性的身体不值得信任，那么她们的心灵也不值得信任。女

① *The Ladies Dispensatory* 1739: 8, 10.

② Douglas 1758: 16 – 17.

性不需要患有歇斯底里也会浮想联翩、担惊受怕，她们（和仆人）被指责向其子女灌输了不理智的想法。在《关于教育的一些想法》[*Some Thoughts Concerning Education*, 1745（1693）] 中，洛克描述了一个叫作“腥头血骨（Raw-head and Bloody-bones)”的妖怪，这是一个保姆和妈妈们常讲的故事，据说它对孩子们的思想产生了像疾病一样有害的影响：

> 她们惯用的方法就是告诉孩子们一些像“腥头血骨”这样感觉很可怕、很痛苦的名字，吓唬他们，叫他们有了害怕独处和黑暗的“理性（*Reason*）”，从而让他们听话。我们必须谨防这种情况，因为尽管可以通过这种愚蠢的方式让孩子不出小错，但这种方法比疾病更加糟糕。[①]

真正的问题在于，这种故事对年轻（男）性教育有着长期的损害。洛克指出，年轻人的思想是很容易受影响的，这种幻想“经常以奇怪的景象困扰着他们，使孩子们在独处时成了懦夫，并在以后的生活中害怕自己的影子和黑暗”[②]。他讲述了这样一个故事以示警告：“在一个西部小镇上，有一个脑子不正常的人，男孩们经常在他路过时捉弄他。”有一天，这个人从附近的裁缝店拿了一把剑，追赶一个男孩，男孩逃回了自己的房子，但他向后面瞥了一眼，“看到了追赶他的人逼近身后，就在门廊的入口，举着剑准备行刺。他刚好及时进门，用门

---

① Locke 1745 (1693): 200.

② Locke 1745 (1693): 201.

挡住了这一剑。虽然他的身体躲过了，他的心灵却没有躲过”[1]。这个男孩在成年后一直被这段记忆所困扰，进门时总要检查身后。

以詹姆斯·福雷斯特（James Forrester）的《关于儿童特有的激情、习惯和情感对话》（*Dialogues on the Passions, Habits, and Affections Peculiar to Children*, 1748）为例，很多作者也对这种故事进行了夸张和细化，特别将责任归咎于保姆、母亲和祖母。福雷斯特认为：“当你看向教堂中一个黑暗的角落时，你就会想到腥头血骨，这真是要感谢我们的母亲和祖母，这些保育院的恐惧、害怕一直在教堂、礼拜会和骨灰室里阴魂不散。”[2]就这样，女性再一次被逼到了墙角，被指责阉割了男性，实际上也是对她们的否定。福雷斯特认为，“如果精神长期处于这种臣服状态”：

> 胆怯就会成为一种习惯，此后再也没有什么能说服他去看那些最明显不过的恐怖，他会变得胆小怕事，这是一个有理性的生物所能达到的最低下、最卑微的状态。[3]

腥头血骨之所以能作为惩罚的原因显而易见，因为对于经过启蒙的男性来说，保育院真正的可怕之处在于妇女和仆人们天马行空的想象力对男性理性的长期影响。

从现代的角度来看，所有这些关于神经、激情、臆病症、儿童恐

---

① Locke 1745(1693): 202.

② Forrester 1748: 27.

③ Forrester 1748: 37.

怖症的文献中最有趣的是，大脑从来不是这些医学、教育学或道德与自然哲学讨论的核心环节，它在关于人类的辩论中地位很低。直到18世纪末，这种情况才发生了彻底的改观，这主要归功于弗朗茨·约瑟夫·高尔（Franz Joseph Gall, 1758–1828）以及德国医生约翰·斯伯茨海姆（Johann Spurzheim, 1776–1832）。斯伯茨海姆负责在英国传播高尔的思想，高尔算是个演员，他在欧洲四处游走，用惊人的头骨收藏招徕观众，但他也是一位严肃的生理学家，同时也是我们今天所说的神经解剖学家，他向正经的医学听众传授他的观点。1785年从维也纳医学院毕业后，他在首都的繁华区开设了私人诊所，但他并不满足于此，他想在科学和医学领域扬名立万，特别是为人类科学的启蒙计划做出贡献。本着启蒙运动的最佳精神，他拒绝了经典中对灵魂的阐释，转而投身对个人性格特征和行为差异的观察，最终形成了颅相学说 [*cranioscopie*/*organologie*，后来被斯伯茨海姆推广为骨相学（phrenology），即根据解读头骨上的凸起来建构大脑与性格的科学理论]。

通过颅相学，（被称为）"心灵自然主义者"的高尔不仅提出了大脑是心灵的器官，而且表示个人的性格特征可以在大脑的不同隔间或"单元（faculties）"中得到定位。此外，高尔声称，由于早期的骨化，大脑的内部轮廓可以从头骨外部得到解读，这是让执拗的哲学家和知识分子感到厌恶的地方，但这也让这种说法在19世纪初的英国特别流行。最初，他确立了大约26个独立的心智能力，比如"机智""宗教""爱护后代"等，这些都是按照传统等级制度建构起来的高级道德能力，比如，"语言"和"宗教"位于大脑的顶部和前端，而那些更"原始”的能力，比如“夫妻关系”，则被降到更低、更靠后的位置。

“心智能力”的概念并不新鲜，它在当时形而上学和道德哲学以及医学中都是老生常谈，比如约翰·格雷戈里的《人与动物的状态和能力比较》（*A Comparative View of the State and Faculties of Man*, 1765），但在这些著作中，“能力”是概念性实体，而不是物质层面的东西，高尔将概念转化为物质，通过生物学将心智还原为物质[①]。这样一来，他就破坏了约翰·洛克所倡导的心灵是白板的理论，即把思想更多归因于后天养育而非先天自然[②]。对高尔来说，“大脑组织”解释了为何个体差异可以沿袭于家族并在一生中保持稳定。1791年，他发表了研究结果的第一部分，后来扩写为英文版《论大脑及其各部分的功能：观察通过大脑和头部构造确定人与动物的本能、倾向和天赋，或道德和智力倾向的可能性》（*On the Functions of the Brain and Each of its Parts: with observations on the possibility of determining the instincts, propensities and talents, or the moral and intellectual dispositions of man and animals by the configuration of the brain and head*, 1835）。由于这部作品以及就这一问题发表的演说，弗朗西斯二世（Francis II）于1801年以异端唯物主义的罪名将高尔从奥地利驱逐出境。随后，高尔来到了巴黎，花了大量时间考察监狱和精神病院囚犯的颅骨，特别是谋杀犯和性“变态”的颅骨[③]。

除了宗教层面的论争，用大脑生物学将人类物化是难以抗拒的。

---

① Young 1970.

② 引自 Wyhe 2002。

③ Young 1990.

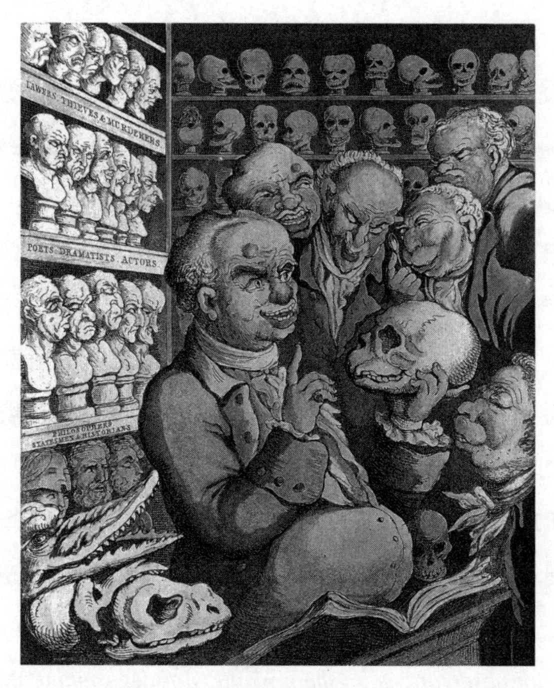

图 7.3 弗朗茨 · 约瑟夫 · 高尔与五位同行探讨骨相学，环绕他的是其广泛收集的头骨和头模，托马斯 · 罗兰森（Thomas Rowlandson）1808 年绘制。来源：Wellcome Collection, London/Public Domain。

高尔的大脑理论中的种族与性别意味不容质疑，人们也不希望进行质疑。正如我们所看到的，彼时的社会等级制度已然确立，高尔只是在大脑中把它们生物化了而已。事实上，理解和解释个体差异是他研究计划的一个主要目标，在这个计划中，女性的大脑是更小、更脆弱的。

随着从心灵到大脑的生物化转型，启蒙运动的内在抵牾消失了，关于大脑的新理论（作为一个固定的、不可改变的东西）粉碎了旧有启蒙运动的模糊性。当时要通过生物学合法化的行为就是双标的，对此也没有人会感到内疚，根据大脑的功能等级，这种双标被彻底合法化，性格不再是无限可塑的了[①]。高尔和斯伯茨海姆提出了一个生物学宿命论：你生而如此，“自然”使然。而“自然”的概念也不再模糊，脑科学的事实也不容模糊，自然有了局限性，被关在小小的头骨里。讽刺的是，启蒙运动的内在矛盾现在只剩下心灵了 —— 在玛丽·沃斯通克拉夫特等人的理论中，她们还在自己信奉的女性“天性”以及所伸张的改变与平权之间拉扯。随着大脑的生物化，启蒙运动对心与物、理性与思维、感性与想象等二元论的关注也结束了，启蒙运动的内在矛盾已然消隐。

注释

[1] 本章最初由肖恩·戴德（Sean Dyde）执笔，后因病而未能完成，我们在第一节中使用了他的部分材料。我们非常感谢丽莎·史密斯帮助我们完成了最终版本，并允许我们在第248页中加入了她在 *Wonders & Marvels* 上发表的文章《托儿所的恐怖》（*Nursery Terrors*）和《手淫与危险女人》（*Masturbation & the Dangerous Woman*）的部分内容。

---

① 引自 Wyhe 2004。

第八章

权 威

安吉拉·哈斯

（Angela Haas）

安吉拉·哈斯（Angela Haas），美国西密苏里州立大学历史系副教授，研究方向为18世纪法国的宗教史、印刷史和医学史，曾发表有关启蒙运动和法国大革命时期宗教冲突、宗教神迹和医学奇迹的论著。目前正在撰写《报刊上的神迹：启蒙运动时期法国的宗教权威与学术自治》（*Miracles in the Press: Religious Authority and Intellectual Autonomy in Enlightenment France*）。

1758年11月，玛丽安·皮加勒（Marie-Anne Pigalle）出现咳血症状，她的内科医生和外科医生都想尽办法为她治疗。[1] 根据玛丽安的描述，她在1759年1月曾经历三次放血治疗，当病情恶化时，医生让她服用由红甘蓝、牛肉和青蛙熬成的汤汁，并在接下来的一个月服用了牛奶和驴奶，以缓解之前的汤汁造成的胃痛。然后，她开始发热，在使用医生开的各种不明混合物沐浴后，她烧得更严重了。3月25日，玛丽安的医生决定再试一遍之前用过的所有疗法，最终得出结论——她患有无法治愈的肺结核。她又去看了另一位医生，这位医生也给她放了两次血，开了青蛙蜗牛汤，然而这些药让她的病情变得更为复杂，他最终也下结论说玛丽安的病无药可救。最后，她决定停止进一步治疗，把希望寄托于圣餐的神圣力量上，按照此疗法，据说玛丽安于6月14日得以痊愈①。

在18世纪，持有执照的医生一般认为他们的医术是健康的最佳保障。教会和国家当局将在欧洲精英学院毕业的医生视作官方权威，让他们评判新型疗法、不合常规的神奇痊愈案例以及各种与健康和人体相关的法律事件，尽管医生承担着这些职责，许多人——从宗教雄辩家到基层从业者，再到麦斯麦术治疗师（mesmerists）②——都认为

---

① de L'Épée 1759: 1 – 22.

② 麦斯麦术是18世纪奥地利医生麦斯麦发明的一种磁疗术，治疗时用大桶装满铁砂、玻璃粉和水，桶中央立有一根缠绕铁丝的铁柱，铁丝接触患者，通过“磁流”完成治疗。麦斯麦术在欧洲一度颇为流行，后被法国官方判定为骗术，但它可以被视为心理学催眠术的早期实践，“Mesmerism”也是催眠术之意。——译注

他们不配享有这种权威。例如，公开出版的有关神奇疾病和疗法的叙事中有时会暗示（通常是公开地）医生的无能，这些叙事包含对疾病和疗法的详细描写，通常是从女性患者及其身边人的视角出发，表达他们面对无效药方的沮丧。无法治愈病患的案例被昭示于众，意味着在启蒙运动印刷品所呈现的辩论中，精英从业者的正式医学权威很容易受到质疑，正如那些作品的作者所言：最有资格评判健康和疾病问题的人或许是患者，而不是医生。

一直以来，历史学家都忽略了医学的不足和局限性，只着眼于医学突破和发展的成功故事。在20世纪末之前，有关19世纪以前欧洲历史的学术研究为确定现代医学职业的起源构建了一个目的论的故事，讲述了科学革命后具有科学头脑的男性从业者的胜利，学界主要关注了安德雷亚斯·维萨里和威廉·哈维等医学名家[①]。人们普遍认为，他们的权威远远凌驾于非专业人士和其他从业者之上（这些人对待健康和治疗的方法似乎不那么科学，因此按照现代的眼光来看也更为陌生）。到20世纪70年代，历史学家开始质疑这种关于职业化的胜利主义叙事，怀疑与现代医学从业者（有执业医师执照的内外科医生）紧密相关的医生群体过去是否拥有独特技能或能轻易地拥有权威。例如，托马斯·麦基翁（Thomas McKeown）就曾思考医学是否对18世纪以来欧洲死亡率的普遍下降做出了重大贡献[②]。即使是临床医学的兴起（通常被视为18世纪最重要的医学发展）也有其缺点，正如米歇

---

① O'Malley 1964; Whitteridge 1971.

② McKeown 1979.

尔·福柯所说，教学医院的兴起造成了严重的后果，包括将患者的身体与自我分开的非人化过程[①]。

20世纪80年代，学者们开始关注医学社会史，并用其“自下而上”的视角审视前现代医学世界。年鉴学派历史学家将大众对医学和疾病的经验纳入他们“总体史”的讨论之中，在他们的引领下，法国学者开始从患者的角度和多重因素（它们都限制了精英从业者的权力）的基础上来考察医学权威[②]。例如，弗朗索瓦·勒布伦（François Lebrun）详细研究了关于医学的流行观点，他发现法国民众会求助于各种各样的治疗者（从内外科医生到江湖游医，再到拥有治愈能力的圣徒），他们都拥有医学权威。虽然早期的职业历史研究回溯了医生职业的兴起和江湖游医的衰落，但勒布伦认为[③]，“官方”医学职业（专注于自然疗愈）和其他医学从业者（依靠魔法和宗教治疗）之间的区分是人为的。马修·拉姆齐（Matthew Ramsey）采用了社会史的研究路径[④]，他指出大众的医学和学者的医学之间存在更为明显的分野，但人们对精英医学从业者普遍抱有负面态度。随着学者们开始研究非专业人士的观点，他们发现更广泛的医学从业者都享有一定医学权威，更为重要的是，“专业人士”的能力存在争议。

对非专业观点的思考也带来了另一突破：理解患者对自身健康和医疗服务的权力。很显然，患者并没有因为专业人士的独权被赶出医

① Foucault 1973.

② Forster & Ranum 1980.

③ Lebrun 1983.

④ Ramsey 1988.

疗界，而是以消费者的身份在塑造医疗服务和实践的过程中发挥了重要作用。对“医疗市场”的研究表明，所有类型的医疗从业者都竞相追求患者的认可，而精英从业者很难比得过那些擅长自我营销的人。以英国为例，哈罗德·库克（Harold Cook）、罗伊·波特和玛丽·菲塞尔等学者展示了现代早期医疗界是未经管制的，在19世纪之前几乎没有迹象表明存在一种独特的、科学的医学文化[①]，科林·琼斯（Colin Jones）、大卫·金蒂尔科尔（David Gentilcore）、伊莎贝尔·科奎拉德（Isabelle Coquillard）、菲利普·里德等学者在法国和意大利发现了类似的趋势[②]。“医疗市场”已经成为现代早期医学史上的重要概念，它不仅让学者们考虑非专业人士的选择，还为讨论不同类型从业者之间的互动和冲突提供了一个框架。

现在，历史学家们了解到许多从业者和非专业治疗师都享有医学权威，这比以前所认知的权威范围广得多。医学知识既往通常与欧洲男性联系在一起，如今的相关研究也受到了当代性别和种族观念的影响。自20世纪90年代以来，学者们一直在研究有关现代医学兴起的目的论史学叙事中被边缘化的医学从业者，例如，医学职业的历史通常将医学视为男性主导的领域，而忽视女性从业者的权威，女性医疗从业者，甚至是助产士的医疗活动都被认为是技不如人，注定会被专业的男性从业者所取代。然而，苏珊·布鲁姆霍尔（Susan Broomhall）关于早期现代法国女性医师的研究表明[③]，女性享有相当程度的医学

---

① Cook 1986; Porter 1989; Fissell 1991.

② Jones 1996; Gentilcore 2006; Coquillard 2018; Rieder 2018.

③ Broomhall 2004.

权威，她们为富人和穷人提供大部分医护服务，开展了充满活力的医疗实践。希拉里·马兰德（Hilary Marland）在《助产术》（*The Art of Midwifery*, 1993）一书中介绍了欧洲女助产士的各种技能、职能和地位。利安妮·麦克塔维什（Lianne McTavish）对法国助产士的研究显示[①]，男性和女性助产士在他们的论著中都同时体现了男性和女性的特征，而他们的权威面临着相似的挑战。对于女性助产士的学术研究也进一步表明，在欧洲各地，她们并没有被男性从业者完全取代，如果有，大多也不是因为能力不足，而是因为越来越多的人将理性与科学的医学行业和男性联系在一起[②]。对女性从业者的历史研究表明，欧洲的医学权威并不完全属于男性或体现男性特质。最近在殖民背景下的研究同样表明，医学权威并不仅仅属于欧洲人，因为历史学家已经开始揭示土著和被奴役者们的医学权威，他们也影响了欧洲医学理论和实践的形成[③]。

尽管学者们已经发现了各地区的共同趋势，但只有在特定的文化、社会和政治背景下才能充分理解地方结构对权力动态的影响方式，在研究单个地区时，更容易看到政治争端、社会等级制度和宗教结构等特定因素是如何在特定时段和地域影响医学权威的。本章将以18世纪的法国为例，研究由法律授予的正式医学权威和由民意产生的非正式医学权威之间的界限变化。那些在王国内合法行医的人都得到了皇家或地方的许可，医学共同体的基本结构形成于16世纪，这是一个三方

① McTavish 2005.

② Kosmin 2020; Cody 2005.

③ Chakrabarti 2010; Schiebinger 2017.

行会体系，向内科医生、外科医生和药剂师颁发执照。按照传统，那些在著名医学院（如巴黎医学院）接受教育的人享有最高的社会地位和法定权威，而且外科医生和药剂师的法定地位要低于内科医生。然而，到了18世纪中叶，传统的界限变得模糊不清，接受过专业训练的外科医生已经拥有与内科医生相当的声望，批评者指责巴黎医学院守旧老派，内科医生、外科医生和药剂师的角色日益重叠，导致了行医范围上的冲突[①]，三方体系之外的许多人也在合法行医，包括眼医、疝气治疗师、牙医、助产士和接骨师，而其余的也享有事实合法的地位。让事情变得更为复杂的是大多数人实际上是在劳伦斯·布罗克利斯（Lawrence Brockliss）和科林·琼斯所说的“医疗模糊地带（*medical penumbra*）”内执业，其中包括各种各样的江湖郎中和药贩子[②]。即使是最精英的医生，也会发现自己处在一个相当开放的市场中，与那些法定地位处于底层甚至违法的人竞争，这证明了一个事实，即从患者的角度来看，法定地位和学历名望并不总是转化为医学权威。

在启蒙运动的背景下，识字率的提高和印刷品的传播进一步削弱了由法律确立的传统医学权威。通过话语分析，本章研究了作者为提高或降低某些团体和个人的声誉而采用的论战策略，而他们判断疾病和健康问题的权威也相应增减。林赛·威尔逊（Lindsay Wilson）和凯西·麦克利沃关于法国启蒙运动时期医学辩论的研究表明，医学和法律辩论往往强调医学判断的不确定性[③]。对于希望获得读者支持的医学

---

① Gelfand 1980; Rabier 2007.

② Brockliss & Jones 1997.

③ Wilson 1993; McClive 2008, 2012.

从业者来说，印刷品可能是一件利器，但对于他们的反对者来说，它的作用也是同样的。本章讨论了使用印刷媒介来增强医生的裁量权威，但笔者特别关注了反对医生的意见以及利用他们的弱点来削弱他们的权威的各种辩论手段，这些手段同时支持了非专业证人解释事件的权威性。

虽然医学界的权威已经广泛分散在从业人员手中，但医学争议有可能进一步削弱这种权威，因为没有受过医学训练的人也声称自己有能力对医学问题做出判断，这在印刷文本体现的争论中尤为明显，而这些争论——被报道的不可思议的、神奇的疗法和疾病所造成的公开医学争论——正是本项研究的基础。历史学家长期以来都忽视了这些争论，因为它们被关于医学的世俗化、自然化或“疾病的去神圣化”讨论所掩盖[①]。传统的启蒙运动史在很大程度上忽略了宗教潮流和对超自然现象的共情讨论，而将启蒙运动视为一种理性和世俗化的力量，或者将理性（医生和解剖学家）与迷信（民间医学）对立起来[②]。医学史家忽视了启蒙运动时期关于超自然现象的辩论，认为它们是与理性和科学的进步时代无关的反常现象。本章乘着历史学最近向思想的文化史转变的风向阐释了这些讨论，研究了哲学家的精英圈子及其资助者之外的辩论。

要理解启蒙运动时期的医学权威，关键是要注意对超常理（超越自然界的常见现象）或超自然（超越自然规律）现象的报道和讨论。事

---

① Lebrun 1983: 8.

② Cunningham & Grell 2007: 1.

实上，这一时期大多数关于身体疾病治愈的“胜利”故事都和医学没什么关系，18世纪的医学未能实现治病救人这一最基本的功能，这给其他治疗手段留下了巨大的空间，疗效被归功于官方之外的圣徒和麦斯麦术师（他们声称能用铁环治病），而非内外科医生和药剂师。著名哲学家可能对超自然现象发起了全面攻击，但它仍屹立未倒。18世纪，法国历史上出现了一些证言最充分、争论最激烈的神迹，记录神迹故事的出版物比比皆是。洛林·达斯顿（Lorraine Daston）和凯瑟琳·帕克（Katherine Park）提醒我们，即使是那些拒绝相信超自然现象的启蒙哲学家也很少去揭穿神迹，而是宁愿把它们当作与“庸俗”大众有关的东西而忽略它们[①]。即便如此，各行各业的人还是为超自然现象的争议着迷[②]，作者们甚至通过仔细阐述相关证据（支持或反对这些疗法和疾病的真实性）来吸引广大读者。因此，关于超自然和神秘现象的印刷物辩论对于研究医学权威特别有用，因为它们让很大一部分人拥有了判断哪个医学权威（可能是精英医生、地方眼科医生或患者）最为可靠的权利。医学争论揭示了对医学专业人员权威性、证人证词可靠性和病患权利之间相互矛盾的观点。

18世纪的法国有两股对峙的趋势存在。一方面，正如林赛·威尔逊等学者所说，在教会和国家的支持下，医生试图将医学“从江湖郎中和民众手中夺走”[③]；另一方面，为了对抗这种趋势，人们试图通过其他方式夺回控制权，如自助看病的医学文本、医疗市场和麦斯麦术。

① Daston & Park 1998.

② Darnton 1968; Fleming 2013.

③ Wilson 1993: 114.

拉姆齐认为，人们对专业医学的不信任催生了法国18世纪末的“医学共和主义”，即“认为医学不属于医生，而属于人民”①。这一时期出现了一种“公共主义”的医学观，主张公众才是判断医学疗法可行性和科学权威性的最佳人选②，下文有关神迹、医学奇迹和麦斯麦术相关争论的研究为这种趋势提供了进一步证明。正是通过这些争论，精英医生的权威受到了挑战，又得到了巩固，患者的声音得到了重视，又受到了忽略。关于神迹和医学奇迹的报道很难核实，但如果有一个值得相信的证人证词，它们也难以驳斥。内外科的精英医师通过印刷物上的作品来加强权威，并将自己的医术作为一门可靠的科学来与其他权威竞争（包括能够证实自身疾病和疗法的患者，见证突然痊愈的证人，声称有能力治愈所有疾病的麦斯麦术治疗师，以及非正规的执业者）。法国大革命前夕，医学权威出现了明显分歧，一些人选择相信精英医生，一些人则拒绝承认这种正式权威，决定冲破荣誉、嫉妒或陈旧医学理论的阻碍，转而相信非专业人士。

神迹和医学权威的转移

在天主教传统中，有关疾病治愈的神迹依托大量医生、教士和普通人的证词来证实，他们见证了疾病持续存在和突然康复的过程，

① Ramsey 1988: 69.

② Brockliss & Jones 1997: 31.

尽管传统上的医学专家也在这一过程中发挥了一些作用，但在1678年，为了反驳人们对神迹属于“迷信”的指控，圣礼部（Congregation of Rites）规定查证神迹必须有医学鉴定，教皇本笃十四世（Pope Benedict XIV，1675–1758）进一步将这一过程医学化。在启蒙运动期间，面对教会标准的不断提高以及哲学家的冷嘲热讽，天主教的神迹和圣徒传说还是相对不变地延续了下来[①]，即使是在信仰新教的英格兰，关于医疗神迹的报道数目也出现了激增，尽管并没有正式的机制可以验证它们[②]。在法国，罗马天主教会仍是官方意义上的神迹仲裁者，但这一时期围绕神迹的宣传报道反映了读者事实上也拥有裁判权，18世纪法国报道的大多数神迹都陷入了争议，最出名的是那些与圣梅达尔（Saint-Médard）的痉挛有关的神迹。到了18世纪中叶，由于抱有怀疑态度或害怕受到斥责和嘲讽，许多医生拒绝鉴定神迹，没有正式的医学判定，神迹的支持者们就无法获得教会的官方批准，但如果将鉴定神迹的医学权力转移给非专业人士，他们可能会获得读者的认可。尽管非专业证人（尤其是女性）越来越受到轻视，但18世纪的法国关于神迹的争议却促进了一种新话语的产生，即批评精英医学专家并支持非专业人士的医学判断。

这一时期报道的大多数神迹都是有争议的，因为它们与许多受到神职人员（包括教皇）谴责的人物有关，这些人因与詹森主义（Jansenism）有联系而受谴责，詹森主义是对各种非正统的政治、基

① Santing 2007; Duffin 2009; Pomata 2016.

② Shaw 2006: 69.

督教会和神学思想支持者的统称。例如，路易十四曾谴责詹森主义，认为他们是教会和国家中的共和主义者。1713年，教皇克莱门特十一世（Pope Clement XI，1649–1721）颁布了《乌尼詹尼图斯谕旨》（*Unigenitus*），斥责了与詹森主义有关的各种教义，如宿命论和《圣经》的通俗化解读。它还确立了教会的等级制度：教皇高于地方主教，主教高于下层神职人员，精神权威高于世俗权力。谕旨的反对者被称为"违宪者（anticonstitutionnaires）"，通常与詹森主义有所牵扯，这个群体包括律师、几位主教和法国近四分之三的下层神职人员以及他们忠实的教徒。因此，尽管"詹森主义"一度最常用于描述博学的神学家，但从18世纪20年代开始，这个术语被用于形容任何以法律、政治、神学或信仰为由反对《乌尼詹尼图斯谕旨》的人。当詹森主义者开始宣传自己所报道的神迹以证明上帝认可他们的事业，民众反对圣谕的声音也越来越大。

最有名的神迹发生在巴黎的圣梅达尔公墓，那里埋葬着詹森教派执事弗朗索瓦·德·帕利斯（François de Pâris），他于1727年5月1日去世，之后不久，大批朝圣者蜂拥前往他的墓地。据报道，许多失明、失聪、瘫痪和患有其他疾病的人奇迹般地治愈了，而且治愈往往发生在身体痉挛之后。关于这些神迹的报道传遍了整个法国，引发了18世纪最激烈的辩论之一。从1731年到18世纪中叶，神迹的支持者至少出版了300部作品为神迹和痉挛现象辩护[①]，非法的詹森教派《新教会报》（*Nouvelles ecclésiastiques*）每周发行2000至6000份报纸，宣传来

① Maire 1985: 24.

自王国各地报告的数百个神迹[①]，而神迹的反对者也出版了数百份作品来嘲讽神迹和痉挛现象，并谴责詹森主义者是异端骗子。

从一开始，内科医生和外科医生就在验证或推翻这些神迹方面扮演着核心角色。在圣梅达尔地区发展起来的詹森主义支持者创立了一个审查处（*bureau de vérification*），让医学专家、非医学专业的官员和牧师一起工作，对那些到墓地寻求治疗的人进行检查[②]。詹森主义论战者利用医学家的权威来确证神迹的真实性，当欧塞尔（Auxerre）教区出现了关于这位广受赞誉（尽管受到官方谴责）的圣徒创造神迹的报道时，反宪法者主教给教区的信徒们写了一封牧函，提醒他们这些来鉴定神迹的内科医生和外科医生是“该市最合格、最值得信赖的人”[③]。对于这位主教和其他支持这些神迹的人来说，持证医生的证词可以证明这些神迹是真实的，詹森主义事业是正义的。

然而，大多数当局（无论是教会还是国家）都认为神迹是某异端阴谋团伙编造的骗局，这个团伙有专业的医学顾问，这么做的目的在于误导头脑简单的大众。最广为人知并饱受诟病的神迹案例之一是1730年的安妮·勒·弗朗（Anne Le Franc）事件，据说勒·弗朗单眼失明和身体部分瘫痪已经长达30年之久，但在她有着詹森主义倾向的牧师遭到解雇后不久，她就在弗朗索瓦·德·帕利斯的墓前得到了治愈。巴黎大主教查尔斯·嘉尔帕德·纪尧姆·文蒂米尔（Charles Galpard Guillaume de Vintimille, 1655–1746）召集了一个由两名内科医生和

① Maire 1998: 115 – 62.

② Kreiser 1978: 151 – 2.

③ Caylus 1735: 18.

Le Tombeau du B. François de PARIS, Diacre de l'Église de Paris, Mort le 1.er May 1727. Illustré par des miracles sans nombre,
et des conversions éclatantes.

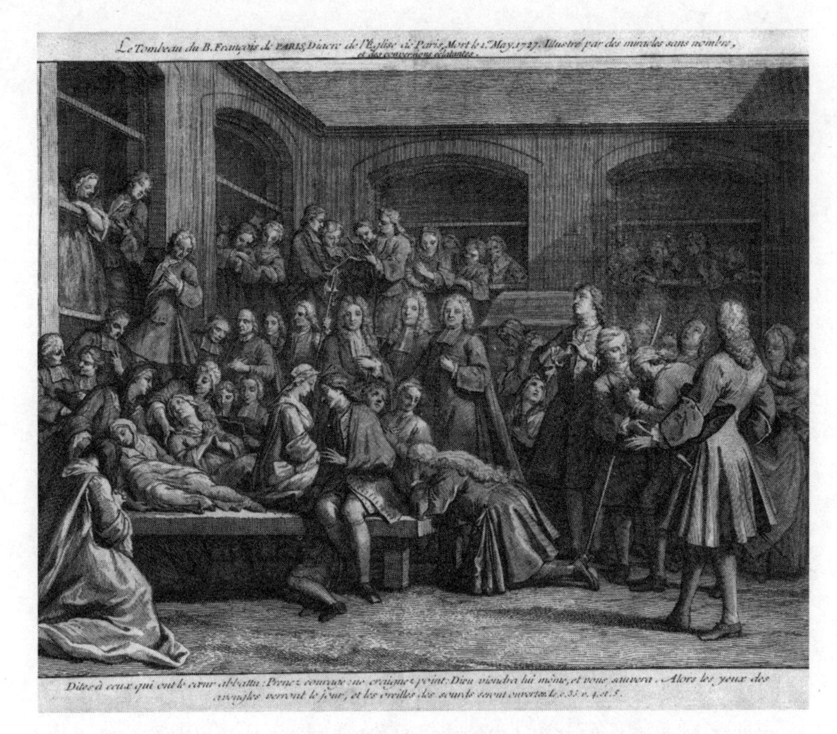

图 8.1　圣梅达尔之家，图画来自《德 · 帕利斯代祷引起的神迹的真相》（*The Truth of the Miracles worked by M. de Paris' Intercession*）。来源：BIU Santé, Paris。

三名外科医生组成的委员会来审查这一神迹，在询问了原来的120名证人中的40名后，委员会判定这神迹是个骗局。内科医生坚持认为她的病是月经不调引起的“歇斯底里”[①]，外科医生的结论则是她患有“歇斯底里症”，只有“那些不懂医术的人才能在安妮·勒·弗朗的疾病和治愈中发现非凡的东西”。作为经验丰富的医学执业者，他们曾

① Vintimille 1731: 31.

经见过类似的患者“通过普通疗法得到治愈”，而且她的康复也并不突然[①]。委员会质疑了安妮回忆自身疾病和康复过程的能力，从而巩固了精英内科医生和外科医生更胜一筹的判断，而这就是大主教反对圣梅达尔神迹的主要证据。他在一封牧函的末尾附上了医学报告，禁止对詹森教派执事进行任何形式的供奉，以及未经他的批准，不得发表任何有关神迹的报道。

1731年7月22日，有人在圣梅达尔教区和圣巴特勒米（Saint-Barthelemy）教区宣读了这封牧函，不久后传遍整个巴黎。但文蒂米尔非但没能扼杀异端，反而为其起到了宣传作用，神迹的报道不断增加，公墓也变得十分受欢迎，以至于需要警察来维持秩序。詹森主义相关异端的发展让当局感到震惊，他们担心它有可能造成社会、政治和教会的混乱。而最让当局担忧的是人们在身体和精神治疗过程中出现的痉挛现象，这些现象也玷污了异教的声誉，尽管许多人认为这些痉挛现象是神迹，但其他人则将其描述为“邪恶”和“淫秽的”行为[②]。当痉挛发生时，墓地的一些角落会传来“啜泣、呻吟和可怕的哭喊声”，而在墓地的其他地方，又有人“对这样的喜剧”捧腹大笑[③]。那些得到治愈的人的年龄、性别和社会背景各不相同，但反对者坚称只有儿童、女性和穷人会“奇迹般地”得到治愈，这进一步加强了公墓是迷信和无知者天堂的说法[④]。得到治愈的人中，圣梅达尔的女性占多数，

---

① Vintimille 1731: 33.

② Strayer 2008: 245.

③ AB 10196.

④ Maire 1985: 87 – 8.

许多评论家因此认为，痉挛现象和神迹是由女性幻想和体液失衡造成的。

皇家当局认为异端崇拜的迅猛发展对社会稳定造成了威胁，因此下令逮捕任何在公共场合发生痉挛的人。1732年1月，法国的首席大臣（也是坚定的反詹森主义者）红衣主教德·弗勒里（de Fleury，1653–1743）准备驳斥痉挛现象是神的旨意的说法，他让巴黎警察局副局长勒内·赫罗（René Hérault）负责审问关押在巴士底狱的痉挛者。在某个痉挛者推翻了他之前的证词，表示他其实是假装抽搐后，赫罗又邀请了24名外科医生和内科医生再次检查痉挛者，作为预防措施。他们中的一些人有着相当多的疾病，这说明他们并没有在德·帕利斯的墓前奇迹般地治愈，还有一些人只是很小的毛病得到了缓解，连体检人员都不认为它们属于神迹。例如，纪尧姆·安托万·莫波因特（Guillaume Antoine Maupoint）宣称，他在发生痉挛之后突然能念出字母“s”，在此之前他一直无法做到[①]。还有一些人承认他们的痉挛是自发的。医学专家一致认为这些神迹是人为制造的，赫罗发表了这些医学报告，希望公众抵制每周在流行报纸《新教会报》上刊登新神迹报道的詹森主义者。这些医学报告也为路易十五在1月27日关闭公墓的决定提供了正当性，他的法令同样提到了“这些行为不是痉挛，亦非超自然的，而是完全自发的”。最重要的是，国王宣称“他们显然是想制造幻觉”，以利用相信这一点的大众，关闭公墓将防止人群拥

---

① *Procès Verbaux de plusieurs m é decins et chirurgiens* 1732: 6 – 7.

挤和产生“淫乱言论、盗窃和放纵的机会”[1]。

在18世纪余下的时间里，围绕这一系列神迹的争议从根本上改变了法国神迹报道的捍卫者验证神迹的方式，神迹的验证过程不再注重正式的医学判断，而是更加注重非专业证人的证词。尽管辩论双方都曾寻求医学专家来证明他们对圣梅达尔事件的解释，但随着争议加剧，许多医生拒绝提供证词。一位匿名的神迹捍卫者指责这些医学从业者嫉妒上帝，怨恨“这个竞争者”来“干涉他们的技艺，或者说让他们的医术难堪”，让医学那“无用的疗法”难堪[2]，而那些愿意提供证词证明神迹可能存在的人面临着权威受到公开挑战的风险。例如，1735年，巴黎大主教命令监察长尼贡·德·伯蒂（Nigon de Berty）对神迹进行另一项调查，报告的结论是詹森主义论战者证实了神迹的医学判断是错误且有失偏颇的。在玛丽·马萨隆（Marie Massaron，据说她的中风和瘫痪奇迹般地好了）的案例中，德·伯蒂指责马萨隆的外科医生偏袒詹森主义者，并宣称她的内科医生经验不足，他们都没有对她的病情发展和康复时间给予足够的重视。迫于压力，这些内科医生、外科医生和药剂师都撤回了证词，尤其是外科医生和药剂师承认他们错误地轻信了患者的证词，而内科医生也表示他轻信了外科医生、药剂师和患者的证词。德·伯蒂认为马萨隆的医生颇为鲁莽，并将他们对患者证词的过度信任归结为“对神迹的盲目崇拜”[3]。

然而，玛丽·马萨隆的医生并不是有关神迹的唯一信息来源，马

---

① Louis XV 1732: 2.

② Lettre à un confesseur 1733: 3 – 7.

③ de Berty 1735: 59.

萨隆感受到了德·伯蒂结论中的轻视，因为他发表了一封给大主教的信，谴责她的医生不诚实。于是，她否认德·伯蒂的报告，声称自己没有任何月经不调的症状，她还提醒读者，归因于月经不调是一种常见（但不合法的）手法，用以贬低那些得到神奇疗愈的女性的证词[①]。马萨隆的案例展示了医学权威的边界在圣梅达尔辩论期间是如何变化的，尽管患者（尤其是女性患者）准确报告其身体状况的能力还存在争议，但患者及其家人正在成为默认的权威，医学从业者们不愿意加入神迹辩论的态度推动了这种趋势，神迹报道的支持者将患者作为其健康状况最可靠的信息来源。

1732年，公墓关闭后，圣梅达尔的争议逐渐消失，但它仍处于法国关于超自然现象争论的最前沿。到了18世纪中叶，神迹已经成为法国哲学家青睐的目标，他们中的许多人都曾亲身受到墓地事件的影响（无论是作为见证者还是同时代的人）。对霍尔巴赫（D'Holbach）来说，痉挛发作事件揭示了虔诚和欺骗可能互相牵扯，“整个巴黎都跑去看神迹、治愈、痉挛，听那些明显是由‘善良的人’捏造出来的预言，其实是为了支持他们背后的政党，以及他们认为的上帝的事业”[②]。在《哲学思想》（*Philosophical Thoughts*, 1746）中，狄德罗（Diderot）讲述了他在圣梅达尔的经历：

> 在那里，一个宿命论者的骨灰在一天之内所创造的奇迹比耶

---

① Wilson 1993: 23 – 5.

② D'Holbach 1770: 337 – 8.

稣基督一生所创造的还要多…… 我四望，看到一个跛脚男孩在三四个善良人的帮助下走路，他们对他惊叹不已，嘴里重复着“奇迹！奇迹！”那么这个奇迹在哪里呢，愚蠢的人们？难道你们没有看到这个骗子只是换了拐杖吗？[①]

神迹已经与盲目支持、欺骗、迷信和无知联系在一起，这使得医学从业者更加缄口不言，拒绝做证。

尽管存在政治争议和对超自然现象的诸多抨击谩骂，18世纪下半叶仍出现了许多神迹报道，虽然它们不像18世纪30年代那样有明显的论战性，但许多神迹都是由支持詹森主义的作者公开发表的。他们继续通过与神迹的联系来为其事业辩护，对抗宗教怀疑主义的兴起，他们没有求助于正式的医学评判，而是采取双管齐下的方式来证明自己所报道事迹的神性。首先，他们强调了患者患病时间之长，以及即使得到医治，或者就是因为医生的医治，患者的病情仍旧恶化。早期的叙述讨论了医疗的无效性，但目的是为了表明所有世俗的治疗方法都已经失效，只剩上帝的恩典这种唯一可能。相比之下，后来的叙述特别强调医学的无效性，旨在削弱医学从业者的可信度。其次，后来的报道表明普通人的证词本身就足以证明神迹的发生，他们认为非专业人士的判断力甚至可能优于受过教育的人，因为后者可能被自己的偏见所误导。由于持证医生不愿意做证，神迹的捍卫者别无选择，只能完全摒弃对医学判断的需求，普通人，特别是女性，成了判断医学

① *Philosophical Thoughts* 1746: 113 – 15.

问题的更佳权威。正如安妮·维拉、凯西·麦克利沃和其他研究者所表明的，法定权威和医学专家在这一时期有着不信任女性判断及其证词的倾向。理由是女性有着病态的敏感性和欺骗他人的生理倾向[①]，这样一来，在叙述中强调女性证词的可靠性就更有意义了，它表明支持者甚至愿意为了证实神迹的真实性而接受所谓可疑的证词。

神迹的影响常令医学界头疼。有位作者报道了加德夫人（Madame Gardet）1778年9月6日在圣餐仪式上得到治愈的神迹，他强调她“被医学界的人抛弃了”，她“饱受折磨，最终看到了凡人无法为她争取的疗愈”[②]。由于缺乏医生的证词，许多人对这一神迹提出了异议，但作者坚持认为这些证词并无必要，非专业证人的一些特点使得他们的证词足够充分，因为他们是“诚实的人，有固定住所……在所有认识和雇用他们的人中享有诚信的声誉”，并“对宗教满怀敬意”[③]。作者承认，医生可能会增加叙述的可信度，但他们“永远无法歪曲真相，真相可以自证（*The truth is by itself*），它是独立的[④]”。作者强调非专业证人的可靠性，特别是那些有着信仰和良好声誉的人，并将判断医学问题的权力交到了普通人手中。

类似地，在1790年出版的一位修女治愈神迹的叙述中，作者对其病情进行了着重描写，证明所有医生的治疗都加重了她的病情（*Relation de la guérison de la soeur Ste. Geneviéve*, 1790），在她向圣母

① Vila 1998; McClive 2008.

② *Relation de la maladie de la Dame Gardet* 1778: 6.

③ *Relation de la maladie de la Dame Gardet* 1778: 41 – 2.

④ *Relation de la maladie de la Dame Gardet* 1778: 44 – 5.

玛利亚祈祷了9天之后，她的修女姐妹们给她带来了真十字架的一小块，据说她的病在1790年8月17日痊愈。据目击者说，她的医生宣称："你是个奇迹……治愈你的不是药物，因为你没有使用药物……你知道你在逼迫医生们相信神迹吗？"[①] 但他还是拒绝为这个神迹提供书面证明。写下这段叙述的作者漠视了医生证明的重要性，"人们不需要医学的证明……只需要用眼睛去确信一个多年来因疾病变得极度虚弱的人突然恢复了健康。"[②] 和当时的其他人一样，这位作者把医学描述为无效，否定了医学从业者判断的必要性。

18世纪下半叶，两派人出现了意见分歧：一边倾向于单纯、虔诚的普通人的证词，另一边偏爱见多识广、有科学头脑的医学专家的判断。一些作者，如皇家学院的希腊语教授兼法兰西文学院成员沃维莱尔（Vauvilliers），认为每个人都有能力判断自己的身体状况，并哀叹当下不再如同《圣经》时代那样，虔诚和朴实的品质就足以证明一个证人的可靠。他指出，当一个女人触摸了耶稣基督的袍子而得到治愈时，"我相信不会有人认为她带着医生的证明"[③]。而其他一些人则认为哲学家的观点更令人信服，他们认为虔诚是欺骗的幌子，单纯是无知的摇篮。尽管印刷作品威胁着法国医学精英的权威和声誉，但这些有名望的从业者也利用印刷作品来达到自己的目的。从18世纪中叶开始，法国的精英医学家发起了一场印刷运动，他们标榜自己是法国唯一合法的医学权威，因为他们的判断无疑是可靠的，而非专业人士的

---

① *Relation de la maladie de la Dame Gardet* 1790: 21 – 2.

② *Relation de la maladie de la Dame Gardet* 1790: 24.

③ Vauvilliers 1785: 37.

判断则充满争议甚至十分可笑。

医学奇迹和女性证词

正如神迹案例中所表现的那样，18世纪的医学疗效并不明确。法国医学精英寻求其他方法来证明自己是最可靠的医学权威，一种方法是调查、揭穿和发表被报告的神奇疾病案例，虽然法国教会当局一度将这种疾病归于神的旨意或魔鬼的行为，但到18世纪中叶，类似解释已经很少了。医学调查人员不太可能被指责为异端，这让他们有充足的机会通过揭穿教会和哲学家厌恶的迷信现象来展示自身的科学技能。医学从业者（尤其是巴黎的精英医生）对法国各地的医学神迹报告（从女性生育动物到人们多年不吃不喝）一一进行了调查，他们的报告以自身经验为依据，证明迷信的傻瓜比比皆是，他们只需要将质疑精神和医学知识作为武装，就能揭穿患者的骗人伎俩。精英医生利用报纸、小册子、杂志和其他出版物（面向医学从业者和非专业人士）来凸显他们的调查能力。他们强调通过问询患者的精神状态和意图来检查神奇疾病的重要性，在此过程中，他们对患者，特别是女性的名誉和判断力进行攻击，以巩固自己在医学问题上的权威。不过，就像对待神迹一样，还是有些作者为那些被指责为无知或撒谎的患者进行辩护，并呼吁读者维护普通人对自身身体状况进行判断的权利。

备受争议的吉娜维·马丁（Geneviève Martin）案反映了患者和精

英医生之间的权威对立。18世纪50年代，朗格尔主教要求对其教区的一名年轻女性进行正式调查，据说她的呕吐物和尿液中出现了石块，巴黎医学院的成员让－弗朗索瓦·克莱门特·莫兰德（Jean-François-Clément Morand, 1726–1784）被委任为调查员。经过一个月的调查，他得出结论：尽管当地一些人认为她的疾病是超自然现象，但那其实是个骗局。医学院发表了一份声明，确认这名年轻女子没有结石病，并将她归入"有癔病的女孩"之列，这些女孩"想出各种策略来引诱那些易受骗的人，把自己神化为奇迹，以博得别人的关注和施舍"①。这份声明发表在当时各种流行期刊上，包括《法兰西信使报》（*Mercure de France*）和《商业杂志》（*Journal œconomique*），消息传遍了整个法国。回到巴黎后，莫兰德发表了一份6页的简短调查报告（*Éclaircissement abrégé sur la maladie d'une fille de Saints–Geosmes*），他在文中嘲笑了当地人对女骗子的轻信。

当地的外科医生雅克·胡戈尼（Jacques Hugony）做出了回应，他掌握吉娜维病情的一手资料，并为她的正直进行辩护，他坚称关于她"欺骗了亲戚、朋友和一些照顾她的人"的说法十分荒谬，并认为莫兰德是为了编造一个有趣的故事而"迫害一个无辜的人"②。他指出，当地的内科医生、外科医生和牧师都深知她有"基督徒的美德"，并表示"从未见过比她更正直、天真、真诚、真实的年轻女子"③。胡戈尼声称，"我们应仰赖医学进步……来发现令我们疑惑的病因和疗法"，而不

① Morand 1754 b: 146.

② Hugony 1754 b: 4.

③ Hugony 1754 a: 4 – 5.

是简单地将疾病视为欺骗[①]。在给莫兰德的私人信件中，胡戈尼表示："先生，自然界中存在怪物，我宁愿相信这女孩的疾病是神迹，也不愿怀疑……它的真实性。"[②]胡戈尼相信这位女性的品性和证词，他认为如果人体不能产生石块，那么她的病一定属于超自然现象。

莫兰德痛斥胡戈尼过分相信吉娜维的品性，"以至于产生了这是神迹的想法，并将无稽之谈颠倒为缄默不言和值得尊敬的对象，而不是哲学上的沉思"[③]。在胡戈尼对学院的判决进行反击之后，莫兰德又发表了第二篇作品，赞扬了那些相信他第一部作品的人，表示"涉及各类问题时，这部分公众总是知道该追随唯一的权威"[④]。同时，他赞扬朗格尔主教寻找专家的行为：在主教的主持下，"医学在这一事件中享有适当的特权，是它应有的、可以打消公众疑虑的特权"[⑤]。莫兰德断言，通过医生对自然的了解，他们最能"适当规避对神迹的两个危险的极端看法，即深信不疑和完全不信，如果大众的轻信总是成就虚假，那么医学的光芒必须照耀到真实"。[⑥]胡戈尼和莫兰德的辩论反映了两个派别之间的分歧，一方为普通人拥有判断自己身体状况的能力而辩护，另一方则坚持认为精英医生才是最了解真相的人。

为了捍卫城市精英医生作为神迹和医学奇迹仲裁者的合法地位，莫兰德提供了150页的文件来支撑他的结论和巴黎学院的正式判决，

---

① Hugony 1754 a: 4.

② Wellcome MS 3468: no. 9.

③ Morand 1754 b: 140.

④⑥ Morand 1754 b: 27.

⑤ Morand 1754 b: 23.

还提供了大量证据证明吉娜维排出的石块其实是采石场中的矿物，并非人体产生。然而，相当一部分证据不是来自他的医学实验，而是来自他与吉娜维和其他当地人的互动。莫兰德的访问手稿和之后出版的作品将吉娜维描述为狡猾且情绪不稳定的人，在给南锡皇家医学院院长巴加德（Bagard）的信中，莫兰德写道，他的任务尤为困难，因为吉娜维“虽然是个出生在农村的女孩，但她绝非笨蛋”，为了维持伪装，她计划的一部分便是装出一些举动，让别人误认为她十分单纯、虔诚又害羞，从而避免了与医务人员的接触。例如，他提到她“对所有男人都有一种坚决的厌恶，不管是内科还是外科医生”[①]。根据莫兰德的说法，只有真正的科学之人才有博学的医学从业者的敏锐目光，才能轻易地看清医学问题中的骗局。

相比之下，当地人缺乏必要的客观性和经验，因而无法看穿她的诡计。莫兰德称当地人是“天真”的，他们的证词“很有趣”[②]，最重要的是，他嘲笑他们仅仅是“因为已经认识这个患病女孩很久了”就相信她对事件的描述[③]。莫兰德声称，真正的医学专家需要做得更好，他提醒他的读者要有“明智的怀疑”，还希望那些“不知脚下有陷阱”的行医者能从他的经验中有所收获。他用外科医师胡戈尼的例子来说明“行医者”必须“警惕所有神奇案例”和“所有看起来神奇之物”，以“维护自身声誉”[④]。莫兰德将吉娜维的装病与同时代的其他骗局进行比

① Morand 1754 b: 33.

② Morand 1754 b: 39.

③ Morand 1754 b: 36.

④ Morand 1754 b: 26.

较之后，承认人们一度相信单纯之人的证词，又补充说“善意如今只是软弱和愚蠢”。他声称，“在这个世纪，科学和医学的进步”使得这种故事只有“普通人和俗人”相信[①]。莫兰德对怀疑精神的赞美可以让我们窥到一个更大的趋势，即越来越多的法国医学精英在非常规疾病中将患者（或许特别是女性）排除在诊断之外。

从莫兰德在医学界获得的支持来看，这种观点得到了广泛认同。一位医学生写信给莫兰德，称赞他拆穿了“这个女孩身上所有神奇和超自然的东西”，并为后人揭示了一个事实，即这种病只可能是“精神疾病或伪装的疾病”[②]。巴黎医学院赞扬了他的成就，称“我们的同事莫兰德先生，深谙物理学、解剖学、机体整体（animal economy）、医学实践乃至自然史知识，致力将全省人民从所谓神奇疾病的震惊中带出，让人们看清真相”，他们认为这个故事对医生和公众都很有价值。它对医生的帮助在于：“告诉他们有必要挑战神奇事件，进而着手证明事实或揭穿谎言”；它对公众的帮助在于：“告诉他们有必要对新奇事物以及无知导致的轻信保持警惕”，必须学会质疑“所有看起来超越自然力量的事件”[③]。这个故事旨在提醒教育医学工作者和读者应当对神迹和报告这些神迹的人持怀疑态度，同时应当相信法国受过最专业训练的医生们的判断。

吉娜维·马丁的故事只是众多案例中的一个，它凸显了精英医生

---

① Morand 1754 b: 129.

② 《医学杂志》(*Journal de médicine*)，以下简称 JdM，1759: 468。

③ Morand 1754 b: ii.

的能力、患者的欺骗行为和非专业人士的无知。18世纪下半叶，出现在医学相关杂志上的叙述（特别是《医学杂志》），告诫不具备专业知识的读者和医生不要过于相信患者证词。作者们提醒道，世上每个角落都有骗子、虔诚的受骗者和容易受骗的治疗者。1761年，该杂志发表了一封来自奥弗涅的勒鲁（Leroux in the Auvergne）的牧师的信，信中讲述了26岁的让娜·沙尔（Jeanne Charle）的怪病，她声称自己的脑袋里有让她头痛的石块，还会产生噪音。由于无法解释其原因，当地的一个"江湖郎中、一个享有良好声誉的农民"诊断她有"砾石性的体液"，并告诉她吸食他的药粉后石块就能排出，然后她就开始从鼻孔中排出石块，其中一些有豌豆那么大[①]。"江湖郎中的恶意""病妇的犯罪手法"和"报道这个故事的可敬人士的轻信"使之成为一件具有教育意义的轶事[②]。编辑强调"这些神秘的石块不可能形成和排出"，认为"我们发表这封信只是为了教育大家要警惕这类谣言"[③]，他发现自己不仅在与渴求治愈之法的患者的轻信作斗争，也在与急于相信患者证词的医生的轻信作斗争。

几乎所有发表在《医学杂志》上的故事都特别描述了年轻女性本性的不诚实。1757年，该杂志发表了一篇文章，声称一位信教女孩的皮肤下出现了针头、钉子和链环的碎片，文章的作者、来自里尔的医生布歇（Boucher）断言，"本世纪的理性光芒不允许我们迟疑片刻，我们必须怀疑这个奇特事件是否有不可知的原因"，他还诊断她"精神

① JdM 1761: 363.

②③ JdM 1761: 374.

有问题”[1]。1783年，该杂志发表了毕业于里昂大学的外科医生让-巴蒂斯特·德格朗日（Jean-Baptiste Desgranges, 1751–1832）的报告，他在报告中讲述了玛丽·迪迪埃（Marie Didier）的故事，人们都认为她在不吃东西的情况下活了7年，他认为这是一个可用以教学的轶事，因为它向医学从业者表明，他们需要意识到“一个人可以使用无数策略来误导大众”[2]。这些故事旨在教导医生在应对患者单方面的证词时应保持谨慎和怀疑的态度，而所报告疾病的特殊性质也使患者的证词很容易受到忽视。由于大多数患者都是女性，这些故事也鼓动读者（其中大多数是医生）将女性与欺骗联系起来。

然而，在启蒙运动的医学辩论中，仍有一些人在不分性别地为患者证词辩护。神迹的叙述者强调了女性教徒的可靠性和医学的不可靠性，许多地方医生像胡戈尼一样，拿起笔为吉娜维·马丁这样的患者辩护，并把巴黎的医生描述成傲慢和不诚实的人，他们宣称，没有人比患者自己和他们最亲近的人更有资格判断患者的身体状况。由于法国医学界越来越不愿意承认任何看似非常规的疾病或治愈报告（无论看起来是超乎常理还是超乎自然的），非专业证人的证词对于这些报告的认证变得前所未有地重要。那些诋毁神迹或医学奇迹的人指出证人并不可靠，而持相反意见的印刷作品则以证人的可靠和医学的无效为论点进行反驳。关于医学权威应在哪里、谁最有能力判断疾病和治愈的本质，存在着深刻的分歧，这种分歧也是关于麦斯麦术

---

① JdM 1757: 167, 173.

② JdM 1783: 425.

(mesmerism) 争论的核心所在。

有关麦斯麦术，或得出结论

也许，关于麦斯麦术的争论最能反映法定医学权威与大众认同的医学权威之间的竞争。在法国大革命前夕，法国的读书人既渴求科学知识，又着迷于超自然现象，麦斯麦术似乎两者兼顾。尽管麦斯麦术看起来是超自然的，但它的捍卫者却宣称它很科学，就像在《医学杂志》上发表文章的医学精英一样，麦斯麦术治疗师声称自己拥有权威的自然知识，但在遭到了医学精英和皇家政府的反对后，他们转向了神迹和医学奇迹辩护者更常使用的证据：患者证词。这样一来，麦斯麦术的支持者就把判断医学问题的权力从有执照的专业人士那里夺了过来，交到了普通人手中。麦斯麦术的反对者则进行了回击，他们认为证人的证词本就虚伪，非专业人士没有资格判断有关健康和治疗的问题，即使这发生在他们自己的身体上。18 世纪 80 年代围绕麦斯麦术进行的印刷物辩论表明，尽管法国的精英医生竭力宣传他们所谓的高超判断力，但在公共领域，即使在最好的情况下，他们也只是享有一定的权威，而在最坏的情况下，他们完全不被认同。

支持麦斯麦术的理论框架听起来足够科学。根据弗朗茨·安东·麦斯麦 (Franz Anton Mesmer, 1734–1815) 的说法，他的疗法可以操纵动物磁力，即一种充斥在所有物质中的宇宙力量或“液体”。存在于宇宙中的隐形力量理念并不十分令人反感，对许多人来说，它就像万有引力，而启蒙运动时期受过教育的法国读书人广泛接受万有引力的存在。不过，麦斯麦的治疗方法还是让不少人为之疑惑，根据他的说法，正是这种宇宙流质受到阻碍才导致了疾病，通过“磁化”身体的两极使液体重新流动起来，就可以恢复健康。治疗可以采用多种方式：用“磁化”的手或金属棒对人体进行按摩，或围坐在装满铁屑（banquets）的木桶旁集会。实施这种治疗术的人被称为“磁化者（magnetizers）”，他们用科学仪器（包括温度计、气压计和湿度计）以及音乐仔细调节

LE BACQUET DE Mr MESMER
où Représentation fidelle des Opérations du Magnétisme Animal

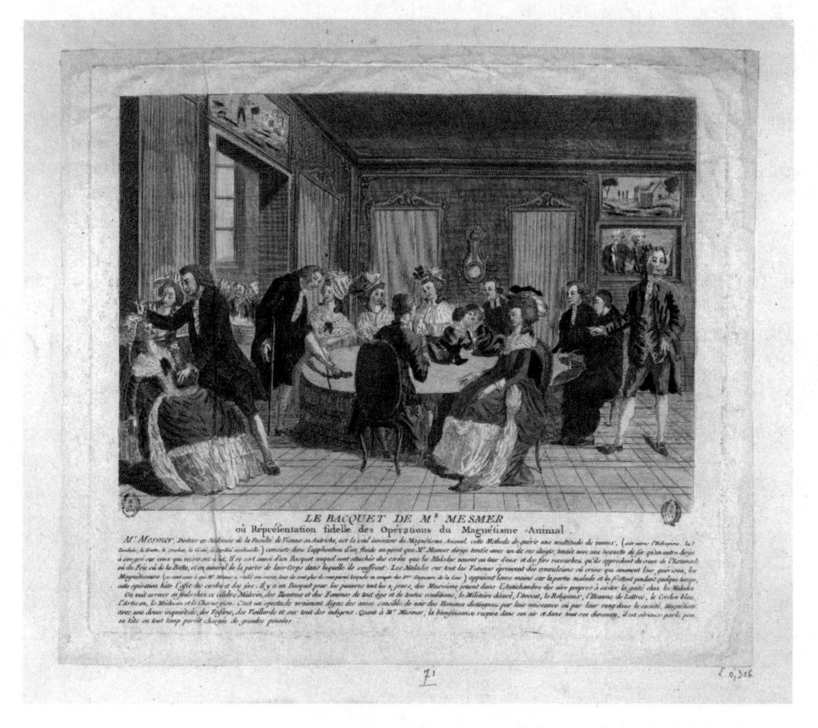

图 8.2　麦斯麦先生的治疗缸，或动物磁疗法的忠实呈现。来源：Biblioth è que Nationale de France, Paris。

周围环境，尽管那些拥护这种疗法的人宣称这是一种通过仔细观察自然规律而发展起来的科学疗程，但其戏剧性的特点还是让许多人感到不安。

1784年，皇家政府成立了两个委员会来调查这个疗法，一个来自皇家医学会，另一个来自巴黎医学院和科学院。与旨在调查圣梅达尔神迹的委员会一样，这两个委员会都明确报告麦斯麦术所谓的治愈病例是骗局，只有那些无知或贫穷的人在接受治疗后感觉到了明显的变化，这表明变化只是他们臆想出来的，最重要的是，委员们无法找到宇宙液体存在的物理证据。科学院的委员们将报告印制了12000多份，以期赢得读者的心，给予法国的麦斯麦运动以最后的毁灭性打击。然而，许多人仍对麦斯麦术理论深信不疑，并对成百上千的治愈病例仍不足以证明麦斯麦的治疗技术这一事实感到沮丧。

就像神迹叙事的作者们一样，动物磁学说的支持者攻击了专业人士最脆弱的地方。玛丽·安德烈·约瑟夫·布维耶（Marie-André-Joseph Bouvier）为动物磁学说辩护，她提醒诋毁者们，患者“在普通医疗中没得到什么帮助”，因此无视他们通过其他手段得到治愈的报道的行为非常荒谬[①]。麦斯麦术的另一位支持者则提醒读者，“即便医生对疾病可能有一定了解，他们对疾病疗法也可以说是几乎一无所知”[②]，而自己只需怀揣“理性和善意”，就可以得到比“院士或有体系、传统、门户之见或个人利益至上的医学院成员”更准确的判断[③]。那些支持麦

① Bouvier 1784: 26.

② Lettre de M. le marquis 1783: 2.

③ Lettre de M. le marquis 1783: 1.

斯麦术的人（特别是那些实践者）攻击法国的医疗机构是形同虚设、精英主义甚至贵族式的[①]，在他们眼里，法律赋予法国精英医疗机构的权威是不合理的。此外，就像神迹的辩护者一样，动物磁疗的捍卫者指出，患者的个人经历比巴黎医学院充满偏见的印象更令人信服。

印刷物上关于麦斯麦术的辩论在另一个方面也和神迹辩论很像，两者的反对者都使用了一种熟悉的策略，即攻击非专业证人和那些声称已经得到治愈的人的言论。正如博物学家查尔斯·德维尔（Charles Devillers, 1724–1809）所描述的那样，圣梅达尔的治愈案例和麦斯麦术之间的相似之处不容忽视：患者有着类似的症状（许多人发热、神经紊乱），对他们的“治疗”有类似的反应（通常是痉挛）和类似的长期预后。对德维尔来说，这种相似性证明了“想象力对人体有着最大的影响”[②]。让-巴蒂斯特·努加雷（Jean-Baptiste Nougaret, 1742–1823）也认为麦斯麦术的支持者与“那些足够单纯、容易受骗、相信痉挛现象并相信帕利斯执事墓前发生神迹的人”是一样的[③]。甚至孔多塞（Condorcet）也表示，尽管所有证据都支持动物磁学说，但他仍不相信，他提醒他的读者，毕竟“有众多写在圣梅达尔神迹的证明书底部的名字都令人震惊”[④]。麦斯麦术的医治效果得到广泛证实也不能说明什么，毕竟其他明显是骗局的治愈案例也是有证据支持的，没有学习

---

① Darnton 1968; Brockliss &Jones 1997.

② Devillers 1784: 54.

③ Devillers 1787: 205.

④ Darnton 1968: 189.

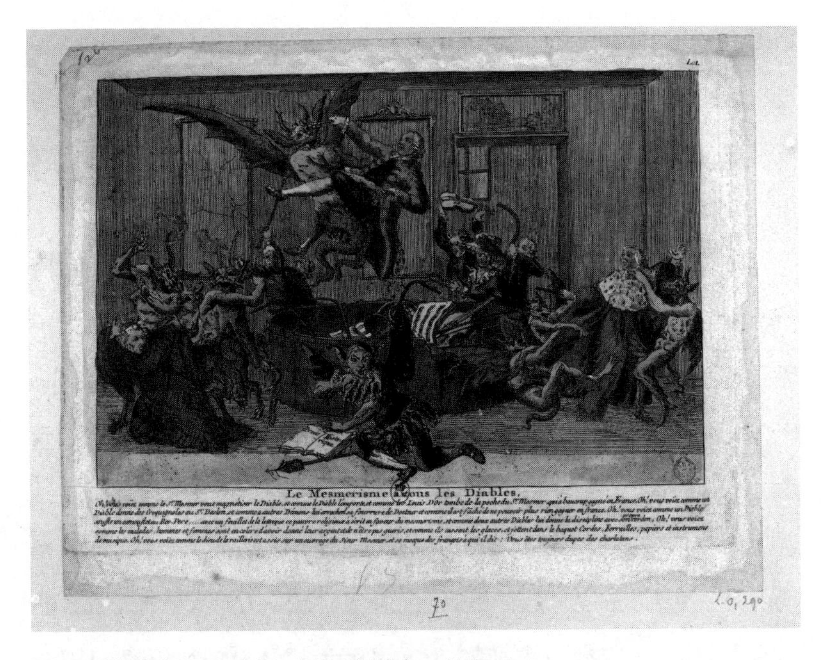

图 8.3　麦斯麦术是万恶之源。来源：Bibliothèque Nationale de France, Paris。

过医术的患者是不能信任的，他们无法提供自身身体状况的可信讯息。

到18世纪80年代，圣梅达尔的神奇治愈成了大众的笑柄（尽管不是所有人嘲笑），将麦斯麦术与之相提并论是一种策略，旨在让磁化者和他们的支持者难堪。医生米歇尔·奥古斯丁·图雷特（Michel-Augustin Thouret，1749–1810）在其作品《关于动物磁学说的研究与质疑》（*Research and Doubts on Animal Magnetism*, 1784）中强调，麦斯麦术的疗效是荒谬的，它跟这个时代知识分子长期嘲笑的其他疗法是如此相似。他在写到圣梅达尔的神迹和痉挛现象时问道："它们不也有许多案例吗？它们肉眼可见且伪装成了最可信的真实表象，今天谁还敢认同它们或为它们辩护？”[①]

图雷特可能会惊讶地发现，有些人实际上并不害怕为这些历史事件的真实性辩护，一些辩护者认识到神迹和麦斯麦术之间不可避免的类比关系，便把历史记录中治愈神迹拉进了麦斯麦术体系之中，并使它们与之适应。艾克斯议会律师兼法国法律教授加拉特·德·蒙乔伊（Galart de Montjoie, 1746–1816）为非专业人士在医学问题上的判断进行辩护，他坚持认为那些声称在弗朗索瓦·德·帕利斯的坟墓和在麦斯麦术治疗师那里得到治愈的人的证词都是可靠的，他在《关于动物磁学说的信件》（*Letter on Animal Magnetism*, 1784）中表示，许多非同寻常的历史事件在它们的时代都没有得到很好的理解。“有个例子可以作为我的想法的延伸，”他写道，“没人敢认真引用这个例子，因为害怕被人耻笑，但我不害怕，我要引用它。”人们从来没有真正研究过詹森主义神迹和痉挛现象的原因，“首先是因为其中掺杂了宗教因素，其次是因为一个受到人们尊敬的派别的嘲笑，我不理解的是这个派别还顶着哲学家（philosophes）之名”，虽然他声称这些治愈现象不是神迹，但被治愈者的详细证词证明了它们的真实性。圣梅达尔的不寻常之处在于出现了一个不太可能发生的巧合，弗朗索瓦·德·帕利斯的坟墓充当了一个磁力箱（baquet magnétique），就像麦斯麦术使用的磁力箱一样。尽管18世纪30年代是个“不愉快的时代”，但他声称“如今我们已经知晓了原因”，解释了为什么“有影响力的人”会

① Thouret 1784: 221.

去证实这些神奇疗愈的存在[①]。在强调人们相信神迹行为十分荒谬的同时，蒙乔伊要求根据新兴的动物磁学说重新评估证词证据。

早先关于神迹的辩论已经提到过一个问题，即患者证词如何得到重视以及得到谁的重视。既往饱含争议的神迹讨论如今被纳入了麦斯麦术的辩论之中，18世纪80年代的一些公开神迹报道也会涉及同时期的麦斯麦术讨论。一位匿名作者对新近报道的露易·古埃隆（Louise Guélon）的治愈神迹进行了大篇叙述，叙述中包含了一些熟悉的元素：一个长期受到病痛折磨的患者，拒绝公开做证的无用医生，向弗朗索瓦·德·帕利斯祈祷后得到的神奇治愈，以及害怕与詹森主义有牵扯的怀疑派神职人员。在列举了支持神迹的详细证据后，作者强调，如果动物磁学说的治愈案例与帕利斯墓前的一样得到证实，“我保证，你们很快就会放弃所有的医学系统，认清它们是纯粹的骗局，将化学家的所有药物视为毒药，让它们在药店里腐烂”[②]。虽然作者拒绝将圣梅达尔的神迹归因于动物磁性，但其他人更让他困扰，这些人认为治愈者的证词是不可靠的，并以此同时否定了神迹和麦斯麦术。例如，他对图雷特进行抨击，声称图雷特受“医学的狂热”驱使，“一看到可能支持麦斯麦术的东西就发抖”[③]。因此，图雷特采取了“不诚实，但十分便利”的立场，声称所谓动物磁疗的证人就像那些证明弗朗索瓦·德·帕利斯神迹的人一样不可信[④]。这位作者提醒图雷特，圣梅达尔的神迹“多数有饱学之士证实，并由患者自己诉说，其中一些

① Montjoie 1784: 9 – 11.

② *Relation de la maladie de Mlle. Louis Guélon* n. d.: 48.

③ *Relation de la maladie de Mlle. Louis Guélon* n. d.: 40.

④ *Relation de la maladie de Mlle. Louis Guélon* n. d.: 2.

人似乎还有着较高的社会地位”，“谴责多个无可指摘的证人”是不合理的[①]。尽管神迹和动物磁学说的支持者对治愈的原因有些分歧，但他们确实都支持一个关键观点：无论像图雷特这样的精英医师先入为主地判断了什么，非专业人士都有能力判断医学问题，并能够辨别自己的健康状况。

18世纪的法国印刷物上关于神迹、医学奇迹和麦斯麦术的辩论表明，在建设一个完全通过观察科学来进行判断的医学界方面，法国几乎没有取得进展。相反，医学专家的判断也多是在特定情况下做出的，比如害怕被训斥或嘲笑，或是想不到可用的疗法而感到不安，以及担忧声誉。在早期关于神迹的辩论中，医学判断的结果极其不稳定，它甚至可以同时作为辩论双方的论点，即使在法国大革命前夕，最负盛名的医生的疗法依然无效，以至于许多作者认为他们的判断毫无用处。莫兰德和图雷特等精英医生可能认为自己比别人更了解人体情况，但其他人则认为在法国医学院受过教育的人在判断疾病和治疗本质的方面还比不过那些非专业人士，甚至可能远远比不上他们。

超常理和超自然现象在启蒙运动时期引起了激烈争论，这强化了它们对理解这一时期医学权威的作用。即使医学界的许多人都对“非自然”现象避之唯恐不及，大众读者仍为之着迷，这意味着存在一群潜在的、可以被神迹和神奇疗法支持者所动员的观众。这些辩论在书籍、小册子、期刊、报纸和海报中展开，揭示了各种医学权威之间的激烈竞争，其中涉及医学精英，与早期的目的论历史密切相关，描绘

① *Relation de la maladie de Mlle. Louis Guélon* n. d.: 41 – 3.

了理性的男性专业人员的崛起。然而，这些辩论也揭示了另一种故事，即人们开始挑战无用的内科和外科医生的权威，并对他们的做法感到不满，反对他们将患者从对自身疾病、治疗和治愈的讨论中驱逐的行为。如果没有文化史的路径，另一种历史版本就不复存在，但这一版本的支持者缺乏对手拥有的权力：詹森主义者缺少他们的反对者所享有的来自教会和国家的支持；农村外科医生胡戈尼缺少他的竞争对手巴黎医生莫兰德的显赫证书和地位；麦斯麦术治疗师缺少他们的批评者所拥有的机构支持，后者很多都是巴黎医学院的成员。然而，医学权威并不仅仅是通过权力手段建立的，更不是仰赖于法定地位。相反，正如这些辩论所显示的那样，医学权威是可讨论、可塑的，而且很大程度上存在于旁观者的眼中。

注释

[1] 本章的部分内容是我发表在《医学社会史》（*Social History of Medicine*）和《西方法国史学会杂志》（*The Journal for the Western Society for French History*）上的文章的改写。

参考文献

档案来源资料

Archives nationales de France (Paris)

Magalhães, João Jacinto de, letter to Gabriel de Bory, "Extrait d'une lettre de Mr Magalhain a M.[r] Le Chev.[er] de Bory chef d'escadre, luë a l'accademie des Sciences.

Procédé pour faire la Conserve de Carottes", f. 208 , Dossier 5 , Mar-D[3]

Poissonnier, Pierre-Isaac, letter to Antoine de Sartine 21 January 1772 , dossier 5 , pièce 76 , Mar-G 179

Le Bègue de Presle, Achille-Guillaume, letter to Antoine de Sartine 22 February 1777 , dossier 2 , Mar-G 179

Bibliothèque nationale de France (Paris)

Rapports de police sur ce qui se passe chaque jour dans l'église et le cimetière de

Saint Médard, Archives de la Bastille, MS 10196.

British Library (London)

Collectanea: or, a Collection of Advertisements and Paragraphs from the Newspapers Relating to Various Subjects, Printed at Strawberry-Hill by Thomas Kirgate, for the Collector, Daniel Lysons. Mic. C.20452/C 103.k11. Vol. 1, n. p., f. 96, v. – M. P. [Morning Post] Nov. 6 1787, 'A PARODY on a MODERN PUFF'.

Leiden University Special Collections (Leiden)

Tulbagh, Rijk, letter to Arnout Vosmaer 1766, BPL 246.

National Maritime Museum (London)

'Sick and Hurt Board, In-Letters and Orders', (1797–1798), ADM/E/46.

Natural History Museum Archives and Library (London)

Sloane, Hans (1687), Manuscript catalogues of Sir Hans Sloane's collections: 'Fossils', Volume 1, 'Coralls, Sponges, Crustaceae, Humana'.

The National Archives (London)

Instructions for the Royal Naval Hospital at Haslar & Plymouth (1808), London: Philanthropic Society, St. George's Fields, ADM 106/3091.

'Jamaica (Pay Lists)', (1742), ADM 102/461.

'Regulations respecting Nurses and Other Servants of the Royal Hospital', (1760) in 'Instructions and Precedents', ADM 98/105.

The Wellcome Library (London)

Fergusson, William (1811), 'Observations re Regimental Hospitals and Duties of the Brigade Surgeon', RAMC 210/3.

Fergusson, William, (1815–1816), 'In Barbados and Guadaloupe, including Reports on Disease among African Recruits, from Sierra Leone, and on Suitable Footwear for Africans', RAMC 210/2.

Martin, Geneviève (1716–1759), MS 3468, no. 9.

Yale University Library (New Haven, CT)

Fergusson, William, (n. d. [likely 1817], 'The Memorial of William Fergusson Inspector of Hospitals to His Royal Highness Field Marshall The Duke of York', William Fergusson Papers, MS 1287, Folder 10: 1815–1831, Yale University Library.

数字原始资料

Dictionnaires d'Autresfois Public Access Collection, https://artfl-project.uchicago.edu/content/dictionnaires-dautrefois (accessed 13 October 2020).

Hume, David ([1739]), *A Treatise of Human Nature*, Vol. 1, in Amyas Merivale and Peter Millican (eds), *Hume Texts Online*, https://davidhume.org (accessed 8 October 2020).

Pilloud, Séverine, Micheline Louis-Courvoisier and Vincent Barras, eds, *Fonds Tissot:Archives du corps èt la santé au 18e siècle*, http://tissot.unil.ch/fmi/webd/Tissot (accessed 13 October 2020).

Seventeenth and Eighteenth Century Burney Newspapers Collection, www.gale.com/intl/c/17th-and-18th-century-burney-newspapers-collection (accessed 13 October 2020).

Shuttleton, David (n.d.), *The Cullen Project*, www.cullenproject.ac.uk (accessed 13 October 2020).

Smith, Lisa Wynne (2016), *The Sloane Letters Project*, www.sloaneletters.com

(accessed 11 November 2020).

期刊与报纸

Avant-Coureur

Felix Farley's Bristol Journal

Gazette de Santé

Gazetteer and New Daily Advertiser

Gothaische gelehrte Zeitungen

Journal de médecine, chirurgie, pharmacie, etc. (1754–1793), 88 vols, Paris.

Morning Chronicle

Morning Herald

Public Advertiser

World

印刷版原始资料

Adams, Thomas (1616), *Diseases of the Soule: a Discourse Divine, Morall and Physical*, London: by George Purslowe for John Budge.

Allen, John (1749), *Synopsis Medecinae; or a Summary View of the Whole Practice of Physick*, 2 vols, London: W. Innys et al.

Arbuthnot, John (1731), *An Essay concerning the Nature of Aliments, and the Choice of Them, according to the Different Constitutions of Human Bodies*, London: J. Tonson.

Arbuthnot, John (2006), *The Correspondence of Dr. John Arbuthnot*, ed. Angus Ross, Paderborn: Fink.

Arthy, Elliot (1798), *The Seamen's Medical Advocate*, London: Richardson and Egerton.

Banier, A. (1732), *Les Métamorphoses d'Ovide*, 3 vols, Amsterdam: R. and J.

Wetstein and G. Smith.

Blagrave, Jonathan (1693), *The Nature and Mischief of Envy: A Sermon*, London: John Southby.

Blane, Gilbert (1785), *Observations on the Diseases Incident to Seamen*, London: Joseph Cooper.

Blane, Gilbert (1822), *Select Dissertations on Several Subjects of Medical Science*, London: Thomas and George Underwood.

Boerhaave, Herman (1715), *Boerhaave's Institutions in Physick. By Which the Principles and Fundamentals of That Art Are Digested and Fully Explained*, London: Jonas Browne.

Boerhaave, Herman (1735), *Boerhaave's Aphorisms: Concerning the Knowledge and Cure of Diseases*, London: A. Bettesworth, et al.

Bond, William (1720), *The History of the Life and Adventures of Mr. Duncan Campbell*, London: E[dmund] Curll.

Bouvier, Marie-André-Joseph (1784), *Lettres sur le magnétism animal; où l'on discute l'Ouvrage de M. Thouret, intitulé Doutes & Recherches sur la décourverte du Magnétisme animal, & le Rapport de MM. les Commissaires sur l'existence & l'efficacité de cette découverte*, Brussels : [s. n.].

Brooks, Thomas (1657), *The Unsearchable Riches of Christ*, London: John Hancock.

Buchan, William (1772), *Domestic Medicine: Or, a Treatise on the Prevention and Cure of Diseases by Regimen and Simple Medicines*, 2nd edn, London: W. Strahan and T. Cadell.

Buchan, William (1774), *Domestic Medicine; or, The Family Physician*, London: Joseph Cruikshank for R. Aitken.

Burton, John (1738), *A Treatise on the Non-Naturals, in Which the Great Influence They Have on the Bodies is Set Forth and Mechanically Accounted*

For, York: A. Staples.

Camper, Petrus (1791), *Verhandeling Van Petrus Camper, over Het Natuurlijk Verschil der Wezenstrekken in Menschen van Onderscheiden Landaart en Ouderdom*, Utrecht: B. Wild and J. Altheer.

Caylus, Charles Daniel Gabriel de Thubières de (1735), *Instruction pastorale de Monseigneur l'évêque d'Auxerre au sujet de quelques Ecrits & Libelles répandus dans le public contre son mandement du 26 .décembre 1733, à l'occasion du miracle opéré dans la ville de Seignelay, de ce diocese*, [s. l.; s. n.]

Cheyne, George (1724), *An Essay of Health and Long Life*, London: George Strahan.

Cheyne, George (1733), *The English Malady; or, a Treatise of Nervous Diseases of All Kinds*, London: G. Strahan.

Chomel, Jean-Baptiste (1712), *Abregé de l'histoire des plantes usuelles*, Paris: Charles Osmont.

Clark, James (1797), *A Treatise of the yellow fever, as it appeared in the island of Dominica, in the years 1793-4-5-6*, London: J. Murray and S. Highley.

Clossy, Samuel (1763), *Observations on Some of the Diseases of the Parts of the Human Body, chiefly taken from Dissections of Morbid Bodies*, London: G. Kearlsly.

Cocchi, Antonio (1743), *Del vitto Pitagorico per uso della medicina*, Firenze: Francesco Moücke.

Collins, Dr (1803), *Practical Rules for the Management and Medical Treatment of Negro Slaves, in the Sugar Colonies by a Professional Planter*, London: Venor and Hood.

Dancer, Thomas (1809), *The Medical Assistant, or Jamaica Practice of Physic Designed Chiefly for the Use of Families and Plantations*, 2nd edn, St Jago de la Vega: John Lunan.

De Berty, Nigon (1735), *Requête du Promoteur Général de l'Archevesché de Paris*, Paris.

De l'Épée, Charles-Michel (1759), *Relation de la Maladie et de la Guerison Miraculeuse, opérée le 14 juin 1759 à la suite d'une Neuvaine au Saint Sacrement, sur Marie Anne Pigalle, épouse du sieur Denis Mascrey, bourgeois de Paris, y demeurant rue de la Sourdiere, Paroisse S. Roch*, Paris: [s. n.].

Devillers, Charles (1784), *Le colosse aux pieds d'Argille*, [s. l.: s. n.].

D'Holbach, Paul-Henri Thiry Baron (1770), *Histoire critique de Jésus-Christ, ou, analyse raisonnée des Evangiles*, [s. l.: s. n.].

Dictionnaire de l'académie française (1762), 4th edn.

Diderot, Denis (1746), *Pensées Philosophiques*, The Hague: [s. n.].

Douglas, G. A. (1758), *The Nature and Causes of Impotence in Men, and Barrenness in Women*, London: P. Brett.

Duncan, Daniel (1705), *Avis salutaire a tout le monde, contre l'Abus des Choses Chaudes, et particulierement du Café, du Chocolat, et du Thé*, Rotterdam: Abraham Acher.

Falconer, William (1788), *A Dissertation on the Influence of the Passions upon Disorders of the Body*, London: C. Dilly. *The Family Magazine in Two Parts* (1741), London: J. Osborn.

Fergusson, William (1846), *Notes and Reflections on a Professional Life*, London: Longman, et al.

Fordyce, William (1773), *A New Inquiry into the Causes, Symptoms, and Cure, of Putrid and Inflammatory Fevers*, London: T. Cadell, J. Murray, and W. Davenhill.

Forrester, James (1748), *Dialogues on the Passions, Habits and Affections Particular to Children*, London: R. Griffiths.

Forster, William (1745), *A Treatise on the Causes of Most Diseases Incident to*

Human Bodies, and the Cure of Them, Leeds: James Lister.

Gottlieb, Salomon (1804), 'Neue Entdeckungen und Erfindungen', *Journal Fur Die Neueste Hollandische Medizinische und Naturwisseschaftliche Literatur*, 1 (4): 561–5.

Green, Francis (1783), *'Vox oculis subjecta': A Dissertation on the Most Curious and Important Act of Imparting Speech, and the Knowledge of Language, to the Naturally Deaf, and (Consequently) Dumb*, London: [s.n.]. *The High-German Doctor* (1720), London: Booksellers of London and Westminster.

Hodson, James (1791), *Nature's Assistant to the Restoration of Health*, London: E. Hodson.

Hugony, Jacques (1754a), *Défense de Geneviève Martin, fille de Saint Geômes, contre un écrit qui ne se trouve qu'à Paris, quoi-qu'imprimé à Langres, sous le nom de M. Morand*. Neufchâteau: Monnoyer.

Hugony, Jacques (1754b), *Lettres du sieur Jacques Hugony, maître en l'art et science de la chirurgie demeurant à Langres, à un de ses amis; ou justification de Geneviève Martin fille de St. Geômes près Langres, accusée dans le Receuil de M. Morand docteur en medecine &c. de s'être introduit les pierres qu'elle a rendues et qu'on lui a tirées grand nombre de fois, par l'operation*, Neufchâteau: [s. n.].

Hume, David (1739–40), *A Treatise of Human Nature*, London: John Noon.

Hunter, John (1788), *Observations on the Diseases of the Army in Jamaica; and on the Best Means of Preserving the Health of Europeans, in That Climate*, London: G. Nicol.

Instructions from the Army Medical Board of Ireland, to Regimental Surgeons Serving on That Establishment, for Regulating the Concerns of the Sick and the Hospital (1806), Dublin: [s.n.].

Instructions from the Army Medical Board of Ireland to Regimental Surgeons

Serving on That Establishment (1813), Dublin: A. B. King.

Instructions to Regimental Surgeons, for regulating the Concerns of the Sick, and of the Hospital (1808), 3 rd edn, London: Gilbert & Reed.

Jackson, Robert (1805), *A System of Arrangement and Discipline for the Medical Department of Armies*, London: J. Murray.

Jackson, Robert (1824), *A View of the Formation, Discipline and Economy of Armies; with an Appendix, containing Hints for Medical Arrangement in Actual War*, Stockton: William Robinson.

Johnson, Samuel (1755), *A Dictionary of the English Language: in which the Words Are Deduced from Their Originals, and Illustrated in Their Different Significations by Examples from the Best Writers*, 2 vols, London: W. Strahan et al.

Jones, Absalom (1794), *A Narrative of the Proceedings of the Black People during the Late Awful Calamity in Philadelphia in the Year 1793*, Philadelphia: William W. Woodward.

Kant, Immanuel (1784), 'Beantwortung der Frage: Was ist Aufklärung?' *Berlinische Monatsschrift*: 481–94. *The Ladies Dispensatory: or Every Woman Her Own Physician* (1739), London: James Hodges.

Lambe, John (1695), *A Sermon Preached Before the King, at Kensington*, London: Walter Kettilby.

Le Clerc, C.-G. (1719), *La Medecine aisée*, new edn, Paris: Laurent d'Houry.

Lemnius, Levinus (1576), *The Touchstone of Complexions*, trans. Thomas Newton, London: Thomas Marsh.

Lempriere, William (1799), *Practical Observations on the Diseases of the Army in Jamaica, as They Occurred between the Years 1792 and 1797*, Vol. 2, London: T. N. Longman and O. Rees.

Lettre à un confesseur touchant le devoir des Medecins & Chirurgiens: Au sujet des Miracles, & des Convulsions (1733), [s. l.: s. n.].

*Lettre de M. le marquis de *** à un médecin de province* (1783), [s. l. : s. n.].

Lind, James (1778), *An Essay on the Most Effectual Means of Preserving the Health of Seamen in the Royal Navy*, London: J. Murray.

Lister, Martin and George Baglivi, eds (1742), *Sanctorii Sanctorii de Statica medicina aphorismorum Sectiones Septem*, Batavia: J. Manfrè.

Lloyd, G. E. R., John Chadwick and W. N. Mann, eds (1978), *Hippocratic Writings*, New York: Penguin.

Lobb, Theophilus (1739), *A Practical Treatise of Painful Distempers, with Some Effectual Methods of Curing Them*, London: James Buckland.

Locke, John (1694), *An Essay oncerning Human Understanding*, 2nd edn, London: Thomas Dring.

Locke, John (1745 [1693]), *Some Thoughts concerning Education*, London: A. Ward, S. Birt, et al.

Long, Edward (1774), *The History of Jamaica*, Vol. 2, London: T. Lowndes.

Louis XV of France (1732), *Ordonnance du Roy, qui ordonne que la porte du petit Cimetiere de la Paroisse de Saint Medard sera & demeurera fermée, &c.*, Paris: [s. n.].

Lynch, Bernard (1744), *A Guide to Health through the Various Stages of Life*, London: the author.

Lyser, Michael (1740), *The Art of Dissecting the Human Body, in a Plain, Easy, and Compendious Method*, trans. George Thomson, London: Joseph Davidson.

Lyser, Michael and Thomas Bartolin (1653), *Culter Anatomicus: Hoc Est Methodus Brevis Facilis Ac Perspicua Artificiosè [et] Compendiosè Humana Incidendi Cadavera: Cum Nonnulorum Instrumentorum Iconibus*, Copenhagen: Lamprecht.

MacKrill, Joseph (1796), *The History of the Yellow Fever, with the Most*

Successful Method of Treatment, Baltimore: John Hayes.

Maddox, Isaac (1743), *The Duty and Advantages of Encouraging Public Infirmaries . . .*, London: H. Woodfall.

Malthus, T. R. (1798), *An Essay on the Principle of Population; or, a View of Its Past and Present Effects on Human Happiness*, London: J. Johnson.

Mendelssohn, Moses (1784), 'Ueber die Frage: was heißt aufklären?' *Berlinische Monatsschrift*: 193–200.

Mesmer, Franz Anton (1798–9), *Mémoire de F. A. Mesmer, docteur en médecine, sur ses découvertes*. Paris: [s. n.].

Monro, Donald (1780), *Observations on the Means of Preserving the Health of Soldiers; and of Conducting Military Hospitals*, vol. 1, 2nd edn, London: J. Murray and G. Robinson.

Montjoie, Galart de (1784), *Lettre sur le magnétisme animal, où on examine la conformité des Opinions des Peuples Anciens & Modernes, des Sçavans, & notamment de M. Bailly avec celles de M. Mesmer; & où l'on compare ces mêmes opinions au* Rapport *des Commissaires chargés par le Roi de l'Examen du Magnétisme*, Philadelphia: Chez Pierre – J. Duplain.

Morand, Jean-François-Clément (1754a), *Éclaircissement abregé sur la maladie d'une fille de St. Geosmes, à laquelle depuis 8 ans, on a fait 12 Extractions de Pierres de la Vessie, & qui en jette par la bouche, & par la voye des Urines*, Langres: Estinne Bonnin.

Morand, Jean-François-Clément (1754b), *Recueil pour servir d'Éclaircissement détailée sur la maladie de la Fille d'un tireur des Pierres du Village de S. Geomes, près Langres*, Paris: Chez Delaguette.

Morley, Henry (1859), *Memoirs of Bartholomew Fair*, London: Chapman and Hall.

[Muletier] (1784), *Réflexions sur le magnétisme animal, d'après lesquelles on cherche à étabir le degré de croyance que peut mériter jusqu'ici le sytème de M. Mesmer*, Brussels: [s. n.].

Noguez, Pierre (1725), *Sanctorii Sanctorii, de Statica medicina Aphorismorum sectionibus Septem distinctorum explanatio physico-medica. Cui Statica Medicina, tum Gallica Cl. Dodart; tum Britannica Cl. Keill Notis aucta*, Paris: Noël Pissot.

Nougaret, Pierre-Jean-Baptiste (1787), *Tableau mouvant de Paris, ou variétés amusantes, ouvrage enrichi de Notes historique & critiques, & mis au jour par M. Nougaret*, London: [s. n.].

Ovid ([E. J. Kenne] ed. 1986), 'The Envy of Aglauros', In *Metamorphoses*, trans. A. D. Melville, 46–49, Oxford: Oxford University Press.

Parmentier, Antoine A. (1781), *Recherches sur les végétaux nourrissans, qui, dans les temps de disette, peuvent remplacer les alimens ordinaires*, Paris: Imprimerie Royale.

Paxton, Peter (1701), *An Essay concerning the Body of Man, Wherein Its Changes or Diseases are Consider'd*, London: Rich. Wilkin.

Pepys, Samuel (n.d. [1666]), *The Diary of Samuel Pepys: Daily Entries from the 17th Century London Diary*, ed. Phil Gyford, available online: www.pepysdiary.com/diary/1666/11/09/#fn1-1666-11-09 (accessed 15 August 2020).

Pole, Thomas (1790), *The Anatomical Instructor; or an Illustration of the Modern and Most Approved Methods of Preparing and Preserving the Different Parts of the Human Body and of Quadrupeds by Injection, Corrosion, Maceration, Distention, Articulation, Modelling, &C.*, London: Couchman & Fry.

Pomme, Pierre (1767), *Traité des Affections vapoureuses des deux Sexes*, 3rd edn, Lyon: Benoît Duplain.

Poole, Joshua (1972 [1657]), *The English Parnassus 1657*, Menston: Scholar

Press Limited.

Pringle, John (1752), *Observations on the Diseases of the Army, in Camp and Garrison*, London: A. Millar, D. Wilson, and T. Payne.

Pringle, John (1753), *Observations on the Diseases of the Army, in Camp and Garrison*, 2nd edn, London: A. Millar, D. Wilson, and T. Payne.

Procès Verbaux de plusieurs médecins et chirurgiens, dresses par ordre de Sa Majesté au sujet de quelques personness soi-disantes agitées de convulsions (1732), Paris: Chez la Veuve Mazières et Jean Baptiste Garnier.

Quincy, John (1721), *The Dispensatory of the Royal College of Physicians*, London.

Relation de la guérison de la sœur Ste. Geneviéve, Religieuse de chœur aux Hospitaliers de la Miséricorde de Jesus, Rue Mouffetard, fauxbourg Saint-Marcel, à Paris, Obtenue par l'application de la vraie Croix & l'intercession de la Sainte Vierge, le 17 Août 1790 (1790), Paris: Chez Le Clere.

Relation de la maladie de la Dame Gardet, demeurant à Paris, rue Phelippeaux, paroisse S. Nicolas-des-Champs. Et de sa guérison subite, opérée dans l'église du Temple, à la procession du Saint-Sacrement, le premier dimanche du mois, 6 septembre 1778 ([1778]), [s. l.: s. n.].

Relation de la maladie et de la guérison miraculeuse de Mlle. Louis Guélon, de Troyes [n. d.], [s. l.: s. n.].

Remarks on Dr. Cheyne's Essay on Health and Long Life ([1725?]), London: Aaron Ward.

Rollo, John (1801), *A Short Account of the Royal Artillery Hospital at Woolwich: With Some Observations on the Management of Artillery Soldiers, Respecting the Preservation of Health*, London: J. Mawman.

Rousseau, Jean-Jacques (1763), *Émile, or On Education*, English edn, London : J. Nourse and P. Vaillant.

Rowley, William (1779), *Seventy-Four Select Cases, with the Manner of Cure, and the Preparation of the Remedies, in the Following Diseases . . .*, London: F. Newbery.

Rumford, Count (Benjamin Thompson) (1796), *Essays Political, Economical, and Philosophical*, Vol. 1, London: T. Cadell Jr and W. Davies.

Ruysch, Frederik (1744), *Alle de Ontleed- Genees- En Heelkundige Werken*, 3 vols., Vol. 1, Amsterdam: Janssoons van Waesberge.

Shelley, Percy Bysshe (1813), *A Vindication of Natural Diet. Being One in a Series of Notes to Queen Mab, a Philosophical Poem*, London: [s.n.].

Sibscota, George (1670), *The Deaf and Dumb Man's Discourse*, London: H. Bruges for William Crook.

Sloane, Hans (1707–1725), *A Voyage to the Islands of Madera, Barbados, Nieves, S. Christophers and Jamaica, with the Natural History of the Herbs and Trees, Four-Footed Beasts, Fishes, Birds, Insects, Reptiles, &c.*, Vols 1 and 2, London, B. M.

Smellie, William (1876), *Smellie's Treatise on the Theory and Practice of Midwifery*, ed. Alfred H. McClintock, London: The New Sydenham Society.

Swieten, Gerard (1776), *Commentaries upon Boerhaave's Aphorisms concerning the Knowledge and Cure of Diseases*, Vol. 1, Edinburgh: Charles Elliot.

Sydenham, Thomas (1848), *The Works of Thomas Sydenham M. D.*, Vol. 1, ed. R. G. Latham, trans. Dr Greenhill, London: The Sydenham Society.

Thouret, Michel-Augustin (1784), *Recherches et doutes sur le magnétisme animal*, Paris: Chez Prault.

Tissot, Samuel Auguste (1765), *Advice to the People in General, with regard to Their Health*, trans. J. Kirkpatrick, London: T. Becket and P. A. de Hondt.

Triller, Daniel Wilhelm (1764), *Dispensatorium Pharmaceuticum Universale*, Frankfurt am Main.

Vauvilliers (1785), *Lettre de M. Vauvilliers, professeur de la langue grecque, au Collége Royal & de l'Académie des Inscriptions & Belles-Lettres, à Monseigneur l'Archevéque de Paris, sur le miracle opéré à Gonesse le 30 juin 1785*, [s. l.: s. n.].

Vintimille, Charles Galpard Guillaume de (1731), *Mandement de Monseigneur l'Archevêque de Paris, au sujet d'un écrit qui a pour titre: Dissertation sur les miracles, et en particulier sur ceux qui ont été opérez au tombeau de M. de Pâris*, Paris: [s. n.].

Wesley, John (1747), *Primitive Physick: or, an Easy and Natural Method of Curing Most Diseases*, London: Thomas Trye.

Willich, Anthony Florian Madinger (1799), *Lectures on Diet and Regimen: Being a Systematic Inquiry into the Most Rational Means of Preserving Health and Prolonging Life*, London: T. N. Longman and O. Rees.

Wollstonecraft, Mary (1792), *A Vindication of the Rights of Woman*, Vol. 1, 2nd edn, London: J. Johnson.

二手来源资料

Abad, R. (2006), 'La Fraude dans le commerce et l'approvisionnement alimentaires de Paris au XVIIIe siècle', in G. Béaur, H. Bonin and C. Lemercier (eds), *Fraude, contrefaçon et contrebande, de l'Antiquité à nos jours*, 539–61, Geneva: Droz.

Abruzzo, Margaret (2011), *Polemical Pain: Slavery, Cruelty, and the Rise of Humanitarianism*, Baltimore: Johns Hopkins University Press.

Agamben, Giorgio (2002), *The Open: Man and Animal*, trans. Kevin Attell, Stanford: Stanford University Press.

Adamson, Glenn (2009), 'The Case of the Missing Footstool: Reading the Absent Object', in Karen Harvey (ed.), *History and Material Culture. A Student's*

Guide to Approaching Alternative Sources, 192–207, London: Routledge.

Aitken, George A. (1892), *The Life and Works of John Arbuthnot, MD*, Oxford: Clarendon.

Albala, Ken (2002), *Eating Right in the Renaissance*, Berkeley: University of California Press.

Albala, Ken (2005), 'Weight Loss in the Age of Reason', in Christopher E. Forth and Ana Carden-Coyne (eds), *Cultures of the Abdomen: Diet, Digestion, and Fat in the Modern World*, 169–83, London: Palgrave Macmillan.

Albury, William R. (1998), 'Corvisart and Broussais: Human Individuality and Medical Dominance', in Caroline Hannaway and Ann LaBerge (eds), *Constructing Paris Medicine*, 221–50, Amsterdam: Rodopi.

Alpers, Svetlana (1983), *The Art of Describing: Dutch Art in the Seventeenth Century*, Chicago: University of Chicago Press.

Appadurai, Arjun, ed. (1986), *The Social Life of Things*, Cambridge: Cambridge University Press.

Arnold, Dana (2013), *The Spaces of the Hospital: Spatiality and Urban Change in London 1680–1820*, London: Routledge.

Armand, Guilhem (2018), 'Des esprits animaux aux esprits élémentaires: Phyisologie et poétique chez Tiphaigne de La Roche in Sylvie', in Sylvie Kleiman-Lafon and Micheline Louis-Courvoisier (eds), *Les esprits animaux: Littérature, Histoire, Philosophie*, 159–70 *Epistémocritique*, available online: http://epistemocritique.org/actes-du-colloque-les-esprits-animaux (accessed 3 October 2020).

Bacopoulos-Viau, Alexandra and Aude Fauvel (2016), 'The Patient's Turn: Roy Porter and Psychiatry's Tales, Thirty Years on', *Medical History*, 60 (1): 1–18.

Ball, Daniela U. (1991), 'Introduction', in Daniela U. Ball (ed), *Coffee in the Context of European Drinking Habits*, 17–21, Zürich: Johann Jacobs Museum.

Bardell, Eunice Bonow (1979), 'Primitive Physick: John Wesley's Receipts', *Pharmacy in History*, 21, (3): 111–21.

Barker-Benfield, G. J. (1992), *The Culture of Sensibility: Sex and Society in Eighteenth-Century Britain*, Chicago and London: University of Chicago Press.

Bartoš, Hynek (2015), *Philosophy and Dietetics in the Hippocratic On Regimen: A Delicate Balance of Health*, Leiden: Brill.

Basas, Carrie Griffin (2012), 'Private, Public, or Compassionate: Animal Rights and Disability Rights Laws', in Anthony J. Nocella II, Judy K. C. Bentley and Janet M. Duncan (eds), *Earth, Animal, and Disability Liberation: The Rise of the Eco-ability Movement*, 187–204, New York: Peter Lang.

Bashford, Alison and Joyce E. Chaplin (2016), *The New Worlds of Thomas Malthus: Re-reading the Principle of Population*, Princeton: Princeton University Press.

Bashford, Alison and Claire Hooker (2001), 'Introduction: Contagion, Modernity and Postmodernity', in Alison Bashford and Claire Hooker (eds), *Contagion: Historical and Cultural Studies*, 1–14, London and New York: Routledge.

Baudot, Laura (2012), 'An Air of History: Joseph Wright's and Robert Boyle's Air Pump Narratives', *Eighteenth-Century Studies*, 46 (1): 1–28.

Baxandall, Michael (1980), *The Limewood Sculptors of Renaissance Germany*, New Haven: Yale University Press.

Beatty, Heather (2012), *Nervous Disease in Late Eighteenth Century Britain: The Reality of a Fashionable Disorder*, London: Pickering & Chatto.

Bela, Zbigniew (2013), *O staroz˙ytnych antidotach, złotych pigułkach i innych sprawach związanych z historią farmacji*, Krakow: Medycyna Praktyczna.

Benedict, Barbara (2000), 'Making a Monster: Socializing Sexuality and the Monster of 1790', in Felicity Nussbaum and Helen Deutsch (eds), *'Defects': Engendering the Modern Body*, 127–53, Ann Arbor: University of Michigan Press.

Benedict, Barbara (2001), *Curiosity: A Cultural History of Early Modern Inquiry*, Chicago and London: University of Chicago Press.

Bennett, Rachel E. (2017), *Capital Punishment and the Criminal Corpse in Scotland, 1740–1834*, London: Palgrave Macmillan.

Berry, Helen (2014), 'The Pleasures of Austerity', *Journal for Eighteenth-Century Studies*, 37 (2): 261–77.

Boddice, Rob (2008), *A History of Attitudes and Behaviours towards Animals in Eighteenth- and Nineteenth-Century Britain: Anthropocentrism and the Emergence of Animals*, New York: Edwin Mellen Press.

Boddice, Rob (2018), *The History of Emotions*, Manchester: Manchester University Press.

Bolens, Guillmette (2014), 'Les simulations perceptives et l'analyse kinésique dans le dessin et dans l'image poétique', *Textimage. Revue d'étude du dialogue texte-image*, 4, available online: www.revue-textimage.com/09_varia_4/bolens1.html (accessed 3 October 2020).

Bolens, Guillemette (2018), 'Les esprits animaux et la châtaigne de Phutatorius: kinésie et agentivité dans *Tristram Shandy* de Laurence Sterne', in Sylvie Kleiman-Lafon and Micheline Louis-Courvoisier (eds), *Les esprits animaux: Littérature, Histoire, Philosophie*, 209–224, *Epistémocritique*, available online: http://epistemocritique.org/actes-du-colloque-les-esprits-animaux (accessed 3 October 2020).

Bolster, Jeffrey (1997), *Black Jacks: African American Seamen in the Age of Sail*, Cambridge, MA: Harvard University Press.

Bondeson, Jan (1999), *The Feejee Mermaid and Other Essays in Natural and Unnatural History*, Ithaca: Cornell University Press.

Bonnet, Jean-Claude (1979), 'Le système de la cuisine et du repas chez Rousseau', in Serge A. Thériault (ed), *Jean-Jacques Rousseau et la médecine naturelle*, Montréal : L'Aurore, 117–50.

Bonnet, Jean-Claude (1983), 'Les manuels de cuisine'. *Dix-huitième siècle*, 15 (1): 53–63.

Boon, Sonja (2016), *Telling the Flesh: Life Writing, Citizenship, and the Body in the Letters to Samuel August Tissot*, Montréal: McGill-Queen's University Press.

Bound Alberti, Fay, ed. (2006), *Medicine, Emotion and Disease, 1700–1950*, Basingstoke: Palgrave Macmillan.

Bound Alberti, Fay (2010), *Matters of the Heart: History, Medicine, and Emotion*, Oxford: Oxford University Press.

Bourke, Joanna (2003), 'Fear and Anxiety: Writing about Emotion in Modern History', *History Workshop Journal*, 55 (1): 111–33.

Bourke, Joanna (2014), *The Story of Pain: From Prayer to Painkillers*, Oxford: Oxford University Press.

Boury, Dominique (2008), 'Irritability and Sensibility: Key Concepts in Assessing the Medical Doctrines of Haller and Bordeu', *Science in Context*, 21 (4): 521–35.

Braisted, Todd (1999), 'The Black Pioneers and Others: The Military Role of Black Loyalists in the American War for Independence', in John Pullis (ed.), *Moving On: Black Loyalists in the Afro-Atlantic World*, 3–38, New York: Garland Publishing.

Branson, Jan and Don Miller (2002), *Damned for Their Difference: The Cultural Construction of Deaf People as Disabled*, Washington: Gallaudet University

Press.

Brant, Clare (2004), 'Fume and Perfume: Some Eighteenth-Century Uses of Smell', *Journal of British Studies*, 43 (3): 444–63.

Breen, Benjamin (2019), *The Age of Intoxication: Origins of the Global Drug Trade*, Philadelphia: University of Pennsylvania Press.

Brennan, T. (1988), *Public Drinking and Popular Culture in Eighteenth-Century Paris*, Princeton: Princeton University Press.

Briesen, D. (2010), *Das gesunde Leben. Ernährung und Gesundheit seit dem 18. Jahrhundert*, Frankfurt and New York: Campus Verlag.

Brockliss, Laurence (1994), 'Consultation by Letter in Early Eighteenth-Century Paris: The Medical Practice of Etienne-François Geoffroy', in Ann La Berge and Mordechai Feingold (eds), *French Medical Culture in the Nineteenth Century*, 79–117, Amsterdam and Atlanta: Rodopi.

Brockliss, Laurence and Colin Jones (1997), *The Medical World of Early Modern France*, Oxford: Clarendon Press.

Brooks, Eric St John (1954), *Sir Hans Sloane: The Great Collector and His Circle*, London: Batchworth Press.

Broomhall, Susan (2004), *Women's Medical Work in Early Modern France*, Manchester: Manchester University Press.

Brown, Bill (2001), 'Thing Theory', *Critical Enquiry*, 28 (1): 1–22.

Brown, Kevin (2011), *Poxed and Scurvied: The Story of Sickness and Health at Sea*, Annapolis, MD: Naval Institute Press.

Brown, Michael (2008), 'From Foetid Air to Filth: The Cultural Transformation of British Epidemiological Thought, *ca*. 1780–1848', *Bulletin of the History of Medicine*, 82 (3): 515–44.

Brown, Michael (2017), 'Surgery and Emotion: The Era before Anaesthesia', in Thomas Schlich (ed.), *Handbook of the History of Surgery*, 327–48, London:

Palgrave Macmillan.

Brown, Theodore (1993), 'Mental Diseases', in William F. Bynum and Roy Porter (eds), *Companion Encyclopedia of the History of Medicine*, 438–63, London: Routledge.

Buchenau, Stefanie and Roberto Lo Presti, eds (2019), *Human and Animal Cognition in Early Modern Philosophy and Medicine*, Pittsburgh: University of Pittsburgh Press.

Buckley, Cali (2014) 'The Art of Medicine', *Rubenstein Library Magazine*, 3 (1): 14–15.

Buckley, R. Norman (1979), *Slaves in Red Coats: The British West Indian Regiments, 1795–1815*, New Haven: Yale University Press.

Buckley, R. Norman (1998), *The British Army in the West Indies: Society and the Military in the Revolutionary Age*, Gainesville: University Press of Florida.

Burnard, Trevor (1999), '"The Countrie Continues Sicklie": White Mortality in Jamaica, 1655–1780', *Social History of Medicine*, 12 (1): 45–72.

Carlyle, Margaret (2018), 'Phantoms in the Classroom: Midwifery Training in Enlightenment Europe', *Know: A Journal on the Formation of Knowledge*, 2 (1): 111–36.

Carnicero de Castro, Clara (2014), 'Le fluide électrique chez Sade', *Revue 18e Siècle*, 46 (1): 561–77.

Carrera, Elena (2013), 'Anger and the Mind–Body Connection in Medieval and Early Modern Medicine', in Elena Carrera (ed.), *Emotions and Health 1200–1700*, 95–146, Leiden and Boston: Brill.

Carroll, Patrick E. (2002), 'Medical Police and the History of Public Health', *Medical History*, 46 (4): 461–94.

Cavallo, Sandra and Tessa Storey (2013), *Healthy Living in Late Renaissance Italy*, Oxford: Oxford University Press.

Cessford, Craig (2017), 'Throwing Away Everything but the Kitchen Sink? Large Assemblages, Depositional Practice and Post-Medieval Households in Cambridge', *Post-Medieval Archaeology*, 51, (1): 164–93.

Chakrabarti, Pratik (2010), *Materials and Medicine: Trade, Conquest, and Therapeutics in the Eighteenth Century*, Manchester and New York: Manchester University Press.

Chang, Ku-ming (2011), 'Alchemy as Studies of Life and Matter. Reconsidering the Place of Vitalism in Early Modern Chemistry', *Isis: International Review devoted to the History of Science and Its Civilisation*, 102 (2): 322–29.

Charters, Erica (2014), *Disease, War, and the Imperial State: The Welfare of the British Armed Forces during the Seven Years' War*, Chicago: University of Chicago Press.

Churchill, Wendy (2012a), 'Efficient, Efficacious and Human Responses to Non-European Bodies in British Military Medicine, 1780–1815', *The Journal of Imperial and Commonwealth History*, 40 (2): 137–158.

Churchill, Wendy (2012b), *Female Patients in Early Modern Britain: Gender, Diagnosis, and Treatment*, Farnham: Ashgate.

Clark, Peter (1988), 'The "Mother Gin" Controversy in the Early Eighteenth Century', *Transactions of the Royal Historical Society*, 5th series, 38: 63–84.

Clever, Iris and Willemijn Ruberg (2014), 'Beyond Cultural History? The Material Turn, Praxiography, and Body History', *Humanities*, 3: 546–66.

Cody, Lisa Forman (2005), *Birthing the Nation: Sex, Science, and the Conception of Eighteenth-Century Britons*, Oxford: Oxford University Press.

Coleman, William (1974), 'Health and Hygiene in the *Encyclopédie*: A Medical Doctrine for the Bourgeoisie', *Journal of the History of Medicine*, 29 (4): 399–421.

Cook, Harold (1986), *The Decline of the Old Medical Regime in Stuart London*,

Ithaca: Cornell University Press, 1986.

Cook, Harold (1994), 'Good Advice and Little Medicine: The Professional Authority of Early Modern English Physicians', *The Journal of British Studies*, 33 (1): 1–31.

Cook, Harold (2000), 'Boerhaave and the Flight from Reason in Medicine', *Bulletin of History of Medicine*, 74 (2): 221–40.

Cook, Harold and Timothy Walker (2013), 'Circulation of Medicine in the Early Modern Atlantic World', *Social History of Medicine*, 26 (3): 337–51.

Cooper, Alix (2007), *Inventing the Indigenous: Local Knowledge and Natural History in Early Modern Europe*, Cambridge: Cambridge University Press.

Cooter, Roger and Claudia Stein (2013), *Writing History in the Age of Biomedicine*, New Haven: Yale University Press.

Coquillard, Isabelle (2018), 'Le marché des remèdes antivénériens et les docteurs régents de la Faculté de médecine de Paris au XVIIIe siècle', in Philip Reider and François Zanetti (eds), *Materia medica: Savoirs et usages des médicaments aux époques médiévales et modernes*, 161–88, Geneva: Librairie Droz.

Coste, Joël (2014), *Les écrits de la souffrance. La consultation médicale en France (1525–1825)*, Seysell: Champvallon.

Craton, Lillian E. (2009), *The Victorian Freak Show: The Significance of Disability and Physical Difference in 19th-Century Fiction*, Amherst: Cambria Press.

Crewe, Duncan (1993), *Yellow Jack and the Worm: British Naval Administration in the West Indies, 1739–1748*, Liverpool: Liverpool University Press.

Cronon, William (1996), 'The Trouble with Wilderness: Or Getting Back to the Wrong Nature', in William Cronon (ed.), *Uncommon Ground: Rethinking the Human Place in Nature*, 69–90, New York: W. W. Norton.

Cullather, N. (2007), 'The Foreign Policy of the Calorie', *American Historical Review*, 112 (2): 337–64.

Cullen, L. M. (1992), 'Comparative Aspects of Irish Diet, 1550–1850', in H.-J. Teuteberg (ed.), *European Food History: A Research Review,* 45–55, Leicester, London and New York: Leicester University Press.

Cunningham, Andrew (2010), *The Anatomist Anatomis'd: An Experimental Discipline in Enlightenment Europe*, Farnham: Ashgate.

Cunningham, Andrew and Roger French, eds (1990), *The Medical Enlightenment of the Eighteenth Century*, Cambridge: Cambridge University Press.

Cunningham, Andrew and Ole Peter Grell, eds (2007), *Medicine and Religion in Enlightenment Europe*, Aldershot: Routledge.

Curran, Andrew (2011), *The Anatomy of Blackness: Science and Slavery in an Age of Enlightenment*, Baltimore: Johns Hopkins University Press.

Curth, Louise Hill (2004), 'Seventeenth-Century English Almanacs: Transmitters of Advice for Sick Animals', in Willem de Blécourt and Cornelie Usborne (eds), *Cultural Approaches to the History of Medicine: Mediating Medicine in Early Modern and Modern Europe*, 56–70, London: Palgrave Macmillan.

Curtin, Philip (1961), '"The White Man's Grave": Image and Reality, 1780–1850', *The Journal of British Studies*, 1 (1): 94–110.

Cusset, François (2008), *French Theory: How Foucault, Derrida, Deleuze, &* Co. *Transformed the Intellectual Life of the United States*, Minneapolis: University of Minnesota Press.

Dabhoiwala, Faramerz (2012), *The Origins of Sex: A History of the First Sexual Revolution*, Oxford: Oxford University Press.

Dacome, Lucia (2001), 'Living with the Chair: Private Excreta, Collective Health and Medical Authority in the Eighteenth Century', *History of Science*, 39 (4): 467–500.

Dacome, Lucia (2012), 'Balancing Acts: Picturing Perspiration in the Long Eighteenth Century', *Studies in History and Philosophy of Biological and Biomedical Sciences*, 43 (2): 379–91.

Darnton, Robert (1968), *Mesmerism and the End of the Enlightenment in France*, Cambridge: Harvard University Press.

Daston, Lorraine and Peter Galison (2007), *Objectivity*, New York: Zone Books.

Daston, Lorraine and Katherine Park (1998), *Wonders and the Order of Nature, 1150–1750*, New York: Zone Books.

Daston, Lorraine and Katherine Park (2001), *Wonders and the Order of Nature: 1150–1750*, revised edn, New York: Zone Books.

Davis, Lennard J. (1995), *Enforcing Normalcy: Disability, Deafness, and the Body*, London: Verso.

De Beer, Gavin (1953), *Sir Hans Sloane and the British Museum*, London: Published for the Trustees of the Museum by Oxford University Press.

De Renzi, Silvia (2004), 'Old and New Models of the Body', in Peter Palmer (ed.), *The Healing Arts: Health, Disease, and Society in Europe 1500–1800*, 166–92, Manchester: Manchester University Press.

De Zulueta, Paquita (2013), 'Compassion in Healthcare', *Clinical Ethics*, 8 (4): 87–90.

DeLacy, Margaret (1999), 'Nosology, Morality, and Disease Theory in the Eighteenth Century', *Journal of the History of Medicine*, 54 (2): 261–84.

Delbourgo, James (2012), 'Collecting Hans Sloane', in Alison Walker, Arthur MacGregor and Michael Hunter (eds), *From Books to Bezoars: Sir Hans Sloane and his Collections*, 9–23, London: The British Library.

Delbourgo, James (2017), *Collecting the World: The Life and Curiosity of Hans Sloane*, London: Allen Lane.

Den Hartog, A. P. (ed) (1995), *Food Technology, Science and Marketing:*

European Diet in the Twentieth Century, East Linton: Tuckwell Press.

Desowitz, Robert S. (1997), *Who Gave Pinta to the Santa Maria? Torrid Diseases in a Temperate World*, New York: W. W. Norton.

Deutsch, Helen and Felicity Nussbaum, eds (2000), *Defects: Engendering the Modern Body*, Ann Arbor: University of Michigan Press.

Devlin, Hannah (2018), '"Irish Giant" May Finally Get Respectful Burial after 200 Years On Display', *The Guardian*, 22 June.

Digby, Anne (1994), *Making a Medical Living: Doctors and Patients in the English Market for Medicine, 1720–1911*, Cambridge: Cambridge University Press.

Dobson, Mary (1989), 'Mortality Gradients and Disease Exchanges: Comparisons from Old England and Colonial America', *Social History of Medicine*, 2 (3): 259–97.

Dobson, Mary (1997), *Contours of Death and Disease in Early Modern England*, Cambridge: Cambridge University Press.

Drey, Rudolf E. A. (1978), *Apothecary Jars: Pharmaceutical Pottery and Porcelain in Europe and the East 1150–1850*, London and Boston: Faber & Faber.

Duden, Barbara (1991), *The Woman Beneath the Skin: A Doctor's Patients in Eighteenth- Century Germany*, Cambridge, MA: Harvard University Press.

Duden, Barbara (1992), 'Medicine and the History of the Body', in Jens Lachmund and Gunnar Stollberg (eds), *The Social Construction of Illness*, 39–51, Stuttgart: Franz Steiner Verlag.

Duffin, Jacalyn (2009), *Medical Miracles: Doctors, Saints, and Healing in the Modern World*, Oxford: Oxford University Press.

Duncan, Janet M. (2012), 'Interdependence, Capability, and Competence as a Framework for Eco-Ability', in Anthony J. Nocella II, Judy K. C. Bentley and

Janet M. Duncan (eds), *Earth, Animal, and Disability Liberation: The Rise of the Eco-Ability Movement*, 38–58, New York: Peter Lang.

Dyde, Sean (2015), 'George Combe and Common Sense', *British Journal for the History of Science*, 48 (2): 233–59.

Earle, Rebecca (2012), *The Body of the Conquistador: Food, Race and the Colonial Experience in Spanish America, 1492–1700*, Cambridge: Cambridge University Press.

Edelstein, Dan (2010), *The Enlightenment: A Genealogy*, Chicago and London: University of Chicago Press.

Eden, Trudy (2008), *The Early American Table: Food and Society in the New World*, Chicago: Northern Illinois University Press.

Eichberg, Stephanie (2009), 'Constituting the Human via the Animal in Eighteenth-Century Experimental Neurophysiology: Albrecht von Haller's Sensibility Trials', *Medizinhistorisches Journal*, 44 (3–4): 274–95.

Eisenman, Stephen F. (2013), *The Cry of Nature: Art and the Making of Animal Rights*, London: Reaktion Books.

Ellis, Markman (1996), *The Politics of Sensibility: Race, Gender and Commerce in the Sentimental Novel*, Cambridge: Cambridge University Press.

Emch-Dériaz, Antoinette (1992a), 'The Non-Naturals Made Easy', in Roy Porter (ed.), *The Popularization of Medicine 1650–1850*, 134–59, London and New York: Routledge.

Emch-Dériaz, Antoinette (1992b), *Tissot: Physician of the Enlightenment*, New York: Peter Lang.

Eustace, Nicole, Eugenia Lean, Julie Livingston, Jan Plamper, William M. Reddy and Barbara H. Rosenwein (2012), 'AHR Conversation: The Historical Study of Emotions', *The American Historical Review*, 117 (5): 1487–1531.

Fiering, Norman (1976), 'Irresistible Compassion: An Aspect of Eighteenth-

Century Sympathy and Humanitarianism', *Journal of the History of Ideas*, 2(37): 195–218.

Fink, Beatrice (1990), 'The Metamorphic Potato: A Revolutionary Root', in *Oxford Symposium on Food and Cookery 1989. Staple Foods. Proceedings*, 107–11. London: Prospect Books.

Fischler, Claude (1993), *L'Homnivore. Le goût, la cuisine et le corps*, Paris: Éditions Odile Jacob.

Fissell, Mary (1991), *Patients, Power, and the Poor in Eighteenth-Century Bristol*, Cambridge and New York: Cambridge University Press.

Fissell, Mary (1995), 'The Disappearance of the Patient's Narrative in the Invention of Hospital Medicine', in Roger French and Andrew Wear (eds), *British Medicine in an Age of Reform*, 92–109, London and New York: Routledge.

Fissell, Mary E. (2004), 'Making Meaning from the Margins: The New Cultural History of Medicine', in Frank Huisman and John Harley Warner (eds), *Locating Medical History; The Stories and their Meanings*, 364–89, Baltimore and London: Johns Hopkins University Press.

Fleming, John (2013), *The Dark Side of the Enlightenment: Wizards, Alchemists, and Spiritual Seekers in the Age of Reason*, New York: W. W. Norton & Company.

Fleming, James Roger and Ann Johnson (2014), 'Introduction', in James Roger Fleming and Ann Johnson (eds), *Toxic Airs: Body, Place, Planet in Historical Perspective*, ix–xiv, Pittsburgh: University of Pittsburgh Press.

Flynn, Karen (2009), 'Beyond the Glass Wall: Black Canadian Nurses, 1940–1970', *Nursing History Review*, 17: 129–52.

Fogel, Robert William (2004), *The Escape from Hunger and Premature Death, 1700–2100*, Cambridge: Cambridge University Press.

Forbes, Robert Jacobus (1958), 'The Rise of Food Technology (1500–1900)', *Janus*, 47: 139–55.

Forster, Robert and Orest Ranum, eds (1980), *Medicine and Society in France: Selections from the Annales Economies, Sociétés, Civilisations*, Vol. 6, trans. Elborg Forster and Patricia M. Ranum, Baltimore: Johns Hopkins University Press.

Foucault, Michel (1973), *The Birth of the Clinic: An Archaeology of Medical Perception*, New York: Pantheon Books.

Foucault, Michel (1977), *Discipline and Punish: The Birth of the Prison*, London: Allen Lane.

Foucault, Michel (1991), 'What is Enlightenment?' in P. Rabinow (ed), *The Foucault Reader: An Introduction to Foucault's Thought*, 32–50, London: Penguin.

Foucault, Michel (2007), *Security, Territory, Population: Lectures at the Collège de France 1977–1978*, London: Palgrave Macmillan.

Foucault, Michel (2011), *Le beau danger. Entretien avec Claude Bonnefoy*, Paris: Edition EHESS.

Frazer, Michael (2010), *The Enlightenment of Sympathy: Justice and the Moral Sentiments in the Eighteenth Century and Today*, Oxford: Oxford University Press.

Frevert, Ute (2014), 'Defining Emotions: Concepts and Debates over Three Centuries', in Ute Frevert, Christian Bailey, Pascal Eitler, Benno Gammerl, Bettina Hitzer, Margrit Pernau, Monique Scheer, Anne Schmidt and Nina Verheyen (eds), *Emotional Lexicons: Continuity and Change in the Vocabulary of Feeling, 1700–2000*, 1–31, Oxford: Oxford University Press.

Frevert, Ute (2016), 'Empathy in the Theater of Horror, or Civilizing the Human Heart', in Aleida Assmann and Ines Detmers (eds), *Empathy and Its Limits*,

79–99, London: Palgrave Macmillan.

Fudge, Erica (2002), 'A Left-Handed Blow: Writing the History of Animals', in Nigel Rothfels (ed.), *Representing Animals*, 3–18, Bloomington: Indiana University Press.

Fudge, Erica (2006), 'The History of Animals', *H-Animal*, available online: https://networks.h-net.org/node/16560/pages/32226/history-animals-erica-fudge (accessed 21 June 2019).

Gabbard, D. (2008). 'From Idiot Beast to Idiot Sublime: Mental Disability in John Cleland's "Fanny Hill"', *PMLA*, 123 (2): 375–89.

Gabbard, D. (2011), 'Disability Studies and the British Long Eighteenth Century', *Literature Compass*, 8 (2): 80–94.

Gage, John (1993), *Colour and Culture: Practice and Meaning from Antiquity to Abstraction*, London: Thames and Hudson.

Gaukroger, Stephen (2010), *The Collapse of Mechanism and the Rise of Sensibility: Science and the Shaping of Modernity 1680–1760*, Oxford: Oxford University Press.

Gelfand, Toby (1980), *Professionalizing Modern Medicine: Paris Surgeons and Medical Science and Institutions in the 18th Century*, Santa Barbara: Greenwood Press.

Genette, Gerard (1987), *Paratexts: Thresholds of Interpretation*, trans. Jane E. Lewin, Cambridge: Cambridge University Press.

Gentilcore, David (1998), *Healers and Healing in Early Modern Italy*, Manchester and New York: Manchester University Press.

Gentilcore, David (2006), *Medical Charlatanism in Early Modern Italy*, Oxford: Oxford University Press.

Gentilcore, David (2015), *Food and Health in Early Modern Europe: Diet, Medicine and Society, 1450–1800*, London: Bloomsbury.

Geyer-Kordesch, Johanna (1995), 'Whose Enlightenment: Medicine, Witchcraft, Melancholia, and Pathology', in Roy Porter (ed.), *Medicine in the Enlightenment*, 113–27, Amsterdam: Rodopi.

Gil Sotres, Pedro (1998), 'The Regimens of Health', in Mirko D. Grmek (ed.), *Western Medical Thought from Antiquity to the Middle Ages*, 291–318, Cambridge, MA: Harvard University Press.

Gilligand, Donald (2017), 'Restoration Reveals Human Remains in Famous Carnegie Diorama', *Tribune Review*, 26 January.

Ginzburg, Carlo (2013), 'Nos mots et les leurs. Une réflexion sur le métier d'historien aujourd'hui', *Essais. Revue interdisciplinaire d'humanités*, Special Issue 1 (*L'estrangement. Retour sur un thème de Carlo Ginzburg*): 192–209.

Godineau, Dominique (2012), *S'abréger les jours. Le suicide en France au 18e siècle*. Paris: Armand Colin.

Gómez, Pablo (2013), 'The Circulation of Bodily Knowledge in the Seventeenth-Century Black Spanish Caribbean', *Social History of Medicine*, 26 (3): 383–402.

Goody, Jack (1997), 'Industrial Food: Towards the Development of a World Cuisine', in Carole Counihan and Penny Van Esterik (eds), *Food and Culture: A Reader*, 338–56, New York and London: Routledge.

Grassi, Marie-Claire (1998), *Lire l'épistolaire*, Paris: Dunod.

Grigson, Caroline (2016), *Menagerie: The History of Exotic Animals in England, 1100–1837*, Oxford: Oxford University Press.

Grosz, Elizabeth (1993), 'Intolerable Ambiguity: Freaks at/as the Limit', in Rosemarie Garland Thomson (ed), *Freakery: Cultural Spectacles of the Extraordinary Body*, 55–66, New York: New York University Press.

Guerrini, Anita (1986), 'The Tory Newtonians: Gregory, Pitcairne, and Their Circle', *Journal of British Studies*, 25 (3): 288–311.

Guerrini, A. (1999a), 'The Hungry Soul: George Cheyne and the Construction of Femininity', *Eighteenth-Century Studies*, 32, (3), 279–91.

Guerrini, Anita (1999b), 'A Diet for a Sensitive Soul: Vegetarianism in Eighteenth-Century Britain', *Eighteenth-Century Life*, 23 (2): 34–42.

Guerrini, Anita (2000), *Obesity and Depression in the Enlightenment: The Life and Times of George Cheyne*, Norman: University of Oklahoma Press.

Guerrini, Anita (2003), 'Duverney's Skeletons', *Isis: International Review devoted to the History of Science and Its Civilisation*, 94 (4): 577–603.

Guerrini, Anita (2006), 'Alexander Monro Primus and the Moral Theatre of Anatomy', *Eighteenth Century: Theory and Interpretation*, 47 (1): 1–18.

Guerrini, Anita (2010), 'Advertising Monstrosity: Broadsides and Human Exhibition in Early Eighteenth-Century London', in Patricia Fumerton and Anita Guerrini (eds), *Ballads and Broadsides in Britain, 1500–1800*, 109–30, Farnham: Ashgate.

Guerrini, Anita (2012a), 'Health, National Character and the English Diet in 1700', *Studies in History and Philosophy of Biological and Biomedical Sciences*, 43 (2): 349–56.

Guerrini, Anita (2012b), 'The Value of a Dead Body', in Helen Deutsch and Mary Terrall (eds), *Vital Matters: Eighteenth-Century Views of Conception, Life, and Death*, 246–64, Toronto: University of Toronto Press.

Guerrini, Anita (2016a), 'The Ghastly Kitchen', *History of Science*, 54 (1): 71–97.

Guerrini, Anita (2016b), 'The Material Turn in the History of Life Science', *Literature Compass*, 13 (7): 469–80.

Haas, Angela (2020), 'Medical Marvels and Professional Medicine: Establishing Scientific Authority in Enlightenment France', *Social History of Medicine*, 33 (3): 704–27.

Hacking, Ian (2002), *Historical Ontology*, Cambridge, MA: Harvard University Press.

Hallam, Elizabeth (2010), 'Articulating Bones: An Epilogue', *Journal of Material Culture*, 15 (4): 465–92.

Hallam, Elizabeth and J. Hockey (2001), *Death, Memory and Material Culture*, Oxford: Berg.

Hamlin, Charles (2014a), *More Than Hot: A Short History of Fever*, Baltimore: Johns Hopkins University Press.

Hamlin, Charles (2014b), 'Surgeon Reginald Orton and the Pathology of Deadly Air: The Contest for Context in Environmental Health', in James Roger Fleming and Ann Johnson (eds), *Toxic Airs: Body, Place, Planet in Historical Perspective*, 23–49, Pittsburgh: University of Pittsburgh Press.

Hanafi, Nahema (2017), *Le frisson et le baume. Expériences féminines du corps au siècle des Lumières*, Rennes: Presses Universitaires de Rennes.

Handley, Sasha (2016), *Sleep in Early Modern England*, New Haven: Yale University Press.

Hannan, Leonie and Sarah Longair (2017), *History through Material Culture*, Manchester: University of Manchester Press.

Haraway, Donna (2003), *Companion Species Manifesto: Dogs, People, and Significant Otherness*, Chicago: Prickly Paradigm Press.

Haraway, Donna (2019), 'Roundtable', in *Humanimalia*, 10 (1), available online: www.depauw.edu/humanimalia/issue%2019/index.html (accessed 10 August 2020).

Harris, Bernard (2004), 'Public Health, Nutrition, and the Decline of Mortality: The McKeown Thesis', *Social History of Medicine*, 17 (3): 379–407.

Harrison, Mark (2010), *Medicine in an Age of Commerce and Empire: Britain and Its Tropical Colonies 1660–1830*, Oxford: Oxford University Press.

Harrison, Mark (2013), 'Scurvy on Sea and Land: Political Economy and Natural History, *c*. 1780–*c*. 1850', *Journal for Maritime Research*, 15 (1): 7–25.

Harvey, Karen, ed. (2009), *History and Material Culture: A Student's Guide to Approaching Alternative Sources*, London: Routledge.

Heise, Ulla (1987), *Coffee and Coffee Houses*, West Chester: Schiffer Publishing.

Hendriksen, Marieke M. A. (2014) 'The Fabric of the Body: Textile in Anatomical Models and Preparations, *ca*. 1700–1900', *Histoire, médecine et santé*, 5: 21–32.

Hendriksen, Marieke M. A. (2015a), *Elegant Anatomy: The Eighteenth-Century Leiden Anatomical Collections*, Leiden and Boston: Brill.

Hendriksen, Marieke M. A. (2015b), 'Weapon Salve, Tooth Hangers and Other "Sympathetic" Cures', *The Medicine Chest*, 21 July, available online: https://mariekehendriksen.nl/2015/07/21/weapon-salve-tooth-hangers-and-other-sympathetic-cures (accessed 7 December 2017).

Hendriksen, Marieke M. A. (2017) '"Art and Technique Always Balance the Scale": German Philosophies of Sensory Perception, Taste, and Art Criticism, and the Rise of the Term Technik, *ca*. 1735 – *ca*. 1835," *History of Humanities*, 2 (1): 201–19.

Hendriksen, Marieke M. A. (2018a), 'The Disappearance of Lapidary Medicine: Skepticism about the Utility of Gemstones in 18th-Century Dutch Medicine and Pharmacy', in Michael Bycroft and Sven Dupré (eds), *Gems in the Early Modern World: Materials, Knowledge, and Global Trade, 1450–1800*, 197–220, Basingstoke: Palgrave.

Hendriksen, Marieke M. A. (2018b), 'Nosce te ipsum. Veränderte Funktionen und Räumlichkeiten des Leidener anatomischen Theaters im achtzehnten Jahrhundert', in Johanna Bleker, Petra Lennig and Thomas Schnalke (eds), *Tiefe Einblicke. Das Anatomische Theater im Zeitalter der Aufklärung*, 171–

84, Berlin: Kulturverlag Kadmos.

Hendriksen, Marieke M. A. (2019), 'Animal Bodies between Wonder and Natural History: Taxidermy in the Cabinet and Menagerie of Stadholder Willem V (1748–1806)', *Journal of Social History*, 52 (4): 1110–31.

Hendriksen, Marieke M. A., Hieke Huistra and Rina Knoeff (2013), 'Recycling Anatomical Preparations', in Sam Alberti and Elizabeth Hallam (eds), *Medical Museums*, 74–87, London: Royal College of Surgeons of England.

Hennig, Boris (2010), 'Science, Conscience, Consciousness', *History of the Human Sciences*, 23 (3): 15–28.

Herman, Bernard L. (1992), 'Introduction: The Discourse of Objects', in *The Stolen House*, 3–14, Charlottesville: The University Press of Virginia.

Herrstein Smith, Barbara (2016), 'What Was Close Reading? A Century of Method in Literary Studies', *Minnesota Review*, 87: 57–75.

Hirschmann, Albert O. (1997), *The Passions and the Interests: Political Arguments for Capitalism before Its Triumph*, 20th anniversary edn, Princeton: Princeton University Press.

Hitchcock, Tim (2012), 'The Reformulation of Sexual Knowledge in Eighteenth-Century England', *Signs: Journal of Women in Culture and Society*, 37 (4): 823–31.

Hogarth, Rana (2017), *Medicalizing Blackness: Making Racial Difference in the Atlantic World, 1780–1840*, Chapel Hill: University of North Carolina Press.

Hollis, Karen (2001), 'Fasting Women: Bodily Claims and Narrative Crises in Eighteenth-Century Science', *Eighteenth-Century Studies*, 34 (4): 523–38.

Holmes, Frederic L. (1975), 'The Transformation of the Science of Nutrition', *Journal of the History of Biology*, 8 (1): 135–44.

Hufbauer, Karl (1982), *The Formation of the German Chymical Community, 1720–1795*, Berkeley: University of California Press.

Huisman, Tim (2009), *The Finger of God: Anatomical Practice in 17th Century Leiden*, Leiden: Primavera Press.

Huistra, Hieke (2019), *The Afterlife of the Leiden Anatomical Collections: Hands On, Hands Off*, London: Routledge.

Hunter, Lynette (2004), 'Cankers in *Romeo and Juliet:* Sixteenth-Century Medicine at a Figural/Literal Cusp', in Stephanie Moss and Kaara L. Peterson (eds), *Disease, Diagnosis and Cure on the Early Modern Stage*, 171–80, Aldershot: Ashgate.

ICOM Code of Ethics for Museums (2017), Paris: ICOM, available online: https://icom.museum/wp-content/uploads/2018/07/ICOM-code-En-web.pdf (accessed 5 October 2020).

Ishizuka, Hisao (2012), '"Fibre Body": The Concept of Fibre in Eighteenth Century Medicine, *c*. 1700–1740', *Medical History*, 56 (4): 562–84.

Ishizuka, Hisao (2016), *Fiber, Medicine, and Culture in the British Enlightenment*, New York: Palgrave Macmillan.

Israel, Jonathan I. (2006), *Enlightenment Contested. Philosophy, Modernity, and the Emancipation of Man 1670–1752*, Oxford: Oxford University Press.

Jackson, Stanley W. (1990), 'The Use of the Passions in Psychological Healing', *Journal for the History of Medicine and Allied Sciences*, 45 (2): 150–75.

Jacot Grapa, Caroline (2009), *Dans le vif du sujet. Diderot, corps et âme*, Paris: Classique Garnier.

Jankovic, Vladimir (2010), *Confronting the Climate: British Airs and the Making of Environmental Medicine*, New York: Palgrave Macmillan.

Jenner, Mark and Patrick Wallis, eds (2007), *Medicine and the Market in England and Its Colonies,* c. *1450*–c. *1850*, Basingstoke: Palgrave Macmillan.

Jewson, N. D. (1976), 'The Disappearance of the Sick-Man from Medical Cosmology, 1770–1870', *Sociology*, 10 (2): 225–44.

Johnston, James Andrew and Russel West-Pavlov (2015), 'Introduction. Performing the Politics of Passion: *Troilus and Criseyde* and *Troilus and Cressida* and the Literary Tradition of Love and History', in Andrew Johnston James, Russel West-Pavlov and Elisabeth Kempf (eds), *Love, History and Emotion in Chaucer and Shakespeare:* Troilus and Criseyde *and* Troilus and Cressida, 1–16, Manchester: Manchester University Press.

Jones, Colin (1996), 'The Great Chain of Buying: Medical Advertisement, the Bourgeois Public Sphere, and the Origins of the French Revolution', *The American Historical Review*, 101 (1): 13–40.

Jones, Ellis (1960), 'The Life and Works of Guilhelmus Fabricius Hildanus (1560–1634). Part I', *Medical History*, 4 (2): 112–34.

Jonsson, Fredrik Albritton (2005), 'The Physiology of Hypochondria in Eighteenth-Century Britain', in Christopher E. Forth and Ana Carden-Coyne (eds), *Cultures of the Abdomen: Diet, Digestion, and Fat in the Modern World*, 16–30, London: Palgrave Macmillan.

Jordanova, Ludmilla (1989), *Sexual Visions: Images of Gender in Science and Medicine between the Enlightenment and Twentieth Century*, London and New York: Harvester Wheatsheaf.

Jordanova, Ludmilla (2012), *The Look of the Past: Visual and Material Evidence in Historical Practice*, Cambridge: Cambridge University Press.

Jørgensen, Dolly and Sverker Sörlin (2013), 'Introduction: Making the Action Visible: Making Environments in Northern Landscapes', in Dolly Jørgensen and Sverker Sörlin (eds), *Northscapes: History, Technology, and the Making of Northern Environments*, 1–14, Vancouver: University of British Columbia Press.

Kafer, Alison (2012), 'Desire and Disgust: My Ambivalent Adventures in Devoteeism', in Robert McRuer and Anna Mollow (eds), *Sex and Disability*,

331–54, Durham, NC: Duke University Press.

Kamminga, Harmke and Andrew Cunningham, eds (1995), *The Science and Culture of Nutrition, 1840–1940*. Amsterdam and Atlanta: Rodopi.

Kaplan, S. L. (1996), *The Bakers of Paris and the Bread Question, 1700–1775*, Durham, NC, and London: Duke University Press.

Kennedy, Meegan (2014), '"Let Me Die in Your House": Cardiac Distress and Sympathy in Nineteenth-Century British Medicine', *Literature and Medicine*, 32 (1): 105–32.

Kiple, Kenneth (1984), *The Caribbean Slave: A Biological History*, Cambridge: Cambridge University Press.

Kirmayer, Laurence J. (1992), 'The Body's Insistence on Meaning: Metaphor as Presentation and Representation in Illness Experience', *Medical Anthropology Quarterly*, New Series, 6 (4): 323–46.

Kleiman-Lafon, Sylvie and Micheline Louis-Courvoisier (2018), 'Introduction' in Sylvie Kleiman-Lafon and Micheline Louis-Courvoisier (eds), *Les esprits animaux. Littérature, Histoire, Philosophie*, 1–12, available online: https://epistemocritique.org/actes-du-colloque-les-esprits-animaux (accessed 6 November 2020).

Klein, Herbert (1988), *African Slavery in Latin America and the Caribbean*, Oxford: Oxford University Press.

Klepp, Susan (1994), 'Seasoning and Society: Racial Differences in Mortality in Eighteenth-Century Philadelphia', *William and Mary Quarterly*, 51 (3): 473–506.

Knoeff, Rina (2007), 'Moral Lessons of Perfection: A Comparison of Mennonite and Calvinist Motives in the Anatomical Atlases of Bidloo and Albinus', in Ole Peter Grell and Andrew Cunningham (eds), *Medicine and Religion in Enlightenment Europe*, 121–43, Farnham: Ashgate.

Knoeff, Rina (2015), 'Touching Anatomy: On the Handling of Preparations in the Anatomical Cabinets of Frederik Ruysch (1638–1731)', *Studies in History and Philosophy of Biological and Biomedical Sciences*, 49: 32–44.

Knoeff, Rina and Robert Zwijnenberg, eds (2015), *The Fate of Anatomical Collections*, Farnham: Ashgate.

Koerner, Lisbet (1999), *Linnaeus: Nature and Nation*, Cambridge, MA: Harvard University Press.

Kosmin, Jennifer F (2020), *Authority, Gender, and Midwifery in Early Modern Italy*, London: Routledge.

Kracauer, Siegfried (2005), *L'histoire des avant-dernières choses*, Paris: Stock.

Kreiser, Robert B. (1978), *Miracles, Convulsions, and Ecclesiastical Politics in Eighteenth-Century Paris*, Princeton: Princeton University Press.

Laqueur, Thomas (1990), *Making Sex: Body and Gender from the Greeks to Freud*, Cambridge: Harvard University Press.

Laqueur, Thomas W. (2003), *Solitary Sex: A Cultural History of Masturbation*, New York: Zone Books.

Lane, Joan (1985), '"The Doctor Scolds Me": The Diaries and Correspondence of Patients in Eighteenth Century England', in Roy Porter (ed.), *Patients and Practitioners: Lay Perceptions of Medicine in Pre-Industrial Society*, 205–48, Cambridge: Cambridge University Press.

Langum, Virginia (2016), *Medicine and the Seven Deadly Sins in Late Medieval Literature Culture*, New York: Palgrave Macmillan.

Latour, Bruno (2005), *Reassembling the Social: An Introduction to Actor-Network-Theory*, Oxford: Oxford University Press.

Lawrence, Christopher (1996), 'Disciplining Disease: Scurvy, the Navy and Imperial Expansion, 1750–1825', in David Philip Miller and Peter Haans Reill (eds), *Visions of Empire: Voyages, Botany, and Representations of*

Nature, 80–106, Cambridge: Cambridge University Press.

Lawrence, Christopher (2004), 'John Gregory', *Oxford Dictionary of National Biography*, Oxford: Oxford University Press.

Lebrun, François (1983), *Se soigner autrefois: Médecins, saints, et sorcières aux 17e et 18e siècles*, Paris: Messidor/Temps Actuels.

Leong, Elaine (2008), 'Making Medicines in the Early Modern Household', *Bulletin of the History of Medicine*, 82 (1): 145–68.

Leong, Elaine (2013), 'Collecting Knowledge for the Family: Recipes, Gender and Practical Knowledge in the Early Modern English Household', *Centaurus*, 55 (2): 81–103.

Lindemann, Mary (2010), *Medicine and Society in Early Modern Europe*, 2nd edn, Cambridge: Cambridge University Press.

Louis-Courvoisier, Micheline (2015), 'Rendre sensible une souffrance psychique. Lettres de mélancoliques au 18e siècle', *Dix-Huitième siècle*, 45: 87–101.

Louis-Courvoisier, Micheline (2017), 'L'univers physiopsychologique des malades au XVIIIe siècle: "Une pratique" du sensible', *Etudes Epistémè*, 31, https://doi.org/10.4000/episteme.1742 (accessed 13 October 2020).

Louis-Courvoisier, Micheline (2018a), 'La folie de Mme Fol (18e siècle). Une intranquillité de la chair', *Revue Epistémocritique*, 17, available online: https://epistemocritique.org/hors-dossier-la-folie-de-mme-fol-18e-siecle-une-intranquillite-de-la-chair (accessed 3 October 2020).

Louis-Courvoisier, Micheline (2018b) 'The Soul in the Entrails: The Experience of the Sick in the Eighteenth Century', in Rebecca Barr, Sylvie Kleiman-Lafon and Sophie Vasset (eds), *Bellies, Bowels and Entrails in the Eighteenth Century*, 80–97, Manchester: Manchester University Press.

Louis-Courvoisier, Micheline (2019), 'Inquiétude/Uneasiness: Between Mental Emotion and Bodily Sensation (18th–20th Centuries)', *Emotions: History,*

Culture, Society, 3 (1): 94–115.

Louis-Courvoisier, Micheline and Alex Mauron (2002), '"He found me very well; for me I was still feeling sick": The Strange Worlds of Physicians and Patients in the Eighteenth and 21st Centuries', *Journal of Medical Ethics: Medical Humanities*, 28 (1): 9–13.

Luyendijk-Elshout, Anthonie M. (1970) 'The Anatomical Illustrations in the London Edition (1741) of Part I of Herman Boerhaave's Institutiones Medicae', in G. A. Lindeboom (ed), *Boerhaave and His Time: Papers Read at the International Symposium in Commemoration of the Tercentenary of Boerhaave's Birth*, 83–92, Leiden: Brill.

Lyon-Caen, Judith (2016), 'Le "je" et le baromètre de l'âme', in Alain Corbin, Jean-Jacques Courtine and Georges Vigarello (eds), *Histoire des émotions*, Vol. 2, *Des Lumières à la fin du 19e siècle*, 168–88, Paris: Seuil.

Maerker, Anna (2011), *Model Experts: Wax Anatomies and Enlightenment in Florence and Vienna, 1775–1815*, Manchester and New York: Manchester University Press.

Maire, Catherine (1985), *Les Convulsionnaires de Saint-Médard: miracles, convulsions et prophéties à Paris au XVIIIe siècle*, Paris: Éditions Gallimard/Julliard.

Maire, Catherine (1998), *De la cause de Dieu à la cause de la Nation: Le jansénisme au XVIIIe siècle*, Paris: Éditions Gallimard.

Margócsy, Dániel (2011), 'A Museum of Wonders or a Cemetery of Corpses? The Commercial Exchange of Anatomical Collections in Early Modern Netherlands', in Sven Dupré and Christoph Lüthy (eds), *Silent Messengers: The Circulation of Material Objects of Knowledge in the Early Modern Low Countries*, 185–216, Berlin: LIT Verlag.

Marland, Hilary, ed. (1993), *The Art of Midwifery*, London and New York:

Routledge.

Marr, Alexander (2016), 'Knowing Images', *Renaissance Quarterly*, 69 (3): 1000–13.

Mattfeld, Monica (2015), '"Genus Porcus Sophisticus": The Learned Pig and the Theatrics of National Identity in Late Eighteenth-Century London', in Jennifer Parker-Starbuck and Lourdes Orozco (eds), *Performing Animality: Animals in Performance Practices*, 57–76, New York: Palgrave Macmillan.

Mattfeld, Monica (2017), *Becoming Centaur: Eighteenth-Century Horsemanship and English Masculinity*, University Park: Pennsylvania State University Press.

McBride, William (1991), '"Normal" Medical Science and British Treatment of the Sea Scurvy, 1753–1775', *Journal of the History of Medicine and Allied Sciences*, 46 (2): 158–77.

McCants, Anne (2007), 'Exotic Goods, Popular Consumption, and the Standard of Living', *Journal of World History*, 18 (4): 433–62.

McClive, Cathy (2002), 'The Hidden Truths of the Belly: The Uncertainties of Pregnancy in Early Modern Europe', *Social History of Medicine*, 15 (2): 209–27.

McClive, Cathy (2008), 'Blood and Expertise: The Trials of the Female Medical Expert in the Ancien-Régime Courtroom', *Bulletin of the History of Medicine*, 82 (1): 86–108.

McClive, Cathy (2012), 'Witnessing of the Hands and Eyes: Surgeons as Medico-Legal Experts in the Claudine Rouge Affair, Lyon, 1767', *Journal for Eighteenth-Century Studies*, 35 (4): 489–503.

McCormick, Ian, ed. (1997), *Secret Sexualities: A Sourcebook of 17th and 18th Century Writing*, London: Routledge.

MacGregor, Arthur, ed. (1994), *Sir Hans Sloane: Collector, Scientist, Antiquary*,

London: British Museum Press.

McKeown, Thomas (1979), *The Role of Medicine: Dream, Mirage, or Nemesis?* Princeton: Princeton University Press.

McNeill, John R. (2010), *Mosquito Empires: Ecology and War in the Greater Caribbean 1620–1914*, Cambridge: Cambridge University Press.

McRuer, Robert and Anna Mollow, eds (2012), *Sex and Disability,* Durham, NC: Duke University Press.

McTavish, Lianne (2005), *Childbirth and the Display of Authority in Early Modern France*, Aldershot: Ashgate.

Meli, Domenico Bertoloni (2013), 'Early Modern Experimentation on Live Animals', *Journal of the History of Biology*, 46 (2): 199–226.

Mennell, Stephen (1996), *All Manners of Food: Eating and Taste in England and France from the Middle Ages to the Present*, 2nd edn, Urbana and Chicago: University of Illinois Press.

Mennell, Stephen, Anne Murcott and Anneke H. van Otterloo (1992), *The Sociology of Food: Eating, Diet and Culture*, London: SAGE Publications.

Messbarger, Rebecca (2010), *The Lady Anatomist: The Life and Work of Anna Morandi Manzolini*, Chicago and London: University of Chicago Press.

Mikkeli, Heikki (1999), *Hygiene: In the Early Modern Medical Tradition*, Helsinki: Finnish Academy of Science and Letters.

Miller, Genevieve (1962), '"Airs, Waters, and Places" in History', *Journal of the History of Medicine and Allied Sciences*, 17 (1): 129–40.

Milles, Dietrich (1995), 'Working Capacity and Calorie Consumption: The History of Rational Physical Economy', in Harmke Kamminga and Andrew Cunningham (eds), *The Science and Culture of Nutrition, 1840–1940*, 75–96, Amsterdam and Atlanta: Rodopi.

Minou Lina (2017), 'Envy's Pathology: Historical Contexts [version 2; peer review: 2 approved]' *Wellcome Open Research* 2017, 2 (3), available online: https://doi.org/10.12688/wellcomeopenres.10415.2 (accessed 13 October 2020).

Mol, Annemarie (2002), *The Body Multiple: Ontology in Medical Practice*, Durham, NC, and London: Duke University Press.

Moody, Jane (2000), *Illegitimate Theatre in London, 1770–1840*, Cambridge: Cambridge University Press.

Morton, Timothy (1994), *Shelley and the Revolution in Taste: The Body and the Natural World*, Cambridge: Cambridge University Press.

Moscoso, Javier (2012), *Pain: A Cultural History*, Basingstoke: Palgrave Macmillan.

Muldrew, Craig (2011), *Food, Energy and the Creation of Industriousness: Work and Material Culture in Agrarian England, 1550–1780*, Cambridge: Cambridge University Press.

Müller, Rainer A. (1997), *Zeitalter des Absolutismus 1648–1789*, Stuttgart: Reclam.

Nahoum-Grappe, Véronique (1994), 'Le transport: Une émotion surranée', *Terrain. Anthropologie et sciences humaines*, 22: 69–78.

Neswald, Elizabeth, David Smith and Ulrike Thoms (2017), *Setting Nutritional Standards: Theory, Policies, Practices*, Rochester: University of Rochester Press.

Neveux, Julie (2013), *John Donne: Le sentiment dans la langue*, Paris: Editions Rue d'Ulm.

Newman, Lucille F., ed. (1995), *Hunger in History: Food Shortage, Poverty, and Deprivation*, Oxford and Cambridge, MA: Blackwell.

Newman, Simon (2013), *A New World of Labor: The Development of Plantation Slavery in the British Atlantic*, Philadelphia: University of Pennsylvania Press.

Newton, Hannah (2012), *The Sick Child in Early Modern England, 1580–1720*, Oxford: Oxford University Press.

Newton, Hannah (2015), '"Nature Concocts & Expels": The Agents and Processes of Recovery from Disease in Early Modern England', *Social History of Medicine*, 28 (3): 465–86.

Niebyl, Peter H. (1971), 'The Non-Naturals', *Bulletin of the History of Medicine*, 45 (5): 486–92.

Noble, Louise (2011), *Medicinal Cannibalism in Early Modern English Literature and Culture*, New York: Palgrave Macmillan.

Nocella II, Anthony J., Judy K. C. Bentley and Janet M. Duncan (2012), 'Introduction: The Rise of Eco-Ability', in Anthony J. Nocella II, Judy K. C. Bentley and Janet M. Duncan (eds), *Earth, Animal, and Disability Liberation: The Rise of the Eco-ability Movement*, xiii–xxii, New York: Peter Lang.

Nocella II, Anthony J., Amber E. George and J.L. Schatz, eds (2017), *The Intersectionality of Critical Animal, Disability, and Environmental Studies: Toward Eco-ability, Justice, and Liberation*, Lanham, MD: Lexington Books.

Nussbaum, Felicity A. (2003), *The Limits of the Human: Fictions of Anomaly, Race, and Gender in the Long Eighteenth Century*, Cambridge: Cambridge University Press.

Olivarius, Kathryn (2016), 'Necropolis: Yellow Fever, Immunity, and Capitalism in the Deep South, 1800–1860', PhD thesis, University of Oxford, Oxford.

O'Malley, Charles Donald (1964), *Andreas Vesalius of Brussels, 1514–1564*, Berkeley and Los Angeles: University of California Press.

Orland, Barbara (2010), 'Enlightened Milk: Reshaping a Bodily Substance into a Chymical Object', in Ursula Klein and E. C. Spary (eds), *Materials and Expertise in Early Modern Europe: Between Market and Laboratory*, 163–97, Chicago and London: University of Chicago Press.

Orland, Barbara (2014), 'Die Erfindung des Stoffwechsels – Wandel der Stoffwahrnehmung in der Experimentalkultur des 18. Jahrhunderts', in Kijan Espahangizi and Barbara Orland (eds), *Stoffe in Bewegung – Beiträge zur Wissensgeschichte der materiellen Welt*, 69–94, Zürich: Diaphanes.

Otter, Chris (2012), 'The British Nutrition Transition and Its Histories', *History Compass*, 10 (11): 812–25.

Outram, Dorinda (2013), *The Enlightenment*, 3rd edn, Cambridge: Cambridge University Press.

Owen, Harry (2016), *Simulation in Healthcare Education: An Extensive History*, Cham: Springer.

Palmer, Richard (1991), 'Health, Hygiene and Longevity in Medieval and Renaissance Europe', in Yosio Kawakita, Shizu Sakai and Yasuo Otsuka (eds), *History of Hygiene*, 75–98. Tokyo: Ishiyaku Euroamerica.

Paston-Williams, Sara (1993), *The Art of Dining: A History of Cooking and Eating*, London: The National Trust.

Paugh, Katherine (2017), *The Politics of Reproduction: Race, Medicine, and Fertility in the Age of Abolition*, Oxford: Oxford University Press.

Payne, Lynda (2007), *With Words and Knives: Learning Medical Dispassion in Early Modern England*, London: Ashgate.

Pelling, Margaret (1993), 'Contagion/Germ Theory/Specificity', in William F. Bynum and Roy Porter (eds), *Companion Encyclopedia of the History of Medicine*, Vol. 1, 30–3, London and New York: Routledge.

Pender, Stephen (2000), 'In the Bodyshop: Human Exhibition in Early Modern England', in Felicity Nussbaum and Helen Deutsch (eds), *'Defects': Engendering the Modern Body*, 95–126, Ann Arbor: University of Michigan Press.

Perkins, David (2003), *Romanticism and Animal Rights, 1790–1830*, Cambridge:

Cambridge University Press.

Pigeaud, Jackie (1985), 'L'humeur des Anciens', *Nouvelle Revue de psychanalyse*, 32: 51–69.

Pilloud, Séverine (2013), *Les mots du corps. Expérience de la maladie dans les lettres de patients à un médecin du XVIIIe siècle: Samuel Auguste Tissot*, Lausanne: BHMS.

Pilloud, Séverine and Micheline Louis-Courvoisier (2003), 'The Intimate Experience of the Body in the Eighteenth Century: Between Interiority and Exteriority', *Medical History*, 47 (4): 451–72.

Plamper, Jan (2015), *The History of Emotions: An Introduction*, Oxford: Oxford University Press.

Plamper, Jan, William Reddy, Barbara Rosenwein and Peter Stearns (2010), 'The History of Emotions: An Interview with William Reddy, Barbara Rosenwein, and Peter Stearns', *History and Theory*, 49 (2): 237–65.

Polguère, Alain (2013), 'Les petits soucis ne poussent plus dans le champ lexical des sentiments', in Fabienne Baider and Georgeta Cislaru (eds), *Cartographie des émotions. Propositions linguistiques et sociolinguistiques*, 21–41, Paris: Presse de la Sorbonne.

Pollock, Linda (2004), 'Anger and the Negotiation of Relationships in Early Modern England', *The Historical Journal*, 47 (3): 567–90.

Pomata, Gianna (2016), 'The Devil's Advocate among the Physicians: What Prospero Lambertini Learned from Medical Sources' in Philip Gavitt, Christopher M. S. Johns and Rebecca Messbarger (eds), *Benedict XIV and the Enlightenment: Art, Science, and Spirituality*, 120–50, Toronto: University of Toronto Press.

Porter, Roy (1982), 'Was There a Medical Enlightenment in Eighteenth-Century England?', *Journal for Eighteenth-Century Studies*, 5 (1): 49–63.

Porter, Roy (1985), 'The Patient's View: Doing Medical History from Below', *Theory and Society*, 14 (2): 175–98.

Porter, Roy (1989), *Health for Sale: Quackery in England, 1660–1850*, Manchester: Manchester University Press.

Porter, Roy (1990) 'Foucault's Great Confinement', *History of the Human Sciences*, 3 (1): 13–26.

Porter, Roy (1993), 'Consumption: Disease of the Consumer Society?' in John Brewer and Roy Porter (eds), *Consumption and the World of Goods*, 58–84, London: Routledge.

Porter, Roy (1994), 'Gout: Framing and Fantasising Disease', *Bulletin of the History of Medicine*, 68 (1): 1–28.

Porter, Roy (2005), *Flesh in the Age of Reason*, London: Penguin.

Porter, Roy, ed. (1995), *Medicine in the Enlightenment*, Amsterdam: Rodopi.

Porter, Roy and Dorothy Porter (1989), *Doctors and Doctoring in Eighteenth-Century England*, Stanford: Stanford University Press.

Preece, Rod, ed. (2002), *Awe for the Tiger, Love for the Lamb: A Chronicle of Sensibility to Animals*, London: Routledge.

Preece, Rod (2005), *Brute Souls, Happy Beasts, and Evolution: The Historical Status of Animals*, Vancouver: UBC Press.

Principe, Lawrence, ed. (2007), *Chymists and Chymistry. Studies in the History of Alchemy and Early Modern Chemistry*, Sagamore Beach: Chymical Heritage Foundation and Science History Publications.

Prown, Jules David (1982), 'Mind in Matter: An Introduction to Material Culture Theory and Method', *Winterthur*, 17 (1): 1–19.

Puckrein, Gary (1979), 'Climate, Health and Black Labor in the English Americas', *Journal of American Studies*, 13 (2): 173–93.

Quinlan, Sean M. (2007), *The Great Nation in Decline: Sex, Modernity and*

Health Crises in Revolutionary France, c.1750–1850, Aldershot: Ashgate.

Qureshi, Sadiah (2004), 'Displaying Sara Baartman, the "Hottentot Venus"', *History of Science*, 42 (136): 233–57.

Qureshi, Sadiah (2011), *Peoples on Parade: Exhibitions, Empire, and Anthropology in Nineteenth-Century Britain*, Chicago: University of Chicago Press.

Rabier, Christelle (2007), 'Defining a Profession: Surgery, Professional Conflicts and Legal Powers in Paris and London, 1760–1790', in Christelle Rabier (ed.), *Fields of Expertise: A Comparative History of Expert Procedures in Paris and London, 1600 to Present*, 85–114, Newcastle upon Tyne: Cambridge Scholars Publishing.

Ramsey, Matthew (1988), *Professional and Popular Medicine in France, 1770–1830: The Social World of Medical Practice*, Cambridge and New York: Cambridge University Press.

Reddy, William (2001), *The Navigation of Feeling: A Framework for the History of Emotions*. Cambridge: Cambridge University Press.

Reinhardt, Dirk, Uwe Spiekermann and Ulrike Thoms (eds) (1993), *Neue Wege zur Ernährungsgeschichte. Kochbücher, Haushaltsrechnungen, Konsumvereinsberichte und Autobiographien in der Diskussion*, Frankfurt am Main: Peter Lang.

Rennhak, Katharina (2011), 'Paratexts and the Construction of Author Identities: The Preface as Threshold and Thresholds in the Preface', in Isabel Karremann and Anja Müller (eds), *Mediating Identities in Eighteenth-Century England: Public Negotiations, Literary Discourses, Topography*, 57–70, Abingdon: Routledge.

Rey, Roselyne (2000), *Histoire de la douleur*, Paris: La Découverte.

Rheinberger, Hans-Jörg (2012) *On Historicizing Epistemology: An Essay*,

Stanford: Stanford University Press.

Richardson, Ruth (2001), *Death, Dissection, and the Destitute*, Chicago: University of Chicago Press.

Rieder, Philip (2010), *La figure du patient au 18e siècle*, Geneva: Droz.

Rieder, Philip (2018), 'La figure de l'apothicaire (1500–1800): Artisan, entrepreneur et soignant' in Philip Rieder and François Zanetti (eds), *Materia medica: Savoirs et usages des médicaments aux époques médiévales et modernes*, 209–55, Geneva: Librairie Droz.

Rigoli, Juan (2001), *Lire le délire. Aliénisme, rhétorique et littérature en France au 19e siècle*, Paris: Fayard.

Risse, Guenter B. (1974), '"Doctor William Cullen, Physician Edinburgh": A Consultation Practice in the Eighteenth Century', *Bulletin of the History of Medicine*, 48 (3): 338–51.

Roosma, Maks (1969), 'The Glass Industry of Estonia in the Eighteenth and Nineteenth Century', *Journal of Glass Studies*, 11: 70–85.

Rosen, George (1953), 'Cameralism and the Concept of Medical Police', *Bulletin of the History of Medicine*, 27 (1): 21–42.

Rosen, George (1974), *From Medical Police to Social Medicine: Essays on the History of Health Care*, New York: Science History Publications.

Rosenwein, Barbara (2006), *Emotional Communities in the Early Middle Ages*, New York: Cornell University Press.

Rosenwein, Barbara, ed. (1998), *Anger's Past: The Social Uses of an Emotion in the Middle Ages*, Ithaca and London: Cornell University Press.

Rosner, Lisa (2010), *The Anatomy Murders: Being the True and Spectacular History of Edinburgh's Notorious Burke and Hare*, Philadelphia: University of Pennsylvania Press.

Ross, A. (2004), 'John Arbuthnot', in H. C. G. Matthew and B. Harrison (eds),

Oxford Dictionary of National Biography, II, 325–9, London: Oxford University Press.

Rotberg, R. I. and Rabb, T. K., eds (1985), *Hunger and History: The Impact of Changing Food Production and Consumption Patterns on Society*, Cambridge: Cambridge University Press.

Roth, Udo (2015), '"Erlernung der Gesetze der Natur der Seele". Die Rezeption von Georg Friedrich Meiers Seelenlehre in der zeitgenössischen Medizin', in Frank Grunert and Gideon Stiening (eds), *Georg Friedrich Meier und die Philosophie als 'wahre Weltweisheit'*, 187–209, Berlin: Walter de Gruyter.

Rousseau, George S. (1976), 'Nerves, Spirits and Fibres', *Studies in the Eighteenth Century*, 3 (1): 137–57.

Rousseau, George S. (1993), '"A Strange Pathology": Hysteria in the Early Modern World, 1500–1800', in Sander L. Gilman, Helen King, Roy Porter, George S. Rousseau and Elaine Showalter, *Hysteria beyond Freud*, Berkeley and Los Angeles: University of California Press.

Rusnock, Andrea (2002), *Vital Accounts: Quantifying Health and Population in Eighteenth-Century England and France*, Cambridge: Cambridge University Press.

Rutman, Darrett B. and Anita H. Rutman (1976), 'Of Agues and Fevers: Malaria in the Early Chesapeake', *William and Mary Quarterly*, 33 (1): 31–60.

Saakwa-Mante, Norris (1999), 'Western Medicine and Racial Constitutions: Surgeon John Atkins' Theory of Polygenism and Sleepy Distemper in the 1730s', in Waltraund Ernst and Bernard Harris (eds), *Race, Science and Medicine, 1700–1960*, 29–57, London and New York: Routledge.

Santing, Catrien (2007), 'Tirami sù: Pope Benedict XIV and the Beautification of the Flying Saint Giuseppe da Copertino' in Andrew Cunningham and Ole Peter Grell (eds), *Medicine and Religion in Enlightenment Europe*, Aldershot:

Routledge.

Santing, Catrien (2008), 'Andreas Vesalius's *De Fabrica corporis humana*, Depiction of the Human Model in Word And image', in Ann-Sophie Lehmann and Herman Roodenburg (eds), *Body and Embodiment in Netherlandish Art*, 59–85, Zwolle: Waanders Publishers.

Schiebinger, Londa (1986), 'Skeletons in the Closet: The First Illustrations of the Female Skeleton in Eighteenth-Century Anatomy', *Representations*, 14: 42–82.

Schiebinger, Londa (1993), *Nature's Body: Gender in the Making of Modern Science*, Boston: Beacon Press.

Schiebinger, Londa (2007), *Plants and Empire: Colonial Bioprospecting in the Atlantic World*, Cambridge, MA: Harvard University Press.

Schiebinger, Londa (2013), 'Medical Experimentation and Race in the Eighteenth-Century Atlantic World', *Social History of Medicine*, 26 (3): 364–82.

Schiebinger, Londa (2017), *Secret Cures of Slaves: People, Plants, and Medicine in the Eighteenth-Century Atlantic World*, Stanford: Stanford University Press.

Schillace, Brandy (2013), 'On the Trail of the Machine: William Smellie's "Celebrated Apparatus"', *Dittrick Medical History Centre Blog*, 3 April, available online: https://artsci.case.edu/dittrick/2013/04/04/on-the-trail-of-the-machine-william-smellies-celebrated-apparatus (accessed 5 October 2020).

Schmidt, James and Amelie Rorty (2009), *Kant's Idea for a Universal History with a Cosmopolitan Aim: A Critical Guide*, Cambridge: Cambridge University Press.

Scott, Joan W. (1991), 'The Evidence of Experience', *Critical Inquiry*, 17 (4): 773–97.

Sebastiani, Silvia (2013), *The Scottish Enlightenment: Race, Gender, and the Limits of Progress*, New York: Palgrave Macmillan.

Sechel, Daniela (2003), 'The Influence of Cameralism and Enlightenment upon the Sanitary Policy promoted by the Habsburgs in Transylvania (1740–1800)', *Revista Bistriţei*, 17: 115–30.

Seela, Jacob (1974), 'The Early Finnish Glass Industry', *Journal of Glass Studies*, 16: 57–86.

Semonin, Paul (1996), 'Monsters in the Marketplace: The Exhibition of Human Oddities in Early Modern England', in Rosemarie Garland Thomson (ed.), *Freakery: Cultural Spectacles of the Extraordinary Body*, 69–81, New York: New York University Press.

Serjeantson, Richard (2001), 'The Passions and Animal Language, 1540–1700'. *Journal of the History of Ideas*, 62 (3): 425–44.

Seth, Suman (2018), *Difference and Disease: Medicine, Race, and the Eighteenth-Century British Empire*, Cambridge: Cambridge University Press.

Shapin, Steven (2010), *Never Pure: Historical Studies of Science as if it was produced by People with Bodies, Situated in Time, Space, Culture, and Society, and Struggling for Credibility and Authority*, Baltimore: Johns Hopkins University Press.

Shaw, Jane (2006), *Miracles in Enlightenment England*, New Haven: Yale University Press.

Shephard, Sue (2000), *Pickled, Potted and Canned: The Story of Food Preserving*, London: Headline.

Sheridan, Richard (1985), *Doctors and Slaves: A Medical and Demographic History of Slavery in the British West Indies, 1680–1834*, Cambridge: Cambridge University Press.

Sherman, Sandra (2001), *Imagining Poverty: Quantification and the Decline of*

Paternalism, Columbus: Ohio State University Press.

Siegel, Rudolph (1968), *Galen's System of Physiology and Medicine: An Analysis of His Doctrines and Observations on Bloodflow, Respiration, Humors and Internal Diseases*, Basel: Karger.

Simmons, Dana (2015), *Vital Minimum: Need, Science and Politics in Modern France*, Chicago and London: University of Chicago Press.

Simms, Rupe (2001), 'Controlling Images and Gender Construction of Enslaved African Women', *Gender and History*, 15 (6): 879–97.

Singy, Patrick (2014), *L'usage du sexe au XVIIIe siècle. Lettres au Dr Tissot, auteur de L'Onanisme (1760)*, Lausanne: BHMS.

Skuse, Alanna (2015), *Constructions of Cancer in Early Modern England: Ravenous Natures*, Basingstoke: Palgrave Macmillan.

Smith, C. U. M., Eugenio Frixione, Stanley Finger and William Clower (2012), *The Animal Spirit Doctrine and the Origins of Neurophysiology*, Oxford: Oxford University Press.

Smith, Helen and Louise Wilson, eds (2011), *Renaissance Paratexts*, Cambridge: Cambridge University Press.

Smith, Justin E. H. (2017), 'Between Language, Music, and Sound: Birdsong as a Philosophical Problem from Aristotle to Kant', in Stefanie Buchenau and Roberto Lo Presti (eds), *Human and Animal Cognition in Early Modern Philosophy and Medicine*, 127–46, Pittsburgh: University of Pittsburgh Press.

Smith, Lisa Wynne (2003), 'Reassessing the Role of the Family: Women's Care in Eighteenth-Century England', *Social History of Medicine*, 16 (3): 327–42.

Smith, Lisa Wynne (2006), 'The Relative Duties of a Man: Domestic Medicine in England and France, *ca*. 1685–1740', *Journal of Family History*, 31 (3): 237–56.

Smith, Lisa Wynne (2008), '"An Account of an Unaccountable Distemper:"

The Experience of Pain in Early Eighteenth-Century England and France', *Eighteenth-Century Studies*, 41 (4): 459–80.

Smith, Lisa Wynne (2011), 'The Body Embarrassed? Rethinking the Leaky Male Body in Eighteenth?Century England and France', *Gender and History*, 23 (1): 26–46.

Smith, Lisa Wynne (2013), 'Masturbation and the Dangerous Woman', in Holly Tucker (ed.), *Wonders and Marvels: A Community for Curious Minds Who Love History, Its Odd Stories, and Good Reads*, www.wondersandmarvels.com/2016/11/nursery-terrors.html (accessed 8 October 2020).

Smith, Lisa Wynne (2016), 'Nursery Terrors', in Holly Tucker (ed.), *Wonders and Marvels: A Community for Curious Minds Who Love History, Its Odd Stories, and Good Reads*, www.wondersandmarvels.com/2016/11/nursery-terrors.html (accessed 8 October 2020).

Smith, Lisa Wynne (2019), 'Remembering Dr Sloane: Masculinity and the Making of an Eighteenth-Century Physician', *Journal for Eighteenth-Century Studies*, 42 (4): 433–53.

Smith, Woodruff D. (2002), *Consumption and the Making of Respectability, 1600–1800*, New York and London: Routledge.

Spary, E. C. (2004), '"Peaches Which the Patriarchs Lacked": Natural History, Natural Resources, and the Natural Economy in Eighteenth-Century France', in Neil De Marchi and Margaret Schabas (eds), *History of Political Economy*, supplement to Vol. 35, 14–41, Durham, NC: Duke University Press.

Spary, E. C. (2009), 'Self Preservation: French Travels between *Cuisine* and *Industrie*', in James Delbourgo, Kapil Raj, Lissa Roberts and Simon Schaffer (eds), *The Brokered World*, 355–86, Canton, MA: Science History Publications.

Spary, E. C. (2011), 'Health and Medicine in the Enlightenment', in Mark Jackson (ed), *The Oxford Handbook of the History of Medicine*, 82–99, Oxford: Oxford University Press.

Spary, E. C. (2012), *Eating the Enlightenment: Food and the Sciences in Paris*, Chicago: University of Chicago Press.

Spary, E. C. (2014), *Feeding France: New Sciences of Food, 1760–1815*, Cambridge: Cambridge University Press.

Spencer, Colin (1993), *The Heretic's Feast. A History of Vegetarianism*, London: Fourth Estate.

Spierenburg, Peter (1984), *The Spectacle of Suffering: Executions and the Evolution of Repression, from a Preindustrial Metropolis to the European Experience*, Cambridge: Cambridge University Press.

Stahnisch, Frank (2004), 'Den Hunger standardisieren: François Magendies Fütterungsversuche zur Gelatinekost 1831–1841'. *Medizinhistorisches Journal*, 39: 103–34.

Starobinski, Jean (2012), 'L'invention d'une maladie', in *L'encre de la mélancolie*, Paris: Le Seuil.

Stead, Jennifer (1991), 'Necessities and Luxuries: Food Preservation from the Elizabethan to the Georgian Era', in C. Anne Wilson (ed), *'Waste Not, Want Not': Food Preservation from Early Times to the Present Day*, 66–103, Edinburgh: Edinburgh University Press.

Stein, Claudia (2021), 'Introduction', in Elaine Leong and Claudia Stein (eds), *A Cultural History of Medicine in the Renaissance*, London: Bloomsbury Press.

Stevenson, Christine (2000), *Medicine and Magnificence: British Hospital and Asylum Architecture, 1660–1815*, New Haven and London: Yale University Press.

Stevenson, Christine (2007), 'From Palace to Hut: The Architecture of Military and Naval Medicine, in Geoffrey Hudson (ed.), *British Military and Naval*

Medicine, 1600–1830, 227–52, Amsterdam and New York: Rodopi.

Stewart, Mart A. (2002), *'What Nature Suffers to Growe': Life, Labor, and Landscape on the Georgia Coast 1680–1920*, Athens, GA: University of Georgia Press.

Stewart, Susan (1993), *On Longing: Narratives of the Miniature, the Gigantic, the Souvenir, the Collection*, Durham, NC: Duke University Press.

Stolberg, Michael (2000), 'An Unmanly Vice: Self-Pollution, Anxiety, and the Body in the Eighteenth Century', *Social History of Medicine*, 13 (1): 1–21.

Stolberg, Michael (2011), *Experiencing Illness and the Sick Body in Early Modern Europe*, Basingstoke: Palgrave Macmillan.

Stolberg, Michael (2012), '"Abhorreas pinguedinem": Fat and Obesity in Early Modern Medicine (*c*. 1500–1750)', *Studies in History and Philosophy of Biological and Biomedical Sciences*, 43 (2): 370–8.

Stolberg, Michael (2019), 'Emotions and the Body in Early Modern Medicine', *Emotion Review*, 11 (2): 113–22.

Strayer, Brian (2008), *Suffering Saints: Jansenists and Convulsionnaires in France, 1640–1799*, Brighton: Sussex Academic Press.

Stroup, Alice (1985), 'Some Assumptions behind Medicine for the Poor during the Reign of Louis XIV', in John David North and James Jeffrey Roche (eds), *The Light of Nature. Essays in the History and Philosophy of Science presented to A. C. Crombie*, 35–56, Dordrecht: Martinus Nijhoff.

Stuart, Tristram (2007), *The Bloodless Revolution: A Cultural History of Vegetarianism from 1600 to Modern Times*, New York and London: W. W. Norton & Company.

Sturm, Lars-Burkhardt (2007), 'Präparationstechniken und Ihre Anwendung in Den Meckelschen Sammlungen Zu Halle/Saale', in Rüdiger Schultka and Josef Neumann (eds), *Anatomie und Anatomische Sammlungen Im 18.*

Jahrhundert: Anlässlich Der 250. Wiederkehr Des Geburtstages von Philipp Friedrich Theodor Meckel (1755–1803), 377–88, Berlin: LIT Verlag.

Sugg, Richard (2013), *The Smoke of the Soul: Medicine, Physiology and Religion in Early Modern England*, New York: Palgrave Macmillan.

Sugg, Richard (2015), *Mummies, Cannibals and Vampires: The History of Corpse Medicine from the Renaissance to the Victorians*, London: Routledge.

Sutton, Robert (1998), *Philosophy and Memory Traces: Descartes to Connectionism*, Cambridge: Cambridge University Press.

Sysling, Fenneke (2010), 'Dead Bodies, Lively Debates: Human Remains in Dutch Museums', in Andrea Kieskamp (ed.), *Sense and Sensitivity: The Dutch and Delicate Heritage Issues*, 52–63, Rotterdam: ICOM Nederland.

Taylor, Barbara (2004), 'Feminists Versus Gallants: Manners and Morals in Enlightenment Britain', *Representations*, 87 (1): 125–48.

Taylor, Barbara (2005), 'Feminists versus Gallants: Manners and Morals in Enlightenment Britain', in Barbara Taylor and Sarah Knott (eds), *Women, Gender and Enlightenment*, 30–52, London: Palgrave.

Taylor, Sunaura (2011), 'Beasts of Burden: Disability Studies and Animal Rights', *Qui Parle: Critical Humanities and Social Sciences*, 19 (2): 191–222.

Teuteberg, Hans Jürgen (1995), 'History of Cooling and Freezing Techniques and Their Impact on Nutrition in Twentieth Century Germany', in A. P. den Hartog (ed), *Food Technology, Science and Marketing: European Diet in the Twentieth Century*, 51–65, East Linton: Tuckwell Press.

Teuteberg, Hans Jürgen (2007), 'Urbanization and Nutrition: Historical Research Reconsidered', in Peter J. Atkins, Peter Lummel and Derek J. Oddy (eds), *Food and the City in Europe since 1800*, 13–23. Aldershot and Burlington, VT: Ashgate.

Teuteberg, Hans Jürgen and Günther Wiegelmann (1972), *Der Wandel der*

Wahrungsgewohnheiten unter dem Einfluß der Industrialisierung, Göttingen: Vandenhoeck & Ruprecht.

Teysseire, Daniel (1993), 'Le réseau européen des consultants d'un médecin des Lumières: Tissot (1728–1797)', in *Diffusion du savoir et affrontement des idées 1600–1770*, 263–97, Montbrison: Association du centre culturel de la ville de Montbrison.

Teysseire, Daniel (1995), *Obèse et impuissant, le dossier médical d'Elie de Beaumont, 1765–1776*, Grenoble: Jérôme Million.

Thatcher Ulrich, Laurel, Sarah Anne Carter, Ivan Gaskell, Sara Schechner and Samantha van Gerbig (2015), *Tangible Things: Making History through Objects*, New York: Oxford University Press.

Thirsk, Joan (2007), *Food in Early Modern England: Phases, Fads, Fashions 1500–1760*. London and New York: Hambledon Continuum.

Thomas, Keith (1983), *Man and the Natural World: Changing Attitudes in England 1500–1800*, London: Penguin.

Thomas, Keith (1991), *Man and the Natural World: Changing Attitudes in England 1500–1800*, London: Allen Lane.

Thompson, Catherine (2016), 'Questions of *Genre*: Picturing the Hermaphrodite in Eighteenth-Century France and England', *Eighteenth-Century Studies*, 49 (3): 391–413.

Thoms, Ulrike (2005), *Anstaltskost im Rationalisierungsprozeß. Die Ernährung in Krankenhäusern und Gefängnissen im 18. und 19. Jahrhundert*, Stuttgart: Franz Steiner Verlag.

Thomson, Rosemarie Garland (1996), 'Introduction: From Wonder to Error – A Genealogy of Freak Discourse in Modernity', in Rosemarie Garland Thomson (ed.), *Freakery: Cultural Spectacles of the Extraordinary Body*, 1–22, New York: New York University Press.

Thorne, Stuart (1986), *The History of Food Preservation*, Casterton Hall: Parthenon Publishing.

Todd, Dennis (1995), *Imagining Monsters: Miscreations of the Self in Eighteenth-Century England*, Chicago: University of Chicago Press.

Treitel, Corinna (2008), 'Max Rubner and the Biopolitics of Rational Nutrition', *Central European History*, 41 (1): 1–25.

Treitel, Corinna (2020), 'Nutritional Modernity: The German Case', *Osiris*, 35 (1): 183–203.

Tromp, Marlene (2008), *Victorian Freaks: The Social Context of Freakery in Britain*, Columbus: Ohio State University Press.

Turner, Brian S. (1982), 'The Government of the Body: Medical Regimens and the Rationalization of Diet', *British Journal of Sociology*, 33 (2): 254–69.

Turner, David M. (2012), *Disability in Eighteenth-Century England: Imagining Physical Impairment*, London: Routledge.

Van Calmthout, Martijn (2016), 'Ontdekking Museum Boerhaave: Oefenbaby blijkt echt skelet te bevatten', *De Volkskrant*, 25 November.

Van Wyhe, John (2002), 'The Authority of Human Nature: the Schädellehre of Franz Joseph Gall', *British Journal for the History of Science* 3 (1): 17–42.

Van Wyhe, John (2004), 'Was Phrenology a Reform Science? Towards a New Generalization for Phrenology', *History of Science*, 42 (3): 313–31.

Vasset, Sophie (2013), *Décrire, prescrire, guérir. Médecine et fiction dans la Grande Bretagne du 18e siècle*, Quebec City: Presses de l'Université de Laval.

Vermij, Rienk (2014), 'The Marginalization of Astrology among Dutch Astronomers in the First Half of the 17th Century', *History of Science: An Annual Review of Literature, Research and Teaching*, 52 (2): 153–77.

Vernon, James (2007), *Hunger: A Modern History*, Cambridge, MA, and London:

The Belknap Press of Harvard University Press.

Veyne, Paul (1996), 'L'interprétation et l'interprète. A propos des choses de la religion', *Enquête*, 3: 2–19.

Vickery, Amanda (2009), *Behind Closed Doors: At Home in Georgian England*, New Haven and London: Yale University Press.

Vigarello, Georges (2014), Le sentiment de soi : Histoire de la perception du corps, Paris: Seuil.

Vila, Anne C. (1998), *Enlightenment and Pathology: Sensibility in the Literature and Medicine of Eighteenth-Century France*, Baltimore and London: Johns Hopkins University Press.

Vila, Anne C. (2014), 'Introduction: Powers, Pleasures, and Perils of the Senses in the Enlightenment Era', in Anne C. Vila (ed.), *A Cultural History of the Senses: In the Age of Enlightenment*, London: Bloomsbury.

Vila, Anne C. (2015) 'Medicine and the Body in the French Enlightenment', in Daniel Brewer (ed.), *The Cambridge Companion to the French Enlightenment*, 199–213, Cambridge: Cambridge University Press.

Voelz, Peter (1993), *Slave and Soldier: The Military Impact of Blacks in the Colonial Americas*, New York: Garland Publishing.

Von Engelhardt, Dietrich (1993), 'Hunger und Appetit. Essen und Trinken im System der Diätetik – Kulturhistorische Perspektiven', in A. Wierlacher, G. Neumann and H.-J. Teuteberg (eds), *Kulturthema Essen. Ansichten und Problemfelder*, 137–49, Berlin: Akademie Verlag.

Wagner, Corinna (2013), *Pathological Bodies: Medicine and Political Culture*, Berkeley, Los Angeles and London: University of California Press.

Wahrman, Dror (2004), *The Making of the Modern Self: Identity and Culture in Eighteenth-Century England*, New Haven and London: Yale University Press.

Wakefield, Andre (2009), *The Disordered Police State: German Cameralism as*

Science and Practice, Chicago: University of Chicago Press.

Walker, Alison, Arthur MacGregor and Michael Hunter (eds), *From Books to Bezoars: Sir Hans Sloane and his Collections*, London: The British Library.

Wallace, Charles (2003), 'Eating and Drinking with John Wesley: The Logic of His Practice', *Bulletin of the John Rylands University Library of Manchester*, 85 (2–3): 137–55.

Wallace, Marina and Martin Kemp (2000), *Spectacular Bodies: The Art and Science of the Human Body from Leonardo to Now*, Berkeley: University of California Press.

Walsh, Sue (2015), 'The Recuperated Materiality of Disability and Animal Studies', in Karín Lesnik-Oberstein (ed.), *Rethinking Disability Theory and Practice*, 20–36, London: Palgrave Macmillan.

Walvin, James (1997), *Fruits of Empire: Exotic Produce and British Taste, 1660–1800*, Basingstoke and London: Macmillan.

Warren, Christian (1997), 'Northern Chills, Southern Fevers: Race-Specific Mortality in American Cities 1730–1900', *The Journal of Southern History*, 63 (1): 23–56.

Watts, Sydney (2011), 'Enlightened Fasting. Religious Conviction, Scientific Inquiry, and Medical Knowledge in Early Modern France', in Ken Albala and Trudy Eden (eds), *Food and Faith in Christian Culture*, 105–22, New York and Chichester: Columbia University Press.

Wear, Andrew (1989), 'Medical Practice in Late Seventeenth- and Early Eighteenth-Century England: Continuity and Union', in Roger French and Andrew Wear (eds), *The Medical Revolution of the Seventeenth Century*, 294–320, Cambridge: Cambridge University Press.

Wear, Andrew (2000), *Knowledge and Practice in English Medicine 1550–1680*, Cambridge: Cambridge University Press.

Wear, Andrew (2008), 'Place, Health, and Disease: *The Airs, Waters, Places* Tradition in Early Modern England and North America', *Journal of Medieval and Early Modern Studies*, 38 (3): 443–65.

Weisser, Olivia (2015), *Ill-Composed: Sickness, Gender, and Belief in Early Modern England*, New Haven: Yale University Press.

Wenger, Alexandre (2007), *La fibre littéraire. Discours médical sur la lecture au XVIIIe siècle*, Geneva: Droz.

Westerman, Frank (2004), *El Negro en ik*, Amsterdam: Atlas.

Weston, Robert (2013), *Medical Consulting by Letter in France, 1665–1789*, Farnham: Ashgate.

Wheeler, Roxanne (2000), *The Complexion of Race: Categories of Difference in Eighteenth Century British Culture*, Philadelphia: University of Pennsylvania Press.

White, Sara (2012), 'Crippling the Archives: Negotiating Notions of Disability in Appraisal and Arrangement and Description', *The American Archivist*, 75 (1): 109–24.

Whitterridge, Gweneth (1971), *William Harvey and the Circulation of the Blood*, London: Macdonald.

Wild, Wayne (2000) 'Doctor–Patient Correspondence in 18th Century Britain: A Change in Rhetoric and Relationship" in Erwin Mostfai (ed.), *Studies in the 18th Century Culture*, 47–64, Baltimore and London: John Hopkins University Press.

Wild, Wayne (2006), *Medicine-by-Post: The Changing Voice of Illness in XVIIIth century British Consultation Letters and Literature*, Amsterdam and New York: Rodopi.

Williams, Carolyn D. (2006), 'Bestiality in Eighteenth-Century English Literature: "The Dev'l himself is in that Mare"', *British Journal for Eighteenth-Century*

Studies, 29 (2): 271–84.

Williams, Elizabeth (2012) 'Sciences of Appetite in the Enlightenment, 1750–1800', *Studies in History and Philosophy of Biological and Biomedical Sciences*, 43 (2): 392–404.

Wilson, Kathleen (2003), *The Island Race: Englishness, Empire and Gender in the Eighteenth Century*, New York: Routledge.

Wilson, Lindsay (1993), *Women and Medicine in the French Enlightenment: The Debate Over 'Maladies des Femmes'*, Baltimore and London: Johns Hopkins University Press.

Winston, Michael E. (2005), *From Perfectibility to Perversion: Meliorism in Eighteenth-Century France*, New York: Peter Lang.

Wise, M. Norton and Crosbie Smith (1990), 'Work and Waste: Political Economy and Natural Philosophy in Nineteenth-Century Britain (III)', *History of Science*, 28 (3): 221–61.

Withers, A. J. (2012), 'Disableism within Animal Advocacy and Environmentalism', in Anthony J. Nocella II, Judy K. C. Bentley and Janet M. Duncan (eds), *Earth, Animal, and Disability Liberation: The Rise of the Eco-ability Movement*, 111–25, New York: Peter Lang.

Withey, Alun (2011), *Physick and the Family: Health, Medicine and Care in Wales, 1600–1757*, Manchester: Manchester University Press.

Woods, Abigail, Michael Bresalier, Angela Cassidy and Rachel Mason Dentinger (2018), 'Introduction: Centring Animals Within Medical History', in Abigail Woods, Michael Bresalier, Angela Cassidy and Rachel Mason Dentinger (eds), *Animals and the Shaping of Modern Medicine: One Health and Its Histories*, 1–26, London: Palgrave Macmillan.

Wolfe, Charles T. (2017), 'Boundary Crossings: The Blurring of the Human/Animal Divide as Naturalization of the Soul in Early Modern Philosophy', in

Stefanie Buchenau and Roberto Lo Presti (eds), *Human and Animal Cognition in Early Modern Philosophy and Medicine*, 147–72, Pittsburgh: University of Pittsburgh Press.

Wolloch, Nathaniel (2019), *The Enlightenment's Animals: Changing Conceptions of Animals in the Long Eighteenth Century*, Amsterdam: Amsterdam University Press.

Yancy, George (2008), 'Colonial Gazing: The Production of the Body as "Other"', *Western Journal of Black Studies*, 32 (1): 1–15.

Young, Robert Maxwell (1970), *Mind, Brain, and Adaptation in the Nineteenth Century: Cerebral Localization and Its Biological Context from Gall to Ferrier*, Oxford: Oxford University Press.

Young, Robert (1990), *Mind, Brain and Adaptation in the Nineteenth Century*, Oxford: Oxford University Press.

Zola, Irvin K. (1973), 'Pathways to the Doctor: From Person to Patient', *Social Sciences and Medicine*, 7 (9): 677–89.

Zuffi, Stefano (2012), *Color in Art*, New York: Abrahams.

索　引

B

F

G

H

L

M

N

P

Q

W

X

Y

译后记

在有关启蒙运动的传统叙事中，充斥着让人心潮澎湃的进步故事。在这场贯穿18世纪乃至更长历史时段的运动中，理性之光照亮蒙昧，科学方法替代了魔法和巫术。如康德所说，启蒙使得人突破了旧有状态，“要有勇气使用你自己的理智！这就是启蒙的格言”。作为个体的人和整个人类社会都因启蒙运动受益，踏上了迈向“现代”的进程。在这样的叙事框架之下，早期的启蒙运动医学史是围绕著名医生们展开的，或记录他们的伟大理论贡献和科学实践突破；或追寻这些知识精英在“书信共和国”（或称文人共和国）中留下的痕迹，了解他们的创见和智识成果怎样搭建了现代医学的擎天大厦。

20世纪70年代，伴随着现代性弊病的显现，启蒙运动的伟大成就和有关现代化的进步史诗叙事逐步崩塌，旧有叙事之中被隐去了声音的患者、被殖民者、妇女、儿童、未受教育者等弱势群体的相关记录和声音被注意到；伴随着对这些群体记录的挖掘，启蒙运动的神话被逐步去神秘化。20世纪70年代，以医学社会史家为代表的学者们以新的研究取径和视角，开始有意识地突破对白人男性知识精英的歌颂，转而关注女性的身体体验、医学权威的建构、家庭环境中的医药知识……启蒙运动的丰富面貌得以更全面地呈现出来。《医学文化史：启蒙运动卷》正是几十年来学界优秀研究成果代表的一个合集。

本卷的重要主线之一即是对启蒙时代疾病经验的考察，而完成这项工作的基石是对患者书信、日记等史料文本的细致阅读。这些文本与各层级医生完成的出版物共同勾画出了启蒙时代医学世界的复杂样貌。18世纪作为向"现代医学"转变的重要阶段，其医学理论呈现出新旧交织和多样并存的样态。在医学史教科书上，这一时期最值得浓墨重彩记录的事件或许是"病理学"的诞生，这种将患者临床表现与解剖学所见体内变化联系起来的学科在之后的医学发展中成为重要基础。而病理学的诞生和同时代叩诊法的发明，都在一定程度上体现了现代医学的还原论和机械论色彩。但在保留下来的患者记录中，我们却可以看到他们对于神经紧张性、纤维、胆汁的感知和察觉，这些描述与现代医学的"伟大进步"无关，保留着自古希腊时期延续的体液学说的印记和其他医学理论的混杂影响。

同时，我们也能看到，启蒙时代的患者为我们勾画出了与今日完全不同的身心关系。这种关系在"心灵 / 大脑"一章对身心哲学的考察中得到印证。在当时的患者笔下，愤怒、快乐、嫉妒等情绪会直接影响身体内的纤维、神经；而许多用于描述躯体疾病的词汇则带有浓重的情感色彩。在启蒙时代的语境下，身心本就一体，心灵和大脑的区分反而让人困惑。此外，对精英医生以外的人（患者、普通医学从业者等）留下的记述的重视，也使得我们能够重新审视医疗市场的权威以及权威的塑造过程。“权威”一章关于神迹、麦斯麦术等“神奇疗法”的争论，为我们呈现了“科学照亮愚昧”这一概括性叙事的偏颇和不足之处。

本卷还关注了启蒙运动中的另一个不容忽视却常常隐蔽在旧有叙事中的要素，即接续在地理大发现之后的殖民扩张活动。无论是在人们对自然真相的探索进程中，还是在博物馆存留至今的收藏里，都暗含着白人精英团体的殖民活动的脚步，也铭刻了愈加森严的阶层壁垒的痕迹。讽刺的是，在这段关于征服的历史中，被殖民者有时也会成为维系殖民统治的关键。对环境健康与医学之间联系的考察，能够看到有关新殖民地认知的另一个侧面，显现出殖民主义的内在矛盾，以及环境、医学和种族观念在塑造殖民实践中的核心作用。反观历史中有关疾病与医学的细节，我们得以重新审视殖民历史的复杂性，看到征服背后隐藏的微妙依存关联。这种全球性人口迁徙，也必然促进了作为商品的食物的广泛流通。然而对待充满异域风情的美味，接受者的态度也并不永远是友善的。有些时候，这些珍馐经由医学角度的诠释，被贴上了奢侈与不健康的标签。而与之相对，低养生与节制有了道德上的价值，成为中产阶级崇尚的理性、有序、有度的标志，甚至影响了启蒙运动时期社会对于良好的身体状态与健康观念的定义。然而，正像前文述及的，这种乍看上去“进步理念”的背后，又保存着旧有医学观念的影响——尽管已经是18世纪，人们理解食物对于身体的作用，也仍然没有摆脱体液论的框架，甚至有些由此诞生的习惯存留到今天。

本卷中有关身体的探讨可谓启蒙运动光辉叙事下的一大片阴霾，这也让我们更清晰地看到生命伦理的重要意义。对身体的理解将直接影响对“人”这一概念本身的界定，尤其是当面对不完美的身体时，“人”之范畴的边界也会变得模糊。在启蒙时代，人类对自身在自然中的定位问题陷入了一个悖论。一方面，科学家们努力通过分类学和医学研究来确立人类在自然界中的独特地位；另一方面，经验科学和全球化探索却不断拆毁人与动物之间的隔墙。在这个充满不确定性的时代，畸形人和怪物成为一面镜子，折射出人类在科学分类体系中的脆弱性。而这一问题不仅仅出现在生存于世的人类世界中，即便在死后，也存在着对于人类遗骨与尊严的不同理解和对待。人骨在不同时期的医学、科学和社会实践中的多样化用途及其变迁，也正是医学、科学、艺术、宗教等领域不断交错融通的一个例证，不仅反映了当时对人类身体的认识方式，更进一步印证了这一时期人们对自身独特性持续探索之下的普遍焦虑。如此种种的多样与矛盾成为启蒙运动的核心张力，在追求理性与秩序的同时，人们也不得不面对人类本质的不确定性。对启蒙时代人类身体和遗骸的历史考察，使我们得以窥见18世纪人类如何在科学进步与自我认知的挣扎中寻求平衡，以及这种努力如何塑造了现代社会对人性的理解。

当然，需要指出的是，本卷对启蒙运动传统进步叙事的补充甚至挑战并不意味着传统叙事失真或错误。对启蒙运动的历史有更多了解的专业学者或许能够更加批判性地看待这两种叙事的变化，这正是本卷对于希望学习医学史、科学史或历史学的读者的学术价值。而对于普通读者来说，本卷提供了一个窥察启蒙时代的窗口。读者可以根据自己对启蒙运动旧有叙述的熟悉程度选择切入点，也可以在阅读本卷的同时，将讲述精英知识分子贡献、讲述理性和科学在启蒙运动中交相辉映历程的故事补全，以形成启蒙运动的更完整画面。同时，无论对于哪类读者，回顾启蒙时代，都能加深我们对“现代”的反思，在一定程度上帮助我们理解当下社会尤其是现代医学呈现出的一些问题，让我们在科学、医学飞速发展的时代，更好地体察和照料自己的身心。

本卷导言及第一、三、六、八章由谷晓阳翻译，第二、四、五、七章由姜姗翻译。受我们自身专业领域和时间所限，对于书中部分内容有乏深度研究之处，还请学界同仁及读者诸君批评指正。

谷晓阳　姜姗

2024年9月

译丛跋

英国医学史家罗杰·库特（Roger Cooter）担任总主编的六卷本“医学文化史”系列是医学文化史领域的权威著作，跨越古代、中世纪、文艺复兴、启蒙时代、帝国时代、现代六个时代，每卷都由多位该领域的专家撰写，涵盖了身体、疾病、治疗、医学实践、医学思想等方面，不但引人入胜、发人深省，而且将改变我们对医学在人类社会中作用的理解。

20世纪60年代末至70年代初，反文化运动（counter-culture movement）席卷西方世界，带来对传统价值观和社会制度的挑战，以及对权威、权力和文化规范的质疑和反抗。在这一背景下，科学知识社会学兴起，将科学纳入文化研究视野，整合了历史学、人类学、社会学、科学哲学和性别研究等学科领域，科学实践的历史性、互动性和意义被深入挖掘和审视。法国哲学家布鲁诺·拉图尔（Bruno

Latour）通过案例研究展示其价值，成功地将其取向与社会建构主义联系起来，强调了知识的生产过程。

医学作为一门具有社会人文属性的科学，它与疾病、病痛和身体的内在联系，使其成为透视社会、文化乃至政治的重要媒介。医学知识主张及其实践与机构密不可分，医学社会学、医学人类学、医学与文学等领域的研究表明，医学知识和实践嵌入了科学、社会和文化的语境中，并受其塑造。医学理论和实践深受文化规范和价值观的影响。与此同时，医学的女性主义批判促进了对女性和女性身体观念与实践的历史分析。出于同样原因，对技术的政治批判与当代政治议题（如核能、污染、帝国主义、科学管理）有着密切联系。医学应用范围不断扩大，重塑了社会秩序与身份；疾病的“发明”日益受到“药物”主导；生物医学知识和技术与日常生活相互渗透，由此引发了身体建构、审视和讨论方式的转变。

从20世纪80年代开始，在这种背景下，医学史的文化转向引发激烈争论，也推动了医学新文化史研究热潮。“医学作为文化”的视角得到积极倡导，医学史的研究范畴显著扩大，即使是医学家撰写的技术性医学史也受到这一趋势影响。在这一趋势之下，社会史对健康文化和医疗的理解受到批评，研究者指出医学社会史研究有时倾向于用简化的模型解释医学与社会结构之间的复杂关系，可能忽略医学自身的专业性和内在逻辑。

新的史料来源和面向普通人的历史叙述被提倡，自下而上的历史（相对于精英医学家中心论）为医学史引入了新维度。非医师的治疗者、患者及其家属、社会制度和机构，以及生老病死的不同阶段成为研究者关注的议题，揭示了普通人（包括外行和普通从业者）的生活经历、习俗和信仰。

医学文化史更加强调文化对医学实践、理论和制度的影响，包括医学知识的形成、医学符号的意义以及医学实践的文化背景。这使得医学文化史能够更全面地理解医学的发展和演变，而不仅仅局限于社会结构和经济因素。

医学文化史研究更加关注医学象征和符号的意义，包括医学实践中的仪式、符号和象征，以及医学文本和视觉材料的解读。这使得医学文化史能够更深入地理解医学和疾病在不同文化中的表达方式和文化意义，以及医学知识生产和再生产与社会权力之间的相互影响，也更加关注医学知识、观念在社会文化中的建构和传播，关注医学与文化的全球互动。

医学文化史更加注重探讨医疗实践中的日常细节、个人经验等微观层面，以及医患关系的文化动态，尤其是医疗中的病人经验、主体性。医学文化史研究通常会借鉴考古学、人类学、艺术史等学科的方法和理论，更加深入地挖掘文献和史料，相比关注官方文献、政策、制度、医学文本等正式史料，愈加重视绘画、照片、视频、建筑、器物（手术、诊疗工具、药品等）和生物考古遗迹等视觉材料和物质文化载体，以及艺术作品、文学作品、日记、信件、笔记等非正式文献资料，和反映日常生活层面的医学经验，从多个角度和多个信息源解读医学的文化意义和历史背景。

那么，医学文化史为我们理解过去的疾病、身体和医学提供了什么呢？早期现代欧洲医疗市场及其从业者的研究，虽然精英患者视角仍然占主导地位，但对医疗保健更为广泛的社会谈判、患者参与和期望（关于健康 / 医疗）等已经出现了更多、更深入的探索。将医生和患者放在同等地位上，对患者经历予以更细致的分析，可以发现人们对疾病的反应远非一致，患者和他们周围的人通常要从多种来源甚至相互矛盾的书面和口头交流中，构建出对疾病最合理的解释，并推导出最有希望的治疗方法。与此同时，关于早期现代欧洲医疗市场及其从业者的研究也被赋予更为广泛的视野，首先不再局限于受过医学专业训练的传统医生，而是包含了信仰疗法、助产士、护士、巫师、药剂师等，在此过程中也就加深了民间医疗文化 / 信仰体系、医疗体系制度化的理解，融入了客户 / 患者的利益、动机和选择等视角，尤其是经济、社会和宗教—道德机构 / 因素对于特定医疗商品 / 服务、技术和观念占据主流地位的作用和影响。

在新文化史视角下，随着对研究概念和范畴的重新思考，文艺复兴时期医学史叙事已经发生了颠覆性转变。对于现如今习惯称之为的“早期现代”时期来说，这一变革的核心在于对自然知识生产和医学核心主题做了认识论上的重新考量。现代性的根源本身也成为一个争议话题。通过探索欧洲知识实践与其他土著文化之间的接触区域，研究范围已大大拓展。早期现代物质文化和视觉文化的丰富性、“经验”和“权威”等关键认识论概念的塑造和定义都得到了关注。

新千年伊始，文化研究和残疾研究为身体史注入了新的活力，强调身体不仅是生物学和物质的存在，也是文化、社会和政治意义的载体，身体被视为反映了文化规范、社会结构和权力关系的可以阅读和阐释的文本，这对于理解个体与社会之间的相互作用，以及身份、权力和经验的构建具有深远的意义，也有学者将其称为身体转向（body turn）。身体不仅被视为私人领域的一部分，也是政治斗争和社会控制的场所。从生殖权到性工作，从饮食文化到运动实践，身体是权力作用的前线。性别、种族、阶级、性取向和残疾等身份类别如何通过身体得以构建和展现，成为研究重点，尤其强调身体差异如何被社会文化所塑造和理解。“身体转向”也关注个体的感官经验和情感生活，特别是如何通过身体来体验和感知世界，以及这些经验如何构成个人和集体的记忆与认同。英国医学史家罗伊·波特（Roy Porter）的开创性研究，深入洞察了医疗从业者、疾病和死亡的身体表征所附着的主导意义，以及通过以身体为中心的观念和实践来表达和嵌入文化的自我。一些研究涉及相对较为熟悉的领域，如被解剖和被折磨的身体，以及畸形、缺陷和怪物、异常。也有学者开拓了新的领域，从文学—文化和符号学角度以及社会—道德和心理、生理意义对男性、穷人和文学身体的医学构建，到对特定身体部位（手、肿块、红疹、皮肤）、体液（血液）和分泌物的研究。

自20世纪末开始，社会建构论为许多医学史研究提供了方法论框架，拉近了医学史与社会史、文化史的距离，医学史的目标不是追求单一的统一叙事，而是展示其多重含义和用途，并热衷于讨论“历史、政治和医疗保健的修辞战场”。比如，英国历史学家卢德米拉·乔丹诺娃（Ludmilla Jordanova）提倡从思维模式和医学文化的角度，而非“知识”的角度来思考医学，提出社会建构论与对医学思维的关注共同构成了医学文化史的学科范畴。然而，由于方法和史料的不同，该领域的学者形成了不同的“派别”，并深陷于关于医学史的目的、医学史与历史的关系、医学史与医学的关系等争论中。

对于这场文化转向，医学史学者有着不同的评判。有的质疑文化转向是否言过其实。文化转向兴起的动力之一是改变过去的所谓传统医学史。正如美国医学史家约翰·伯纳姆（John Burnham）在《什么是医学史》一书中写到的，“拥有哲学博士学位的历史学家，而不是获得医学博士学位的人们蜂拥进入了20世纪70年代兴起的新医学社会史中”，他们更倾向于将过去的医学史传统过于简单地概括为“由医生、为医生撰写的正统医学史，唯崇英雄医生及其成就，进步主义和胜利主义的色彩，内史和天真实证主义”。不过在书籍序言、期刊论文和基金申请中，炫耀并谴责一种老旧的医学史，成为一种现成且不需要分析和反思来宣示自己工作重要性的捷径。到20世纪80年代，这种对传统医学史的批评已退化为一种公认但未经深究的失真表述。而早在1904年，德国医学史家尤利乌斯·利奥波德·帕格尔（Julius Leopold Pagel，1851—1912）在其纲领性论文《医学文化史》中就开始倡导“医学文化史 (medizinische Kulturgeschichte)”的研究路径，他主张“真正的医学史家就是文化史家”。他以文氏图的方式阐释了医学与科学、哲学、宗教、艺术、神学、法律、技术、工业、商业、语言等人类生活各个方面的关系，其重叠的方面都应当被深入研究。

2007年，罗杰·库特在《构架医学社会史的终结》（‘Framing the End of the Social History of Medicine’）一文中对文化转向发起了一轮激烈挑战，认为“新兴的医学社会史计划的分析程序和活动力量已经偏离轨道，这在很大程度上是由于文化转向”，“文化研究的冲动、后现代主义的方法论相对主义以及全球新自由主义的政治使历史学家远离了史学研究的社会意义、影响力和对社会的批评”。在他看来，随着

“社会”“历史”和“医学”这些关键词失去稳定的含义，以及社会学范畴被符号学取代，“社会”的地位降低，历史使命的清晰性也因此消失了。仅仅是顺应当下的政治、文化和经济状况从编史学上扭转这一亚学科，或者仅仅通过细枝末节的改变改旗易帜为“医学文化史”，这在政治和思想上是“毫无建树的”，已经“丧失了认真参与的能力”。

当然，文化史研究的一些固有褊狭，我们也要批判性对待。由于并非所有物质文化都能幸存或被保存在博物馆和档案中，这可能导致研究焦点偏向那些更容易保存或被视为“重要”的物品。此外，物品的意义可能随时间、空间和使用者而变化，其解读也容易受到研究者主观性的影响。物质文化的分析可能涉及对物品的使用、制造过程、流通和消费等多重因素的考虑，从而增加了解释的复杂性。也有一些批评者认为，医学文化史研究有时过于强调文化因素对医学实践的影响，而忽略了其他因素，如技术创新、经济因素等；医学文化史研究可能受到文化相对主义的影响，导致对不同文化中的医学实践过于包容，而忽视了对这些实践可能带来的负面影响的评估。

随着我们踏上医学文化史探索之旅，医学文化史的迷人之姿也将展现在我们中国读者眼前。从古希腊罗马到中世纪的欧洲，从医学革命到现代医学的困境，“医学文化史”系列跨越了几千年的广阔范围，提供了丰富多彩的医学画卷。这部译丛将为医学史研究者、医学从业者和一般读者提供一个宝贵的资源，还将为跨文化交流和思想对话创造空间，让我们对人类健康和幸福的丰富历史有一个全新的认识。

张大庆　苏静静

2024年9月